Dr. med. Maesimund B. Panos
Jane Heimlich

Homöopathische Hausapotheke

Alternative Heilmethoden
mit natürlichen Arzneimitteln

WILHELM HEYNE VERLAG
MÜNCHEN

HEYNE-RATGEBER
08/5042

Titel der amerikanischen Originalausgabe
HOMEOPATHIC MEDICINE AT HOME
Deutsche Übersetzung von Marion Dill

Umwelthinweis:
Dieses Buch wurde auf
chlor- und säurefreiem Papier gedruckt.

20. Auflage
3. Auflage dieser Ausgabe

Printed in Germany 1997
Umschlagillustration: Studio Elmar Kohn, Landshut
Umschlaggestaltung: Atelier Adolf Bachmann, Reischach
Gesamtherstellung: Ebner Ulm

ISBN 3-453-09368-2

INHALT

Danksagung

Dr. med. Maesimund B. Panos möchte ihren Dank folgenden Personen aussprechen: meinen wunderbaren Patienten, die ihre Erfahrungen mit mir geteilt und mich in diesen Bemühungen ermutigt haben; Dee Ann Hench, die für unsere Listen und Tabellen aus ihrem umfassenden homöopathischen Wissen schöpfte und uns mit ihrem organisatorischen Geschick half; und Anne Cress für ihre Fähigkeiten als Sekretärin und ihre fröhliche Anwesenheit.

Jane Heimlich möchte ihren Dank folgenden Personen aussprechen: Homöopathen und Laien mit homöopathischem Wissen, die meine Kenntnisse über das Thema erweiterten; Nancy Palmer, in der Forschung tätige Krankenschwester, für ihre unermüdliche detektivische Kleinarbeit; Barbara Burnett und Ruta Bankovskis, Sekretärinnen, die vergnügt mit den unmöglichsten Abgabeterminen fertig wurden; Janet Eads, am Kopiergerät wie auch und im Postamt zu Hause; Mitarbeitern des Science Department of the Cincinnati Public Library, die mir beim Suchen – und beim Buchstabieren halfen.

Wir beide möchten den Nachfolgenden danken: Janice Gallagher, unserer begabten, fürsorglichen und optimistischen Verlegerin, deren Verständnis über Homöopathie uns fortwährend überraschte; Dana Ullman für seine Hilfe bei der Zusammenstellung der Bücherliste für die amerikanische Ausgabe und unseren geduldigen und uns unterstützenden Ehemännern.

Vorwort

Möchten Sie gern wissen, wie man preiswerte, wirksame und natürliche Heilmittel verwendet, die keine Nebenwirkungen haben? Wenn ja, dann ist HOMÖOPATHIE ZU HAUSE *das* Buch für Sie.

Dr. Maesimund B. Panos, durch Familientradition und Heirat mit Homöopathie in engstem Kontakt (sowohl der Vater als auch ihr verstorbener Mann waren Homöopathen) – dazu kommen ihre Ausbildung (nach Abschluß des Ohio State College of Medicine war sie Assistentin eines Homöopathen) und ihre eigene Privatpraxis –, ist hervorragend qualifiziert uns alle in Homöopathie zu unterrichten.

Und da eine überwältigende Anzahl von Patienten den Glauben an die moderne Medizin verliert, ist dies für uns das richtige Zeitalter, etwas über diese altehrwürdige Heilungsmethode zu erfahren, deren Präparate aus tierischen, pflanzlichen und mineralischen Quellen gewonnen werden. Da die Wirkung von Penicillin durch die häufig auftretenden allergischen Reaktionen in Verruf geraten ist, warum nicht *Belladonna* (ein homöopathisches – und daher ungefährliches – Heilmittel, das aus der Tollkirsche gewonnen wird) als geeignete Behandlung bei Mandelentzündung in Betracht ziehen. Da besorgte Eltern Phenobarbital für ihren an Koliken leidenden Säugling zurückweisen, warum nicht *Zaunrübe (Bryonia)* versuchen. Da Gynäkologen und Kinderärzte durch die Contergan-Affären (Thalidomid und seine Abkömmlinge) aufgerüttelt sind, warum morgendliche Übelkeit nicht mit *Herbstzeitlose (Colchicum)* mildern. Da die Beweise für Gefahren wie gastrointestinale Blutungen durch Aspirin zunehmen, warum nicht *Gelsemium* wählen, um drückende Kopfschmerzen loszuwerden. Und statt sich auf abhängig machende Laxativa zu verlassen, warum sie sich nicht mit *Brechnuß (Nux vomica)* abgewöhnen.

Koautorin Jane Heimlich versorgt uns mit leicht lesbarem entsprechend dargebrachtem Informationsmaterial, mit dessen Hilfe viele der homöopathischen Erste-Hilfe-Behandlungen sicher und gefahrenlos zu Hause durchgeführt werden können. Bei meiner medizinischen Ausbildung wurde das Gesamtgebiet der Homöopathie in weniger als zehn Minuten abgehandelt. Die Auffassung Homöopathie gegenüber war allenfalls herablassend, genauer gesagt, geringschätzig. Da ich in den dazwischenliegenden Jahren herzlich wenig über Homöopathie gelernt habe, war ich begeistert, als Jane Heimlich mich bat, ein Vorwort für dieses wichtige Buch zu schreiben. Wenn doch nur alle Ärzte – und insbesondere Medizinstudenten – es lesen würden; diejenigen, die es lesen, haben ihren Kollegen für die 80er Jahre einen Vorsprung voraus. Da die meisten es jedoch nicht lesen werden, müssen wir Maesimund Panos und Jane Heimlich dankbar sein, daß sie jedem verantwortungsbewußten Menschen eine großartige Gelegenheit bieten, auf einfache und nutzbringende Weise etwas über diese wertvolle alternative Heilungsmethode zu erfahren.

Dr. med. Robert S. Mendelsohn

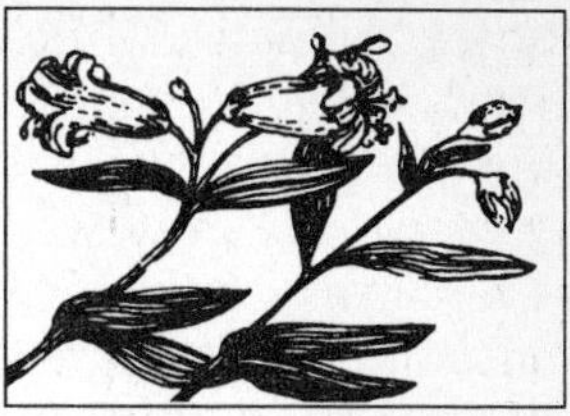

Gelsemium sempervirens –
Gelsemiumwurzel

Was dieses Buch für Sie bewirkt

Wie die vermehrt erscheinenden Bücher und Magazine über Gesundheitsthemen beweisen, möchte eine zunehmende Anzahl von Menschen auf diesem Gebiet weniger auf fremde Hilfe angewiesen sein. Vielleicht teilen auch Sie diesen Wunsch. Bei den steigenden Arztkosten wollen Sie nicht unbedingt wegen jedem bißchen zum Doktor rennen. Da in den Zeitungen ständig Artikel über die Gefahren im allgemeinen verschriebener Arzneimittel erscheinen, hüten Sie sich vor dem Risiko möglicher Nebenwirkungen bei der Behandlung eines geringfügigen Leidens.

Außerdem wollen Sie nicht den lockenden Worten eines Werbefritzen im Fernsehen erliegen, der Sie drängt, »etwas« gegen jede Krankheit zu nehmen – eine Erkältung, Kopfschmerzen, Magenverstimmung, Verstopfung, Schlaflosigkeit. Diese Produkte verdecken die Symptome nur, und es gibt zunehmende Beweise dafür, daß sie den Selbstheilungsmechanismus des Körpers beeinträchtigen.

Um den Gefahren synthetischer Medikamente zu entgehen, experimentieren manche mit Kräutern. Dieser Weg kann hinsichtlich des fehlenden Informationsmaterials über die Verwendung von Kräutern als Medizin riskant sein. Andere wenden sich Hausmitteln zu und entdecken, daß Tante Agathas Frühjahrstonikum seine heilenden Kräfte einem großzügigen Schluck Whisky verdankte. Angesichts dieser bedrückenden Alternativen ist es verständlich, warum Menschen wie Sie sich für Homöopathie interessieren und lebhaft darauf bedacht sind, mehr darüber zu erfahren.

Homöopathie ist ein medizinisches System, das »natürliche« Heilmittel aus tierischen, pflanzlichen und mineralischen Substanzen verwendet. Diese Heilmittel werden auf solche Weise hergestellt, daß sie ungiftig sind und keine Nebenwirkungen verursachen. (Ein Kind könnte den Inhalt einer Flasche schlucken und keine schädlichen Wirkungen erleiden.) Und die Heilmittel sind für einen Bruchteil dessen erhältlich, was die meisten verschreibungs- und apothekenpflichtigen Medikamente kosten.

Homöopathische Arznei wird nach dem Ähnlichkeitsgesetz verschrieben, einer jahrhundertealten Regel, die auf der Tatsache beruht, daß der Körper in der Lage ist, sich selbst zu heilen. Dies ist kein neumodischer Heilungsversuch; Homöopathie wurde Anfang 1800 von dem deutschen Arzt Hahnemann begründet und verbreitete sich rasch in ganz Europa. Im 19. Jahrhundert war sie in den Vereinigten Staaten äußerst beliebt; mit der Anwendung von »Wunderdrogen« und weiteren Veränderungen in der medizinischen Praktik geriet sie etwas in Vergessenheit. Die holistische Bewegung, die in den frühen 70ern des 20. Jahrhunderts an die Öffentlichkeit gelangte, tritt für eine Rückkehr zu den Naturheilgesetzen ein und hat das Interesse an diesem wissenschaftlichen System der Medizin wiedererweckt. Dieses Buch ist für diejenigen unter Ihnen geschrieben, die keinen homöopathischen Arzt haben, ihre Gesundheit und die ihrer Familie jedoch mit homöopathischer Fürsorge verbessern möchten. Unser Buch ist ein umfassender und praktischer Führer für Selbsthilfe-Homöopathie. Zusätzlich zu der homöopathischen Therapie, geringfügige Leiden und Notfälle zu behandeln, bieten wir erprobte Erste-Hilfe-Verfahren und praktische Maßnahmen für jede Krankheit sowie Informationen über Standardmedikamente und ihre Nebenwirkungen.

Da dieses Buch kein Ersatz für Ihren Arzt sein soll, weisen wir im ganzen Text auf Krankheiten und Notfallsituationen hin, die nicht mehr im Bereich Erster Hilfe liegen – wir geben an, wann Sie Arzt oder Ambulanz rufen müssen und was zu tun ist, während Sie auf ihr Eintreffen warten. Und wenn Sie unter Aufsicht eines Homöopathen stehen, empfehlen wir Ihnen, bei akuten Krankheiten keine Mittel ohne vorherige Absprache mit Ihrem Arzt zu nehmen.

Klinisches, über einen Zeitraum von mehr als 150 Jahren zusammengetragenes Beweismaterial veranschaulicht, daß Homöopathie die lebensfähige Alternative zur Standardmedizin ist. Sie haben nun Zugang zu einem wissenschaftlichen System der Medizin, das als ungefährlich und wirksam erwiesen ist.

Was ist Homöopathie?

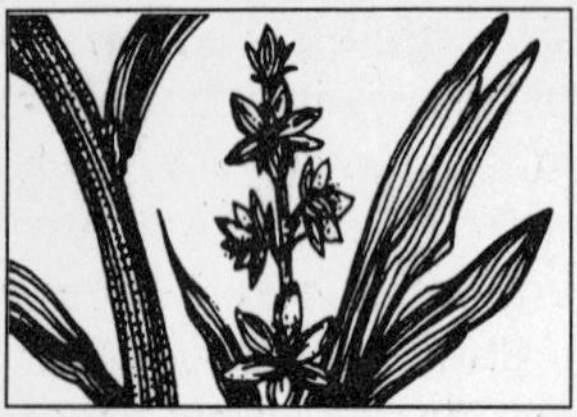

Veratrum album – Weißer Germer

Die Homöopathie ist ein medizinisches System, dessen Grundregeln sogar älter sind als Hippokrates. Es sucht in Übereinstimmung mit Naturheilgesetzen zu heilen und verwendet Medikamente aus natürlichen Substanzen: Tier, Pflanze und Mineral.

Die Homöopathie wurde Anfang 1800 von einem deutschen Arzt »entdeckt«, Samuel Christian Friedrich Hahnemann. Kurz nach Aufnahme seiner Praxis verlor er seine Illusionen über die Medizin – und das mit gutem Grund. Die Ärzte des 18. und 19. Jahrhunderts waren der festen Überzeugung, daß Krankheiten durch Körpersäfte oder Flüssigkeiten verursacht wurden, die man durch jedes nur erdenkliche Mittel aus dem Körper austreiben mußte. Um dies zu erreichen, wurden die Patienten verätzt und entschlackt; man gab ihnen Mittel zur Blasenbildung und ließ sie zur Ader. Hahnemann protestierte gegen diese brutalen und sinnlosen Methoden, und seine Kollegen bezichtigten ihn alsbald der Ketzerei. Er stand auch der Art und Weise ablehnend gegenüber, wie Ärzte Medikamente verschrieben. Zu jener Zeit war es üblich, für eine verordnete Medizin zahlreiche Drogen zu mischen. In seinem Buch *Who Is Your Doctor and Why?* erwähnt Dr. Alonzo J. Shadman, daß er in der *Pharmacopoeia* von 1875 ein Medikament gesehen habe, das fünfzig Zutaten enthielt. Früher erzürnte Hahnemanns unverblümte Kritik über diesen »menschenunwürdigen Handel mit Arzneien« natürlich die Apotheker, die genauso mächtig waren wie heute unsere pharmazeutischen Gesellschaften, und sie sollten ihn sein ganzes Leben lang verfolgen.

Hahnemann gab die praktizierende Medizin auf und wandte sich dem Übersetzen medizinischer Werke zu, um seinen Lebensunterhalt zu verdienen. Er hatte jedoch hartnäckig sein Ziel auf Lebenszeit vor Augen – zu entdecken, »ob Gott nicht doch irgendein Gesetz erlassen hatte, womit sich die Krankheiten der Menschheit heilen ließen«. Seine Enttäuschung wuchs, als eines seiner Kinder ernstlich erkrankte und er für seine Tochter nichts tun konnte.

Während er *Lectures on the Materia Medica* von William Cullen, einem schottischen Professor der Medizin, übersetzte, stieß Hahnemann durch Zufall auf den Schlüssel zur Heilung von Kranken. In diesem Werk behauptete der Verfasser, daß Chinarinde oder Chinin Wechselfieber (Malaria) heilte, und zwar aufgrund seiner adstringierenden und bitteren Eigenschaften. Für Hahnemann, der andere gleichermaßen bittere Substanzen kannte, klang diese Erklärung nicht einleuchtend; also wagte er einen kühnen Versuch: Er testete die Arznei an sich selbst.

Als Versuch nahm ich zweimal pro Tag vier Drachmen guten Chinins. Meine Füße, Fingerspitzen usw. wurden anfangs kalt; ich wurde träge und schläfrig; dann begann mein Herz zu klopfen, und mein Puls wurde hart und klein; unerträgliche Angst, Zittern, Erschöpfung in meinen ganzen Gliedern; dann Pulsieren im Kopf, Röte auf den Wangen, Durst, und kurzum traten all diese Symptome auf, die gewöhnlich charakteristisch für Wechselfieber sind, eins nach dem anderen, dennoch ohne die eigentümlich fröstelnde Starrheit. Kurz gesagt zeigen sich selbst die Symptome, die regelmäßig auftreten und besonders charakteristisch sind – wie der geistige Stumpfsinn, die Starre in sämtlichen Glie-

dern, vor allem aber die taube unangenehme Empfindung, die ihren Sitz anscheinend in der Knochenhaut über jedem Knochen im Körper hat. Dieser Anfall dauerte jedesmal zwei oder drei Stunden und kehrte wieder, wenn ich diese Dosis erneut nahm, ansonsten nicht; ich führte den Versuch nicht weiter fort und war bei guter Gesundheit.

Dies war die erste »Erprobung«, ein Testversuch mit einem Medikament an einem Gesunden. Die Symptome, die sich bei Hahnemann zeigten, entsprachen genau den Symptomen von Malaria.

- Folglich schloß Hahnemann, daß Malaria durch Chinin geheilt wurde, und zwar nicht wegen seines bitteren Geschmacks, sondern dank der Tatsache, daß das Medikament bei einem Gesunden die Symptome von Malaria hervorruft.

Nach den Experimenten an sich selbst gewann Hahnemann die Hilfe von Freunden und Anhängern und begann mit einem ausgedehnten Testprogramm von Arzneimitteln. Als er 1843 im Alter von 88 Jahren starb, hatte er Versuche mit 99 Substanzen durchgeführt oder überwacht. Mehr als 600 weitere Medikamente kamen am Ende des Jahrhunderts zur amtlichen homöopathischen Arzneimittelliste hinzu.

Grundregeln der Homöopathie

Das Ähnlichkeitsgesetz
Der Begriff Homöopathie stammt vom griechischen *homoios* (»ähnlich«) und *pathos* (»Leiden oder Krankheit«). Das Grundgesetz, auf dem die Homöopathie beruht, ist das *Ähnlichkeitsgesetz* oder »Ähnliches wird mit Ähnlichem geheilt« – auf Lateinisch *similia similibus curentur.*

Das Ähnlichkeitsgesetz besagt, daß ein Heilmittel eine Krankheit heilen kann, wenn es bei einem Gesunden Symptome hervorruft, die denen der Krankheit ähneln.

Hahnemann behauptete nicht, den Begriff entdeckt zu haben. Im 10. Jahrhundert v. Chr. beschrieben indische Weise das Gesetz, wie auch Hippokrates, der 400 v. Chr. schrieb: »Durch das Ähnliche wird eine Krankheit erzeugt, und durch die Anwendung des Ähnlichen wird sie geheilt.« Paracelsus, ein deutscher Arzt des 16. Jahrhunderts, wiederholte das Gesetz. Als gelehrtem Denker waren Hahnemann diese Schriften zweifellos bekannt, doch er war der erste, der die Grundregel testen und sie als den Grundstein eines medizinischen Systems hinstellen sollte.

In der Praxis funktioniert das Gesetz wie folgt: Ein Mensch bekommt Fieber, hat ein errötetes Gesicht, erweiterte Pupillen, raschen Herzschlag und ein Gefühl nervöser Unruhe. Der Homöopath studiert all diese Symptome und sucht dann nach einem Heilmittel, das unter wissenschaftlich kontrollierten Bedingungen all diese Symptome bei einem Gesunden hervorgerufen hat. Innerhalb kurzer Zeit nach Einnahme des Mittels sinkt das Fieber auf ein Normalmaß, und der Betreffende fühlt sich wohl.

Das Ähnlichkeitsgesetz ermöglicht dem Arzt, durch Abstimmen der Symptome des Patienten auf die Symptome, die das Heilmittel hervorruft, das eine Medikament (das *Simillimum*) auszuwählen, das benötigt wird.

Das Erprobungsgesetz

Das zweite Gesetz der Homöopathie, das *Erprobungsgesetz,* bezieht sich auf das Testen einer Substanz zur Bestimmung ihrer medizinischen Wirkung. Zur Erprobung eines Heilmittels wird jedem aus einer Gruppe Gesunder täglich eine Dosis der Substanz verabreicht, und jeder notiert sorgfältig die bei ihm auftretenden Symptome.

In Übereinstimmung mit dem bei pharmakologischen Experimenten angewendeten Standard-Doppelblindversuch nimmt man ungefähr die Hälfte der Testgruppe als Kontrollpersonen, die eine wirkstofffreie Tablette oder Pille (Placebo) bekommen.

Wenn die Erprobung beendet ist, werden sämtliche Symptome, die sich bei den Testpersonen durchweg zeigen – beispielsweise Schwindel, Gedächtnisverlust und Unruhe – als charakteristisches Arzneibild in die *Materia Medica* aufgenommen, ein Arzneibuch für verschreibungspflichtige Medikamente.

Zur Behandlung eines Patienten schlägt der Arzt das Arzneibild in der *Materia Medica* nach und wendet das Ähnlichkeitsgesetz an, sofern die Symptome passen.

Bei der medizinischen Standardpraktik werden Medikamente zuerst an Tieren getestet, da man festgestellt hat, daß sehr viele Drogen gefährliche Reaktionen verursachen, sogar Krebs.

- Homöopathen verwenden keine Tiere als Versuchsobjekte für Medikamente, da sie nicht in der Weise auf Chemikalien reagieren wie Menschen.
- Überdies halten wir subjektive Symptome für wichtig. Und wir haben keine Bedenken, homöopathische Arzneien an Gesunden zu testen, da homöopathisch hergestellte Heilmittel nicht giftig sind.

Die erste Erprobung wurde 1790 durchgeführt, und das Verfahren ist bis auf den heutigen Tag angewendet worden. Es hat niemals einen Bericht über eine anhaltende nachteilige Arzneireaktion als Ergebnis einer Erprobung gegeben.

Das Potenzierungsgesetz (die Minimaldosis)
Das dritte Gesetz der Homöopathie, das *Potenzierungsgesetz,* bezieht sich auf die Herstellung eines homöopathischen Heilmittels.

Jedes Arzneimittel wird durch ein kontrolliertes Verfahren aufeinanderfolgender Verdünnungen im Wechsel mit Schütteln hergestellt; dies kann bis zu dem Punkt erfolgen, wo das entstehende Medikament keine Moleküle der ursprünglichen Substanz enthält. Diese kleinen Dosen heißen *Potenzen;* schwächere Verdünnungen sind als niedrige Potenzen und stärkere Verdünnungen als hohe Potenzen bekannt. So seltsam es erscheinen mag, je höher die Verdünnung – auf diese Weise hergestellt –, desto größer die Wirksamkeit des Arzneimittels.

Im Jahre 1800, als man das Potenzierungsverfahren ersann, war der Gedanke unvorstellbar, daß eine Arznei, die eine verschwindend kleine Menge an Stoffen enthielt, heilend sein konnte. In diesem Nuklearzeitalter ist die Macht winziger Mengen nur zu gut bekannt. Die zur Behandlung bestimmter Anämien verwendete Dosis an Vitamin B_{12} enthält ein millionstel Gramm Kobalt. Spurenelemente, in kaum meßbaren Mengen im Körper vorhanden, sind lebensnotwendig für seine Entwicklung und Funktionsfähigkeit. Der menschliche Körper stellt täglich nur fünfzig bis hundert Millionstel eines Gramms Schilddrüsenhormon her, dennoch kann ein kleiner Überschuß oder ein Mangel an dieser bereits »infinitesimalen« Menge die Gesundheit eines einzelnen ernsthaft beeinträchtigen.

Über die Stärke der unendlich kleinen Dosis herrscht gewisse Unklarheit, allerdings auch über die Wirkung von Aspirin und vielen anderen Medikamenten.

- Das Potenzierungsverfahren macht es möglich, Substanzen wie bestimmte Metalle, Holzkohle und Sand, die in ihrem natürlichen Zustand inaktiv sind, als Arzneimittel zu verwenden.

Ein potenziertes Heilmittel enthält nicht genügend Stoffe, um direkt auf die Gewebe einzuwirken; das bedeutet, daß homöopathische Medikamente ungiftig sind und keine Nebenwirkungen verursachen können. In über 150 Jahren Anwendung ist kein homöopathisches Medikament je aus dem Handel gezogen worden.

Das einzelne Heilmittel
Im Gegensatz zur landläufigen medizinischen Praktik, häufig zwei oder mehr Medikamente zur gleichen Zeit zu verschreiben, verabreichen die meisten Homöopathen gewöhnlich nur ein Medikament zu einem Zeitpunkt.

- Wir wissen nicht genau, wie die Wirkung von zwei Medikamenten oder die Wechselwirkung zwischen ihnen wäre, aber wir wissen um die Wirkung eines einzelnen Medikaments. Das einzelne Medikament ist an gesunden Versuchspersonen erprobt worden.

Die Klugheit der Anwendung des einzelnen Heilmittels wird unterstrichen durch das ständig wachsende Problem medikamentöser Wechselwirkungen durch mehrere Medikamente. In einem Artikel in der Septemberausgabe 1978 des *American Druggist* schreibt der Verfasser: »Man hat geschätzt, daß der Patient während eines typischen Krankenhausaufenthalts durchschnittlich zehn Medikamente bekommt – und die Zahl beläuft sich bisweilen auf dreißig oder mehr. Unter den ambulant behandelten Patienten ist es üblich, daß eine Einzelperson gleichzeitig sechs verschiedene rezeptpflichtige und rezeptfreie Medikamente nimmt.«

In *The Physician's Desk Reference (PDR)* wimmelt es von Warnungen über möglicherweise gefährliche Nebenwirkungen durch die Austeilung bestimmter Medikamente zusammen mit anderen. Wenn ich meine Ausgabe des *PDR* willkürlich aufschlage, finde ich einen Tranquilizer (Tranylcyprominsulfat), der mit dem warnenden Hinweis versehen ist, daß die Verwendung zusammen mit gewissen anderen Medikamenten »Hypertensionskopfschmerzen und verwandte Symptome ... hypertensive Krisen oder schwere krampfartige Anfälle« zur Folge haben kann. Derartige sedative Hypnotika sind die am meisten verschriebenen Medikamente auf der Welt.

Ungefährlich, aber warum wirksam?

Hinsichtlich der Wirkung homöopathischer Medikamente sind zahlreiche Theorien angeboten worden. Ein Zeitungsbericht aus dem Jahre 1954, der die Forschungsarbeit des verstorbenen Dr. William E. Boyd aus Glasgow schilderte, enthielt diese Erklärung: »Die Stärke der Lösung hängt nicht allein vom Grad der Lösung ab, sondern von einer besonderen fortschreitenden Methode bei ihrer Herstellung; die in der Droge latent vorhandene Energie wird offensichtlich freigesetzt und durch kräftiges Schütteln der Flüssigkeit auf jeder Stufe des Verfahrens erhöht.«

Dr. F. K. Bellokossy aus Denver vergleicht das Verfahren, eine homöopathische Droge zu potenzieren – das Schütteln einer Lösung oder das Pulverisieren trockener Materialien –, mit der Magnetisierung eines Glasstabs durch Reiben. »Auf diese Weise erzeugen wir elektrische Felder um jeden Partikel der pulverisierten Droge; und je mehr wir die Substanz zermahlen, desto stärkere elektrische Felder erzeugen wir und desto potenzierter wird das zermahlene Material.«

Gegenwärtig gibt es keine allgemein anerkannte Theorie, mit der sich erklären ließe, warum homöopathische Medizin eine derartige Wirkung besitzt, doch da Ärzte ein lebhaftes Interesse an Homöopathie zeigen, scheint solch eine Erklärung unmittelbar bevorstehend.

Einer dieser Ärzte ist Dr. William A. Tiller, Professor im Department of Materials Science and Engineering, Standford University. In einem Brief an eine der Autorinnen schreibt er:

Mit der Evolution der Menschheit wird das Individuum zu einem einheitlicheren und genau abgestimmten System und empfänglicher hinsichtlich Veränderungen kaum wahrnehmbarer Energien. Unsere zukünftige Medizin wird auf die Entwicklung von Techniken und Behandlungen zuschreiten, die nacheinander immer feinere Energien verwenden ... Bei meinem Modell behandeln homöopathische Medikamente auf der ätherischen Substanzebene. (»Ätherisch« bedeutet nicht direkt wahrnehmbar durch unsere körperlichen Sinne oder Mittel.) Da diese Behandlungsmethode bereits in Gebrauch und ohne Schwierigkeiten auszuüben ist, erwarte ich, daß sie in naher Zukunft weiteren Zuspruch findet, während die allopathische Medizin (Schulmedizin) ihre Vorrangstellung verliert.

Ein Vergleich zwischen Homöopathie und Schulmedizin (Allopathie)

Bedeutung von Symptomen

Der Homöopath ist der Auffassung, daß der Körper stets darum bemüht ist, sich gesund oder im Gleichgewicht zu erhalten, so wie ein gekentertes Boot sich im Wasser wieder aufzurichten versucht. Die Kraft, die auf diese schützende

Weise wirkt, heißt Lebenskraft. Wenn der Körper durch schädliche äußere Kräfte bedroht wird, erzeugt die Lebenskraft, der Abwehrmechanismus, Symptome wie Schmerzen, Fieber, Schleim, Husten. Diese Symptome, wenngleich unangenehm für den Patienten, haben einen Zweck: die Harmonie oder das Gleichgewicht wiederherzustellen. Schmerzen sind eine Warnung, daß etwas nicht stimmt. Fieber inaktiviert viele Viren, die den Körper angreifen. Schleim wird in den Atemwegen produziert, um irritierende Stoffe zu umhüllen und wegzutransportieren. Husten stößt den Schleim aus, der andernfalls die Atmung behindern würde.

Ein homöopathischer Arzt betrachtet Symptome als gesunde Reaktion des körperlichen Abwehrmechanismus auf schädliche Kräfte; derartige Symptome darf man nicht beeinträchtigen, sie müssen vielmehr gefordert werden.

Die Schulmedizin vertritt einen anderen Standpunkt; sie hält Symptome für Manifestationen der Krankheit, die man ausmerzen oder unterdrücken muß. Aspirin oder andere Antifebrilia werden zur Fiebersenkung verabreicht, Antihistamine zum Austrocknen nasaler Ausscheidungen, Hustensirup zur Bekämpfung von Husten.

Bedeutung von Krankheiten

Da Symptome, die den Zustand des Körpers widerspiegeln, sich ständig ändern, sehen Homöopathen eine Krankheit oder eine Disharmonie des Körpers als dynamischen Zustand an. Wir behandeln den Patienten nach den Symptomen, nicht nach der »Krankheit«. Dies steht im Gegensatz zur allgemeinen Auffassung einer Krankheit als Einheit in sich selbst. Der allopathische Arzt bringt die Symptome des Patienten ans Licht und versucht sie unter eine bekannte Diagnose einzuordnen. Arzt oder Ärztin verordnen dann die für diese Krankheit festgelegte Behandlung.

Der Körper, nicht die Bazillen
Wir sind ständig von Bazillen umgeben – in unserem Körper, in unserer Nahrung, in der Luft, die wir atmen.

In der Schlacht, die zwischen dem Körper und den angreifenden Mächten ausgetragen wird, sorgt der Homöopath sich nicht in erster Linie um die Identifizierung des Feindes – der Bakterienart. Unser Ziel ist es, den Körper zu kräftigen, so daß er diesen schädlichen Organismen standhalten kann.

Bei der Schulmedizin andererseits liegt das Ziel darin, die Eindringlinge zu identifizieren und ein wirkungsvolles Medikament zur Zerstörung der speziellen Bazillen auszuwählen.

Holistische Methode gegen Spezialisierung
Wir glauben, daß alle Teile des Körpers voneinander abhängig sind, und daher behandeln wir den Patienten als ganzen Menschen; wir konzentrieren uns nicht sosehr auf ein Organ oder einen Teil des Körpers. Wir versuchen nicht, geistige Krankheit von körperlicher Krankheit zu trennen; beide sind Symptome des Individuums. Die Homöopathie ist wahrhaft holistisch und ist dies bereits seit ihrer Begründung vor mehr als 180 Jahren gewesen.

Jahrhundertelang hat die Schulmedizin eine andere Methode angewandt; sie behandelt Geist und Körper eines Patienten als getrennte Einheiten. Ein Redner bei einer holistischen Gesundheitskonferenz witzelte neulich, daß der Allgemeinarzt in der modernen Medizin den Körper behandelt, den Kopf zum Psychiater und die Seele zum Geistlichen schickt.

Einstellung des Arztes

Die Konzeption der Lebenskraft, ein jahrhundertealter Glauben an den leitenden Verstand des Körpers, läßt beim homöopathischen Arzt eine Haltung der Bescheidenheit aufkommen. Wir akzeptieren die Tatsache, daß wir nicht das ganze wunderbare und vielschichtige Wirken des Körpers begreifen können und trachten danach, den Körper dabei auf bestmögliche Weise zu unterstützen.

Im 19. Jahrhundert, als die Homöopathie begründet wurde, glaubte der herkömmliche Arzt, seine Klugheit sei größer als die des Körpers, und setzte den Patienten extremen und häufig tödlichen Maßnahmen aus, beispielsweise dem Aderlaß. Die gegenwärtige medizinische Praktik, dem Patienten wirkungsvolle Medikamente zu verabreichen, die oft schädliche Nebenwirkungen und andere Krankheiten verursachen, stellt eine Fortsetzung dieser Haltung dar.

Keiner würde Homöopathie mit Allopathie verwechseln, doch manchmal verwechselt man Homöopathie mit Naturheilkunde oder Kräuterkunde wegen ihrer augenscheinlichen Ähnlichkeiten.

Homöopathie und Naturheilkunde

Naturheilkundler und Homöopath glauben beide an die Heilkraft der Natur, Hippokrates' *Vis Medicatrix Naturae* oder die Lebenskraft. Der Naturheilkundler unterstreicht die Bedeutung von Ernährung, frischer Luft, sportlicher Betätigung und Geistesfrieden, ebenso wie der Homöopath. Die Naturheilkunde ist ebenfalls holistisch; der Naturheilkundler behandelt den ganzen Menschen in dem Bestreben, die Ursache der Krankheit zu entdecken und nicht nur die Symptome zu beseitigen.

Vorbeugende Medizin und eine holistische Methode sind wichtig, doch die Homöopathie allein ist eine Wissenschaft, die systematisch vorgeht. Wie Harris L. Coulter in seiner Einleitung zu *Homeopathic Medicine* sagt: »Die Gesetze der Homöopathie ermöglichen dem Arzt, die Krankheit des Patienten zu begreifen und das Medikament zu verschreiben, das heilend wirkt.«

Der Hauptunterschied zwischen den beiden Systemen ist der, daß die Homöopathie, wie Coulter es beschreibt, »ein System der Arzneimitteltherapie« ist, »eine Reihe von Regeln, die die Verschreibung von Medikamenten für Kranke bestimmen«.

Homöopathie und Kräuterkunde

Bisweilen werden Homöopathie und Kräuterkunde miteinander verwechselt, weil beide Systeme Kräuter als Arzneien verwenden. Ihre Herstellungsmethoden dieser Materialien sind allerdings sehr unterschiedlich. Der Kräuterkundler verwendet vielleicht ein uraltes Rezept zur Zubereitung eines Tees oder eines Breiumschlags, kann aber auch auf die Weise improvisieren, wie ein erfahrener Koch von einem Rezept ausgeht. Wie ein Kräuterkundler es ausdrückte: »Die Kräuterkunde ist mehr eine Kunst und ein Werkzeug der göttlichen Natur denn eine Wissenschaft ... Für einen Kräuterkundler ist es sehr schwierig, präzise zu erklären, warum er bei einem Rezept dieses oder jenes Heilkraut verwenden würde.« Bei diesem System, das von der Intuition und Erfahrung des Kräuterkundlers abhängt, ist es allgemein üblich, die Wirkung einer Verordnung durch eine Kombination mehrerer Kräuter zu erhöhen.

Dieses »künstlerische« Verfahren, Arznei herzustellen, hat seine Gefahren. Sehr viele Heilkräuter sind giftig, besonders wenn der Mensch eine große Menge zu sich nimmt. Für den Selbsthilfe-Kräuterkundler gibt es aber keine Möglichkeit zu wissen, was eine sichere Dosis ausmacht, da diese Information selten in Kräuterbüchern zu finden ist.

Im *Journal of the American Medical Association* berichtete ein Doktor kürzlich von drei Vergiftungsfällen, einem mit tödlichem Ausgang, bei drei jungen Frauen, die sich unabhängig voneinander mit großen Mengen Öl aus der Poleiminze behandelt hatten.

Homöopathie hat nichts zu tun mit den freigeistigen Methoden und Praktiken der Kräuterkunde. Homöopathie ist eine wissenschaftliche Medizin; ihre Regeln wurden durch Nachvollziehen der Verfahren der wissenschaftlichen Methode entwickelt.

- Homöopathische Arzneimittel werden nach einem exakten Verfahren hergestellt und nach dem Ähnlichkeitsgesetz verordnet.
- Ein Arzt verabreicht gewöhnlich nur ein einziges Heilmittel zu einem Zeitpunkt.
- Obwohl viele homöopathische Medikamente aus giftigen Kräutern gewonnen werden, enthält das potenzierte Heilmittel nur winzige Mengen der ursprünglichen Substanz und ist ungiftig.

Die Unterdrückung der Homöopathie

Wenn die Homöopathie ein derart fortgeschrittenes medizinisches System ist, warum wird sie dann nicht in größerem Rahmen praktiziert?

Viele Menschen sind sich heute nicht im klaren darüber, daß Homöopathie in der zweiten Hälfte des 19. Jahrhunderts in breitem Maß praktiziert wurde. 1890 gab es in Amerika 14000 Homöopathen, verglichen mit 100000 herkömmlichen Ärzten. In manchen Gegenden – New England, den Staaten des Mittleren Atlantiks und dem Mittleren Westen – war einer von vier oder fünf Ärzten ein Homöopath. Es gab zweiundzwanzig homöopathische Ärzteschulen und über hundert homöopathische Krankenhäuser. Die Oberschicht jeder Gemeinde – die gesellschaftlichen, intellektuellen, politischen und geschaftlichen Führer – förderte die Homöopathen.

In Amerika wurde die Homöopathie anfangs als Ergebnis ihres Erfolges bei der Behandlung der Opfer der Choleraepidemie 1832 in Europa eingeführt. Unser Land war reif für ein neues und menschliches Behandlungssystem. Der reguläre Arzt hatte zwei Standardmethoden der Behandlung. Eine war die, riesige oder »heroische« Dosen Kalomel (Hydrargyrum cholartum) zu verschreiben, um die Patienten zu entschlacken und entwässern. Dies verursachte beim Patienten häufig vermehrten Speichelfluß und ein Anschwellen der Zunge. Die Patienten verloren oftmals die ganzen Zähne und konnten – in extremen Fällen von Quecksilbervergiftung – den Mund nicht öffnen.

Die andere Behandlung, die die Ärzte bei jeder Krankheit anwendeten, war der Aderlaß. Der berühmte Dr. Benjamin Rush riet: »Der Aderlaß sollte fortgesetzt werden ... bis vier Fünftel des im Körper enthaltenen Blutes herausgezogen sind.« Auch Kinder, einschließlich Neugeborener, wurden routinemäßig zur Ader gelassen.

Es ist daher verständlich, warum die Homöopathen sofort die Patienten anzogen. Statt dieser barbarischen Methoden hatten sie Dutzende verschiedener Heilmittel, von denen keines irgendwelche unangenehmen Nebenwirkungen verursachte.

Als Beweis, daß die süßschmeckenden weißen Körnchen des Homöopathen, häufig kleine »Zuckerpillen« genannt, wirksam waren, übernahmen die Allopathen eine große Zahl homöopathischer Medikamente, und einige werden sogar noch heute verwendet. Eines der bekanntesten ist Nitroglyzerin, bei bestimmten Herzkrankheiten angewendet.

Die herrschende Ärzteschaft stand der Homöopathie von Beginn ihrer Einführung in den Vereinigten Staaten an feindlich gegenüber. In den Jahren 1830 bis 1850, als die Öffentlichkeit mit den rauhen Methoden herkömmlicher Medizin unzufrieden war, war die Homöopathie nicht die einzige »alternative Therapie«, Pflanzenheilkunde und Thomsons Naturheilkunde waren ebenfalls beliebt. Homöopathie allerdings stellte die größte Bedrohung orthodoxer Medizin dar, da ihre Praktiker approbierte Ärzte waren. Die herrschende Ärzteschaft wurmte es, daß diese homöopathischen Ärzte in orthodoxer Medizin gut ausgebildet waren, dem System kritisch gegenüberstanden und zur Homöopathie »übergegangen« waren.

Die Ärzteschaft unternahm auch prompt entsprechende Schritte, um diese emporgekommene Disziplin zu unterdrücken. Die *American Medical Association (AMA)* wurde 1846 als unmittelbare Antwort auf die Gründung des *American Institute of Homeopathy* im Jahre 1844 ins Leben gerufen. Man untersagte den Homöopathen den Zugang zu schulmedizinischen Gesellschaften. Ein Mitglied solch einer Gesellschaft, das einen Homöopathen konsultierte, wurde mit Ächtung und Ausstoßung bestraft. (1878 wurde ein Arzt aus einer Ärztegesellschaft in Connecticut ausgeschlossen, da er einen Homöopathen konsultierte – seine Frau!) Die Feindseligkeit wuchs, als »die besten Leute« zu den Homöopathen strömten und die regulären Ärzte die Not in ihren Brieftaschen spürten. Was tötete die Homöopathie beinahe?

- Ein Grund für ihren Rückgang war der sich ändernde Lebensstil in Amerika. Der homöopathische Arzt war der Inbegriff des Hausarztes, der Patienten und ihre Familien aufs genaueste kannte und es sich leisten konnte, ihnen relativ viel Zeit zu widmen, da die meisten Patienten auf Lebenszeit blieben. Der Wechsel zu einer mobilen urbanen Gesellschaft und die aufkommende Spezialisierung veränderten dieses Muster. Homöopathische Verordnungen, die sowohl Zeit als auch intellektuelle Bemühungen erfordern, konnten mit dem Tempo der Zeiten nicht mehr Schritt halten.

- Zudem veränderte der Aufschwung der pharmazeutischen Industrie nach dem Bürgerkrieg die medizinische Praktik. Der Allopath konnte nun ein gesetzlich geschütztes Präparat kaufen, das Zeit und Mühe sparte, während der Homöopath, dem Mischen von Arzneien ablehnend gegenüberstehend, weiterhin Medikamente auf die gleiche »altmodische« Art und Weise verschrieb. Wie der Geschichtsmediziner Harris L. Coulter ausführt: »Die pharmazeutische Industrie tat sich 1890 bis Anfang 1900 mit der *American Medical Association* bei deren Abschlußkampagne gegen die Homöopathie zusammen.«
- Ein weiterer schwerer Schlag für die Homöopathie war der Flexner Report im Jahre 1910, eine Auswertung von Ärzteschulen durch die *AMA.* Hinsichtlich der traditionellen ablehnenden Einstellung der *AMA* gegenüber »sektiererischer Medizin« ist es nicht überraschend, daß die Prüfer den homöopathischen Ärzteschulen u. a. eine niedrige Bewertung gaben und ihnen damit einen Anteil an den Millionen Dollar absprachen, hauptsächlich den Rockefeller-Beihilfen, die allopathischen Institutionen gewährt wurden. Die homöopathischen Ärzteschulen schlossen eine nach der anderen, und die homöopathischen Krankenhäuser wurden in übliche Einrichtungen umgewandelt. Mit der Verbreitung der »Wunderdrogen« seit 1940 schien die Homöopathie überholt zu sein.

Homöopathie, die Alternative der Zukunft

Diese trostlose Aussicht ändert sich gegenwärtig sehr schnell. In einem 1970 verfaßten Artikel weist Harris L. Coulter darauf hin, daß wir Zeugen einer Volksrevolte gegen orthodoxe medizinische Praktiken sind, »vergleichbar der Revolte von 1830 bis 1850, die der Homöopathie einen Platz in der amerikanischen medizinischen Szene verschaffte«.

Diese Revolte ist beträchtlich unterstützt worden durch die Entstehung einer Bewegung über holistische Gesundheit in den frühen 70er Jahren in Kalifornien. Ihre Praktiker, in verschiedenen wissenschaftlichen Zweigen ausgebildet, sind der gemeinsamen Auffassung, daß die Medizin sich vom natürlichen Heilen losgelöst hat. Nach Edward Bauman, dem Mitherausgeber von *The Holistic Health Handbook,* ist »die holistische Gesundheit eine positive Antwort auf das durch die spezialisierte allopathische Medizin hervorgerufene Mißtrauen und den Mißerfolg«.

Holistische Therapeuten kritisieren die weitverbreitete Verwendung gefährlicher Medikamente, die entmenschlichende Wirkung der Spezialisierung, das Versagen, chronische Degenerationskrankheiten zu heilen. Der nach konventionellen Methoden praktizierende Arzt verschreibt Medikamente zur Linderung der Symptome von Arthritis, Diabetes, Emphysem, aber bei dieser Behandlung wird das Übel nicht an der Wurzel gepackt.

Nach der holistischen Methode arbeitende Fachleute waren überrascht, auf die Homöopathie zu stoßen. Hier war ein System, das keine giftigen Medikamente verwendete, den ganzen Menschen behandelte und in vielen Fällen »hoffnungslose« chronische Leiden heilte. Außerdem war die Wirksamkeit der Homöopathie durch die klinischen Erfahrungen der Ärzte über 150 Jahre lang belegt worden.

Da sich nun eine ganze Nation mit Gesundheit beschäftigt, taucht Homöopathie als wirksame Alternative zur Schulmedizin auf. Ärzte und Krankenschwestern befassen sich mit Homöopathie; die breite Öffentlichkeit setzt sich damit auseinander und bezieht sie in ihr Leben mit ein.

Und auch in anderen Teilen der Welt wird Homöopathie rege praktiziert. In Großbritannien sind die Mitglieder der königlichen Familie seit der Regierungszeit von Königin Viktoria von homöopathischen Ärzten betreut worden. Es gibt über 200 Homöopathen; die beiden größten homöopathischen Krankenhäuser befinden sich in London und Glasgow. In Frankreich praktizieren etwa 800 Homöopathen, und in Deutschland, Österreich und in der Schweiz ist ebenfalls ein starkes Interesse an Homöopathie zu verzeichnen.

Indien ist mit 124 homöopathischen Ärzteschulen eine Hochburg der Homöopathie. Weitere bedeutende Zentren sind Mittel- und Lateinamerika. In Mexiko gibt es drei homöopathische Ärzteschulen, von denen zwei vom Staat unterstützt werden. In Brasilien gibt es eine ähnliche Ärzteschule, und der Ärzteschule in Santiago, Chile, gehört ein Professor der Homöopathie an. Ungefähr 450 argentinische Ärzte sind Homöopathen.

Homöopathie gewinnt auf der ganzen Welt immer mehr Ansehen, dies aufgrund der Unzufriedenheit von Arzt und Patient mit der ihnen zur Verfügung stehenden medizinischen Behandlung. Beide suchen nach einer sicheren und wirksamen Heilungsmethode und finden die Antwort in der Homöopathie.

Im nächsten Kapitel erfahren Sie, wie ein Homöopath praktiziert und wie es ist, ein homöopathischer Patient zu sein.

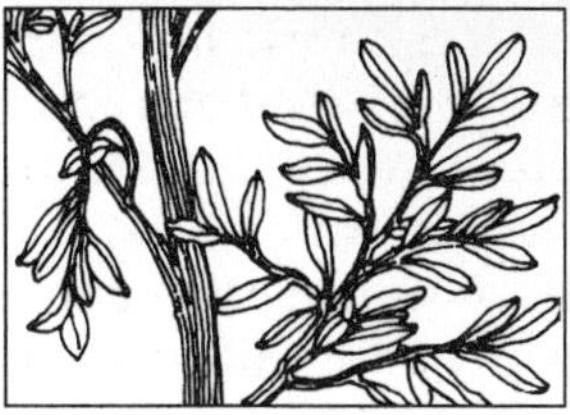

Ruta graveolens – Raute

Ein Homöopath bei der Arbeit

Neulich sagte eine neue Patientin, eine drahtige alte Dame, zu mir: »Ich gehe nicht gern zum Arzt. Sie sind keine Ärztin, oder?« Ich mußte zugeben, daß ich eine »richtige« Ärztin war, und deutete auf mein Diplom vom College of Medicine der Ohio State University.

Viele wissen nichts über die Ausbildung eines Homöopathen. Ein homöopathischer Arzt durchläuft die gleiche Ausbildung wie jeder andere Arzt; er hat an einem akkreditierten Ärztecollege oder an einer medizinischen Fakultät promoviert, einen Doktorgrad und eine staatliche Zulassung bekommen. Um das Spezialfach Homöopathie zu studieren, belegt der Arzt nach dem ersten akademischen Grad einen Kursus darüber und absolviert dann eine Assistenzzeit bei einem praktizierenden Homöopathen.

Aufnahme des Falls

Zwar hat jeder homöopathische Arzt seine eigene Behandlungsmethode, doch die Homöopathie ist ein medizinisches System mit klar festgelegten Grundregeln und einer ebensolchen Methodenlehre sowie einem Standardisierungsfaktor. Die »Aufnahme des Falls«, das Zusammentragen sämtlicher notwendiger Informationen über einen Patienten, hält sich an eine vorgegebene Form, die so streng ist wie eine japanische Teezeremonie.

Um zu begreifen, wie ich praktiziere, stellen Sie sich vor, daß Sie in meinem Wartezimmer sitzen. Meine Praxis liegt in einem Flügel meines Hauses. An einem durchschnittlichen Tag herrscht im Wartezimmer eine gemütliche, gesellige Atmosphäre. Ein Bauer plaudert mit einem Bankier aus der Stadt; eine großmütterliche Dame scherzt mit einem Säugling, der in seiner Mutter Arm liegt.

Kurz vor Sprechstundenbeginn komme ich die Treppe herunter, um meinen nächsten Patienten, Mr. Smith, zu holen. Er ist ein neuer Patient, und ich weiß von unserer Unterhaltung am Telefon, daß er in den frühen 40ern ist und Magenbeschwerden hat. Warum ich nicht meine Sekretärin Anne schicke? Ich mag es nicht, wenn man einen Patienten in mein Sprechzimmer führt – das ruft den Eindruck hervor, daß der Arzt eine Autoritätsperson ist. Wichtiger ist jedoch, daß mir dieser erste flüchtige Eindruck über einen Patienten sehr viel über ihn sagt. Mr. Smith, gutgekleidet, bläßliche Gesichtsfarbe, sitzt stirnrunzelnd und mit leicht zusammengeballten Fäusten auf seinem Stuhl. Man braucht kein Beobachter von Körpersprache zu sein, um zu sehen, daß er angespannt und unruhig ist.

Er folgt mir die Stufen hinauf zu meinem kleinen, mit Büchern angefüllten Sprechzimmer. Ich beginne die Karteikarte des Patienten auszufüllen – Alter, Familienstand, Geburtsdatum und Geburtsort. Warum ich auch das nicht von meiner Sekretärin machen lasse? Mein Ziel bei diesem Gespräch ist, alles über diesen Patienten zu erfahren, was möglich ist, um das Heilmittel auszuwählen, das mit seinen ganzen Symptomen übereinstimmt. Diese Routinefragen dienen als Sprungbrett. Mr. Smith wurde in Dayton geboren. Ich frage, sind Sie hier zur Schule gegangen? Ja, er ist auf die örtliche High School gegangen, und er ist ein guter Schüler gewesen. »Ich mußte es sein«, lächelt er gequält, »meine Eltern hatten sich mit mittelmäßigen Noten nicht abgefunden.« Schon weiß ich etwas über ihn – strenge, ehrgeizige Eltern. Das Verhalten, sich selbst zum Erfolg anzutreiben, begann in jungen Jahren.

Als die Karteikarte ausgefüllt ist, frage ich, was für Probleme haben Sie? »Mein Magen«, sagt er. In welcher Weise macht er Ihnen Schwierigkeiten? »Etwa eine halbe Stunde nach dem Essen schmerzt er, und mir ist übel, als müßte ich brechen.« Was noch? »Ich habe häufig Kopfschmerzen.« Wie sehen Ihre Kopfschmerzen aus? »Ein dumpfer Druck in der Stirn.« Noch etwas? Er gesteht, daß er an Verstopfung leidet – »Ich fühle den Zwang, kann aber nicht« –, dazu Blähungen, Aufstoßen, ein bitterer Geschmack im Mund. Ich lasse den Patienten frei reden, werfe nur ein gelegentliches »Was noch?« dazwischen, bis er seine ganzen Probleme beschrieben hat.

Anschließend gehe ich auf jedes Symptom ein. Wann sind die Magenbeschwerden das erste Mal aufgetreten? Zu welcher Tageszeit sind sie besser oder schlimmer? Wie beeinflußt das Wetter seine Verdauung; ist er gern in einem warmen Raum oder fühlt er sich im Freien wohler? Fühlt er sich bei kaltem, feuchtem Wetter besser oder schlechter? Sind die Schmerzen auf der linken oder rechten Seite schlimmer?

Die Essensvorlieben des Patienten sind wichtig. Er erzählt mir, daß er mexikanisches Essen mag. Ich notiere »Mag kräftig gewürzte Speisen«. Er liebt Kaffee, auch wenn er ihm nicht bekommt. Er hat die Angewohnheit, vor dem Mittag- und Abendessen mehrere Cocktails zu trinken, obwohl Alkohol Kopfschmerzen und Verdauungsstörungen nach sich zieht. Früher hat er gern Bier getrunken, heute aber mag er den Geschmack nicht mehr. Wie steht es mit dem Durst? Steht er oft vom Schreibtisch auf, um Wasser zu trinken?

Ich frage ihn nach seinen Vorfahren. Was für Krankheiten kommen in seiner Familie vor? Haben einige seiner Vorfahren bis ins hohe Alter gelebt? Die Antworten auf diese Fragen zeigen seine geerbte Vitalität und Kraft auf.

Nun, da wir uns beschnuppert haben und die Atmosphäre nicht mehr verkrampft ist, frage ich nach seinem Gemütszustand, seiner geistigen Verfassung. Er erzählt mir, daß er äußerst gereizt ist, Kritik nicht ertragen, Lärm nicht ausstehen kann. Seine Konzentration hat nachgelassen, er macht sich große Sorgen.

Nach und nach fügen sich die einzelnen Teilchen zu einem Ganzen zusammen. Am Ende unserer einstündigen Sitzung habe ich ein klares Bild von diesem Mann – nicht nur von seinen Magen- oder Kopfschmerzen, sondern von Mr. Smith als Individuum.

Als Mr. Smith nach der ärztlichen Untersuchung im Sprechzimmer sitzt, fragt er: »Habe ich ein Magengeschwür?« – Nein, erkläre ich ihm, aber Sie haben mehr Streß ausgehalten, als Ihr Körper verkraften kann, und das hat Ihren ganzen Organismus beeinträchtigt und ihn aus dem Gleichgewicht gebracht. Wenn Mr. Smith für Versicherungszwecke eine Diagnose benötigt, kann ich eine stellen: Dyspepsie. Ich aber brauche keine Diagnose, um diesem Patienten zu helfen.

Ich werde Mr. Smith nach seinen individuellen, von seinem Abwehrmechanismus erzeugten Symptomen behandeln, die die in seinem Organismus stattfindenden Veränderungen widerspiegeln. Dadurch kann ich hoffen, die Entwicklung seiner Krankheit aufzuhalten, bevor sie pathologische Veränderungen verursacht.

Da ich Zeit benötige, um über Mr. Smith' Fall nachzudenken, bitte ich ihn, in der folgenden Woche wiederzukommen. Als ich später meine umfangreichen Notizen über Mr. Smith durchsehe, nehme ich die zwingenden Symptome zur Kenntnis, die ich unterstrichen habe. Dies sind diejenigen, die ihm wirklich zu schaffen machen, beispielsweise »Schmerzen nach dem Essen« und »Übelkeit nach dem Essen«. Ich habe auch seine ungewöhnlichen Symptome unterstrichen, die, die wir »seltsam, selten und eigentümlich« nennen und die seine individuelle Reaktion auf das zeigen, was ihm Beschwerden verursacht. Eines dieser Symptome ist »Aversion gegen Bier«.

Aus diesem Dutzend »zwingender« Symptome ragen fünf heraus. Da es annähernd 500 Heilmittel gibt, die täglich angewendet werden und von denen jedes zahlreiche Symptome hat, ist es unmöglich, all diese Informationen im Kopf zu haben.

Es gibt ein Verzeichnis über die Symptome und ihre Heilmittel, das *Repertory of the Homeopathic Materia Medica* von Dr. med. James Tyler Kent. Dieses Buch ist der tägliche Begleiter der meisten Homöopathen auf der Welt, und ich schaue darin nun Mr. Smith' zwingende Symptome nach.

»Übelkeit nach dem Essen« zeigt vier Heilmittel, von denen eines *Nux vomica* ist, das aus den Samen der Brechnuß gewonnen wird. Das zweite Symptom »Schmerzen nach dem Essen«, zeigt die gleichen vier Heilmittel und mehrere andere. Das dritte Symptom, »dumpfe Kopfschmerzen am Morgen«, führt *Nux* als eines der Heilmittel an. Die restlichen beiden zwingenden Symptome, »schlimmer durch Kaffeegenuß« und »fruchtloser Drang zur Stuhlentleerung«, führen ebenfalls *Nux* als eines der Heilmittel an.

Da *Nux vomica* für jedes dieser fünf Symptome angegeben ist, schlage ich die *Materia Medica* auf, das Buch, das jedes Heilmittel detailliert beschreibt, und lese die Beschreibung von *Nux*.

Die *Materia Medica* ist eine Schilderung der Symptome, die jedes Medikament bei Gesunden hervorgerufen hat. Diese Symptome sind mit den eigenen Worten der Testpersonen beschrieben.

Deshalb ist es für mich wichtig, meine Patienten zu ermutigen, frei über ihre Gefühle zu sprechen. Die letzten 150 Jahre über hat es geringfügige Veränderungen der Sprachmuster gegeben, doch die Menschen fühlen Schmerzen noch immer auf die gleiche Weise.

Nach der *Materia Medica* ist der *Nux vomica*-Patient »dünn, mager, aufbrausend, lebhaft, nervös und gereizt ...« Hier ist eine tadellose Beschreibung meines Patienten. Das *Repertory* führte mich zum richtigen Heilmittel, und die *Materia Medica* bestätigt die Wahl.

Bei Mr. Smith' Zweitbesuch gebe ich ihm eine einzelne hochpotenzierte Dosis *Nux vomica* und bitte, daß er von Veränderungen jeglicher Art berichtet. Ich empfehle ihm, auf Kaffee zu verzichten, der die Wirkung des Medikaments beeinträchtigen kann.

Zwei Tage später ruft Mr. Smith' Frau an. Ihr Mann kam am vergangenen Abend von der Arbeit nach Hause und beklagte sich über heftige Magenschmerzen. Nein, er schien nicht so reizbar, sagte sie. Er scherzte sogar, daß er durch das Medikament kränker geworden sei. Ich versichere ihr, daß seine gegenwärtige Verstimmung eine normale Reaktion sei.

Bei seinem nächsten Besuch zwei Wochen später erzählt Mr. Smith mir, daß das Medikament ihn »aufgerüttelt« habe, daß er sich jetzt aber prima fühle. »Ich habe keine Magen- oder Kopfschmerzen gehabt, und ich bin weniger reizbar.«

Mr. Smith' Reaktion veranschaulicht die klassische homöopathische »Aggravation«, ein Zeichen, daß das Medikament den Abwehrmechanismus des Patienten in Schwung bringt. Der Kranke reagiert auf sein ähnliches Heilmittel stets hypersensibel. So wie eine Stimmgabel auf die richtig angeschlagene Note einschwingt, reagiert das Individuum, das das ähnliche Medikament bekommt, mit einer Zunahme sämtlicher Symptome.

Ich bin immer glücklich, wenn ein Patient von einer Aggravation berichtet, da dies gewöhnlich zeigt, daß das Heilmittel das richtige war.

- Eine Aggravation dauert im allgemeinen ein oder zwei Tage; darauf tritt die Besserung ein.

Während dieses letzten Besuchs spreche ich mit Mr. Smith darüber, wie wichtig es ist, seinen Lebensstil zu ändern – seinen Alkoholkonsum zu verringern, mehr Sport zu treiben, zu lernen, wie man Spannung erkennt und wie man damit umgeht. Das Medikament, so erkläre ich, kann helfen, »Ihren Organismus wieder ins Gleichgewicht zu bringen, doch wenn Sie Ihren Körper weiterhin schlecht behandeln, haben Sie bald wieder Probleme«.

Nux vomica ist nicht für jeden mit verstimmtem Magen, schmerzendem Kopf und Reizbarkeit von Nutzen; ich wählte *Nux* für Mr. Smith, da die durch dieses Heilmittel hervorgerufenen Symptome mit all seinen Symptomen übereinstimmten. *Nux* als ähnlichstes Heilmittel oder *simillimum* stimuliert Mr. Smith' Abwehrmechanismus, der diese Symptome in dem Bestreben hervorruft, die Harmonie wiederherzustellen. Sobald sein Organismus im Gleichgewicht ist, klingen die Symptome ab, da sie nicht länger notwendig sind.

- Das Vorhergehende ist ein Beispiel »konstitutioneller Verordnung«, d. h. das Verordnen eines Medikaments gegen ein chronisches Leiden – ein Leiden, das von selbst *nicht* besser wird.
- Es richtet sich nicht gegen die Krankheit oder auch gegen die Hauptbeschwerden des Patienten, sondern gegen den Menschen als Ganzes.

Das richtige konstitutionelle Heilmittel wirkt unmittelbar wie ein elektrischer Funke – auf den Abwehrmechanismus oder die Lebenskraft; die Wirkungen einer Dosis halten vielleicht Monate an. Wenn jemand daher auf konstitutionelle Weise behandelt wird, darf er kein anderes homöopathisches Medikament ohne Absprache mit dem Arzt nehmen.

Die Einnahme eines anderen Medikaments während der Einwirkung eines konstitutionellen Arzneimittels bringt die Symptome des Patienten unter Umständen durcheinander, so daß es nahezu unmöglich wird, den Fall zu lösen.

Wie ich Homöopathin wurde

Ich hatte das Glück, in eine homöopathische Familie geboren zu werden. Mein Vater, Dr. Edmund Prior Banning, war homöopathischer Arzt und kämpfte, so unglaublich es klingen mag, im Bürgerkrieg. Er war fünfundsechzig, als ich geboren wurde, und suchte sich einen Protegé, John Panos, als ich ein kleines Mädchen war. John war ein junger griechischer Einwanderer, der unbedingt Arzt werden wollte und mit Hilfe meines Vaters sein Ziel erreichte. Nach vielen Jahren heirateten John und ich. Wir hatten zwei Töchter, doch unser glückliches gemeinsames Leben war kurz. Johns Jahre unaufhörlicher Arbeit und Studien forderten ihren Tribut, und im Alter von siebenundvierzig erlag er einem Herzanfall.

Wie verlorene Schafe suchten Johns Patienten meinen Rat bei ihren medizinischen Problemen. Trotz der Tatsache, daß ich zeit meines Lebens mit Homöopathie in Berührung stand, wußte ich sehr wenig über die Wissenschaft und konnte nichts tun, um ihnen zu helfen. Entschlossen, dies zu ändern, schrieb ich mich in einem vormedizinischen Studienprogramm am *Ohio State University College of Medicine* ein. Nach Promotion und üblicher Praktikantenzeit assistierte ich Dr. Julia Green, einer bekannten Homöopathin in

Washington, D.C., die damals achtzig Jahre alt war. Später eröffnete ich meine eigene Praxis in dieser Stadt und danach in Tipp City, Ohio.

Homöopathie gegen Allopathie: Praktisch gesehen

Nun, da Sie mich bei der Arbeit gesehen haben, haben Sie eine bessere Vorstellung davon, wie ein homöopathischer Arzt sich von einem schulmedizinischen Allgemeinarzt unterscheidet. In Kapitel »Was ist Homöopathie« sind einige der theoretischen Unterschiede zwischen Homöopathie und Allopathie aufgeführt. Wollen wir uns das nun genauer anschauen.

- Ein Homöopath verbringt mehr Zeit mit jedem Patienten und hat weniger Patienten.

Ich verbringe mindestens eine Stunde mit einem neuen Patienten. Um meinem Patienten etwas auf der Basis sämtlicher Symptome zu verschreiben, muß ich diesen Menschen als Individuum kennen – seine emotionalen und geistigen Symptome wie auch die körperlichen. Folglich beschränke ich mich auf etwa zehn Patienten pro Tag. Ein Allgemeinarzt erzählt mir, daß er etwa zehn Minuten mit jedem Patienten verbringt und dreißig bis vierzig Patienten pro Tag hat.

- Eine homöopathische Behandlung ist preiswerter, da sie weniger Arztbesuche erfordert.

Mein Stundenhonorar ist wohl mit dem jedes anderen Allgemeinarztes vergleichbar; meine Patienten aber, die früher von einem konventionellen Hausarzt betreut wurden, erzählen mir, daß sie mit weniger Arztbesuchen auskommen, da sie nicht so häufig krank werden. Der ermutigendste Beweis für den Wert einer homöopathischen Behandlung wird von Patienten erbracht, in deren Familien Homöopathie für mehrere Generationen zur Tradition gehört hat. Elsie, fünfundsiebzig Jahre alt und eine homöopathische Patientin in der vierten Generation, verblüfft ihre ganzen Freunde mit ihrer Energie und Vitalität. In den seltenen Fällen, in denen sie sich eine akute Krankheit zuzieht, wird sie diese sehr schnell wieder los.

- Eine homöopathische Behandlung erfordert weniger diagnostische Studien.

Nach dem *Department of Health and Human Services* rechnet jeder Arzt mit 200000 Dollar Fixkosten pro Jahr für Medikamente, Operationen, Krankenhausaufenthalte und andere medizinische Verfahren; darin sind keine Arzthonorare enthalten. Der Homöopath erspart einem Patienten derartige Ausgaben weitgehend.

Ich mache Gebrauch von Röntgen- und Laboruntersuchungen, doch in geringerem Maß als der konventionelle Arzt. Dies geschieht aufgrund unserer Auffassung, daß der Krankheitsprozeß sich zuerst auf die Lebenskraft oder den Abwehrmechanismus auswirkt, und diese Veränderung zeigt sich in Form von Symptomen, die jeden meßbaren Veränderungen im Blut oder in den Geweben des Menschen vorangehen.

(Häufig wird jemand, der die Hilfe eines gewöhnlichen Arztes sucht, sagen: »Ich fühle mich nicht in Ordnung, aber der Doktor kann nichts finden.«) Eine Behandlung auf der Grundlage der gesamten Symptome gibt uns die Möglichkeit, den Krankheitsprozeß umzukehren, *bevor* irgendwelche pathologischen Veränderungen auftreten.

Der traditionelle Arzt interessiert sich für die Symptome, verläßt sich aber mehr auf Beweise objektiver Art. Er stellt beispielsweise keine Diagnose über Anämie, bevor er nicht die Ergebnisse der Blutprobe sieht. Wenn wir einen Menschen behandeln, dessen Symptome auf Anämie deuten, machen wir gern eine Blutprobe, um diese Diagnose zu bestätigen. Wir benötigen diesen objektiven Beweis aber nicht, um den Patienten zu behandeln, da wir nicht die Anämie behandeln, sondern den Patienten als Ganzes.

- Homöopathische Medikamente sind preiswert.

Einer der Gründe für die niedrigen Arzneikosten ist, daß homöopathische Pharmaziegesellschaften weniger Forschungsausgaben haben: *Sämtliche* Heilmittel – etwa 500, die allgemein verwendet werden – sind die letzten 150 Jahre hindurch immer wieder erprobt worden. Ein weiterer Faktor, der die Kosten niedrig hält, ist das Fehlen von Werbekosten für neue Medikamente. Bis auf wenige Ausnahmen enthält die gegenwärtige *Homeopathic Pharmacopoeia of the U. S.* dieselben Heilmittel wie die Erstausgabe von 1832.

Allopathische Medikamente andererseits kosten sehr viel mehr als homöopathische Arzneimittel. Neue Medikamente sind besonders teuer wegen der Investitionen, die für Forschungsarbeit und Entwicklung notwendig sind. Dabei sind diese Medikamente – wir zitieren Milton Silverman und Philip Lee, die Autoren von *Pills, Profits and Politics* – größtenteils geringfügige Abänderungen bereits existierender Produkte und nicht unbedingt besser.

Wie Walter Modell, Professor für Pharmakologie am Cornell University Medical College, in seinem Buch *Drugs* aufzeigt, geht es weit über die Fähigkeit eines praktizierenden Arztes hinaus, sich über diese ganzen neuen Medikamente auf dem laufenden zu halten. Meinem allopathischen Kollegen stehen zum Verschreiben insgesamt etwa 10 000 Medikamente zur Verfügung. Ich wähle unter etwa 100 Heilmitteln, von denen ich die meisten mehr oder weniger genau kenne.

- Ein homöopathisches Heilmittel verursacht keine Nebenwirkungen.

Wenn ich ein Medikament verschreibe, muß ich mir keine Sorgen machen, ob es auch ungefährlich ist. Ich habe nie von einem homöopathischen Heilmittel gehört, das aus dem Handel gezogen worden ist, weil es schädliche Nebenwirkungen verursacht – ein höchst beachtlicher Erfolg, wenn man berücksichtigt, daß diese Heilmittel seit mehr als 150 Jahren in Gebrauch sind. Meine allopathischen Kollegen haben keine derartige Sicherheitsgarantie. Schädliche Wirkungen eines Medikaments zählen zu den zehn hauptsächlichen Gründen für eine Einweisung ins Krankenhaus. Bei 28 Prozent der jährlich in amerikanischen Krankenhäusern behandelten 30 Millionen Patienten tritt eine nachteilige Reaktion auf Medikamente ein.

Diese Statistiken erhärten nur das, was wir in Zeitungen und Zeitschriften gelesen haben. Um einige Fälle jüngeren Datums zu zitieren: »Krebsforscher teilen mit, daß Reserpin, ein häufig verwendetes Mittel bei Bluthochdruck, bei Ratten Krebs erzeugt hat ... Methapyrilen, ein in rezeptfreien Schlafmitteln verwendetes Antihistamin, ist von der *Food and Drug Administration* als karzinogene Substanz verboten worden... Antiarhythmika (gegen unregelmäßige Herztätigkeit) können den plötzlichen Tod bewirken ... Neues Beweismaterial deutet darauf hin, daß Valium, das in den USA am meisten verschriebene Medikament (50 Millionen Rezepte pro Jahr), gewöhnungssüchtig machen kann, selbst wenn man es nur kurz nimmt ...«

Homöopathie und Zufriedenheit

Ich habe niemals bedauert, Homöopathie als Spezialgebiet gewählt zu haben, auch wenn die herrschende Ärzteschaft uns beharrlich als Ärzte »am Rande« betrachtet. Das bekam ich zu spüren, kurz nachdem ich 1972 meine Praxis in der Nähe von Tipp City eröffnete. Ich brauchte einen Internisten, der einen kranken Patienten betreuen sollte, während ich einem Ärztetreffen außerhalb der Stadt beiwohnte; ich rief also einen Arzt an, den ein Kollege wärmstens empfohlen hatte. Der Internist stimmte bereitwillig zu, meinen Patienten zu betreuen, entschuldigte sich überschwenglich, mich nach meinem Einzug nicht angerufen zu haben, und lud mich zum nächsten Treffen der Ärztegesellschaft des Bezirks ein.

Kurz nach meiner Rückkehr erhielt ich einen Bericht von dem Internisten über meinen Patienten, doch das bevorstehende Treffen wurde mit keinem Wort erwähnt. Konnte mein Patient von den Vorzügen einer homöopathischen Behandlung geschwärmt haben? Fühlte der Internist sich unbehaglich, weil er mit einem homöopathischen Arzt zusammengearbeitet hatte? Ich werde es nie erfahren.

Doch die Vorteile, Homöopath zu sein, überwiegen die Nachteile bei weitem. Es ist solch eine Befriedigung, Patienten mit ungefährlichen und wirksamen Medikamenten zu behandeln. Eine Reihe von Patienten fällt mir ein, wie der zwölfjährige Roger, den ich zum erstenmal im letzten Winter behandelte. Er hatte schon seit längerer Zeit Grippesymptome – einen trockenen schmerzhaften Husten, Rachenbeschwerden, rasende Kopfschmerzen. Der Arzt, der ihn behandelt hatte, hatte Aspirin und Hustensaft verschrieben; beides half den Symptomen nur vorübergehend ab. Ich verordnete ein Heilmittel, das zu Rogers ganzen Symptomen paßte, und innerhalb von ein, zwei Tagen war er gesund.

Die größte Zufriedenheit stellt sich durch die Behandlung von Patienten mit chronischen Leiden ein. James, ein stämmiger fünfzigjähriger Bauer, klagte über geschwollene steife Hände; es wurde in zunehmendem Maß für ihn schwerer, eine Faust zu machen und Gegenstände zu greifen. Ich verschrieb *Rhus toxicodendron* (Giftsumach), ein Heilmittel, das häufig für Arthritis angezeigt ist. Bei seinem nächsten Besuch zeigte James mir, daß er mehr Kraft in der Hand hatte und sich allgemein wohler fühlte.

Doris, eine andere Patientin, brachte neulich ihre Mutter, Mrs. W., zur Behandlung. Wie Doris am Telefon erklärt hatte, litt ihre Mutter an Ischias – Schmerzen in der Kreuzbeingegend und auf der Rückseite des Beins hinunter bis zum Fuß. »Hoffentlich können Sie ihr helfen«, sagte Doris seufzend.

Trotz ihrer Schmerzen schien Mrs. W. während unserer Gespräche äußerst vergnügt. Ich hatte das untrügliche Gefühl, daß sie *Colocynthis* (Koloquinte) brauchte – ihre ganzen Symptome deuteten auf dieses Heilmittel hin, mit der Ausnahme, daß Mrs. W. nicht die unliebenswürdige Ausstrahlung zeigte, die für dieses Medikament charakteristisch ist. Ich entschuldigte mich und ging ins Wartezimmer hinunter. Ich fragte Doris: »Ist Ihre Mutter von der Veranlagung her ein umgänglicher Mensch?« Die Antwort war ein donnerndes »Nein!« – Ich verschrieb hochpotenziertes *Colocynthis,* und innerhalb weniger Tage hatten Mrs. W.s Schmerzen nachgelassen. Als Mrs. W. einen Monat später zur Nachuntersuchung kam, war sie nahezu schmerzfrei, und laut ihrer Tochter hatte sich auch ihr Gemütszustand verbessert. Natürlich haben wir nicht immer Erfolg, zumindest nicht beim ersten Versuch. Hin und wieder verschreibe ich das »falsche« Heilmittel, eines, das nicht zu allen Symptomen des Patienten paßt. Das Ergebnis? Es passiert nichts!

- Im Gegensatz zu allopathischen Medikamenten verursachen homöopathische keinen Schaden; schlimmstenfalls habe ich die Zeit des Patienten vergeudet.

Diese gelegentlichen Mißerfolge erschüttern meinen Glauben an die Homöopathie nicht, sondern spornen mich an, mich das nächste Mal mehr anzustrengen. Wie Constantine Hering, ein großer Homöopath des 19. Jahrhunderts, sagte: »Es ist nicht die Arznei, die versagt, sondern der Arzt, der sie verschreibt.«

Eine der Freuden, Homöopath zu sein, ist die enge Beziehung zu meinen Patienten, die es mir einfacher macht, ihnen zu helfen. Gegenseitiges Verständnis und gegenseitige Zuneigung sind in der Schulmedizin nicht so vorherrschend. Berichten in der Presse und in sonstigen Medien zufolge hat die Öffentlichkeit das Gefühl, daß ärztliche Fürsorge unpersönlich, zu teuer geworden ist; zudem wächst das Mißtrauen über rezeptpflichtige Medikamente und ihre möglichen Nebenwirkungen. Ein Beweis für diese Haltung ist die Häufung ärztlicher Kunstfehlerprozesse.

Warum der Unterschied bei den zwei Systemen? Ein enges Arzt-Patient-Verhältnis ist bei der Homöopathie unbedingt erforderlich. Wir behandeln den Patienten, nicht die Krankheit; das bedeutet, daß wir jeden Patienten als Individuum kennenlernen müssen – seine Gefühle, seine Gedanken, seine familiäre Situation. Man kann dieses Verfahren entweder als »holistisch« bezeichnen oder als Rückkehr zum altmodischen Hausarzt. Die aktive Rolle, die der homöopathische Patient bei dem Heilungsprozeß spielt, trägt auch zu einem egalitären Verhältnis bester Art bei. Der Patient muß die Symptome genau schildern, um den Arzt zum richtigen Heilmittel zu führen. Dies bringt Telefonate, lange Unterhaltungen mit sich – himmelweit entfernt von der passiven »Heil mich«-Patientenrolle.

Die Art von Mensch, die sich für Homöopathie begeistert, bevorzugt ein enges, harmonisches Verhältnis. In einer auf einer kleinen Auswahl homöopathischer Patienten beruhenden Studie skizzierten Robert A. Alvina und Laurence J. Schneiderman den Durchschnittspatienten, dessen Überlegung so aussieht: »Ich möchte die Einnahme von traditionellen Medikamenten vermeiden. Ich bin mir darüber im klaren, daß Gesundheit nicht darin besteht, Pillen zu schlucken, sondern gesunde Emährung, Sport und positives Denken umfaßt. Ich möchte die Verantwortung für meine eigene Gesundheit übernehmen und stelle mir meinen Arzt als Mensch vor, der mir mit seinen Fähigkeiten und Mitteln helfen kann.« Dies ist der reife Mensch, den ich allem Anschein nach anziehe und den ich gern behandle.

Wie Sie vielleicht bereits vermutet haben, ist homöopathisches Praktizieren eine Wissenschaft und eine Kunst, die ein Studium auf Lebenszeit erfordern. Selbsthilfe-Homöopathie – das Thema dieses Buches – läßt sich jedoch von jedem beherrschen, für den bessere Gesundheit von Wichtigkeit ist. Es ist erforderlich, die im Anfangskapitel beschriebenen Grundregeln der Homöopathie zu lernen, und sich mit den Heilmitteln vertraut zu machen, die für geringfügige Leiden und Notfälle am häufigsten angezeigt sind. In den meisten Fällen ist es eine einfache Angelegenheit, den Grad der Beschwerden zu begrenzen und zukünftigen Unannehmlichkeiten vorzubeugen.

Im nächsten Kapitel lernen Sie die 28 Heilmittel im Heilköfferchen kennen und erfahren, wie man sie anwendet.

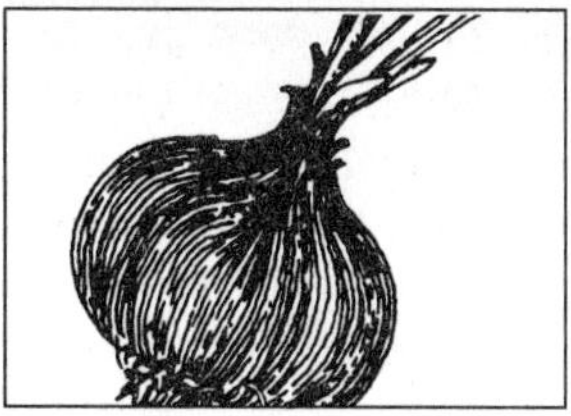

Ihr Heilköfferchen zu Hause

Allium cepa – Rote Zwiebel

Wenn Sie an das Motto »Allzeit bereit« glauben, haben Sie zweifellos einen Erste-Hilfe-Kasten in Ihrem Badezimmer – mit Binden, Mulltupfern, Alkohol, einem Thermometer. Wenn Sie mit Homöopathie noch nicht vertraut sind, gehören zu Ihrem ärztlichen Bestand außerdem wahrscheinlich noch eine antibiotische Salbe, Hustensaft und ein Augenwasser.

Das homöopathische Heilköfferchen, das 28 der am häufigsten angezeigten Heilmittel enthält, unterscheidet sich sehr von der herkömmlichen Hausapotheke. Auch wenn einige Medikamente des Heilköfferchens spezielle Verwendung in Notfallsituationen finden, so gehen die übrigen Heilmittel doch über Erste-Hilfe-Maßnahmen hinaus. Ich kann dies am besten erklären, indem ich Ihnen erzähle, wie das Heilköfferchen entstand.

Als ich in Washington, D.C., praktizierte, baten mich einige meiner Patienten, von denen viele mehrere Autostunden von meiner Praxis entfernt lebten, sie in Homöopathie zu unterrichten. Sie wollten die Materie besser verstehen und hatten das Bedürfnis, im Falle einer akuten Krankheit oder in einem Notfall ihre Heilmittel zur Hand zu haben und richtig damit umgehen zu können. Folglich hielt ich einen Kursus in Homöopathie ab und half jedem Teilnehmer bei der Zusammenstellung eines Köfferchens. Anfangs beriet sich jeder Inhaber eines Köfferchens telefonisch mit mir, wenn eine homöopathische Behandlung notwendig war. Doch je mehr Erfahrungen die einzelnen sammelten, desto weniger Anrufe kamen. Kurze Zeit darauf zog ich nach Ohio. Als ich ein Jahr später auf einen Besuch nach Washington kam und mich mit meinen »Studenten« traf, stellte ich erfreut fest, daß jeder sich sehr fachkundig mit den jeweiligen akuten medizinischen Problemen befaßt hatte. Diese Erfahrung gab den Anstoß, das Heilköfferchen der amerikanischen Öffentlichkeit zugänglich zu machen.

Ärztliche Selbsthilfe gehört zur amerikanischen Tradition. Zur Kolonialzeit gab es wenig Ärzte, und damals stand die Bevölkerung Ärzten zu Recht äußerst skeptisch gegenüber. Die übliche Behandlungsform des amerikanischen Arztes wie auch seines europäischen Kollegen war die, einen Patienten zur Ader zu lassen. Infolgedessen verließen sich die meisten Kolonialfamilien auf eine aus pflanzlichen Arzneimitteln bestehende Hausapotheke. Im Herbst sammelte die Frau des Hauses Kräuter wie Gemeiner Andorn, Sassafras und Löwenzahn, die sie für späteren Gebrauch zum Trocknen aufhing. Wenn jemand krank wurde, bereitete sie aus diesen Kräutern einen Absud.

Fast jede Gemeinde hatte ihre »Kräuterfrau«, die ihren Vorrat an englischen Kräuterarzneien, Pflaster und Salben durch Heilkräuter ergänzte, die sie von ihren indianischen Nachbarn erworben hatte. Sie kochte die Wintergrünpflanze aus und verordnete den Aufguß als Diuretikum (die Harnausscheidung förderndes Mittel). Eine Stechpalmenart wurde zur Stimulierung der Herztätigkeit, die Balsamwurzel der Indianer bei Husten und Erkältungen verwendet. In einigen Gegenden war das Lieblingsheilmittel bei Durchfall und Ruhr »Indianische Schokolade«, die man durch Abkochen der Wurzel der Wassernelkenwurz herstellte; unter den fertigen Absud wurden Honig und Milch gemischt.

Als die Zivilisation sich in den Westen verlagert hatte, verordnete die Pionierfrau Arzneien für ihren Haushalt und verarztete häufig andere Familien. Alte Tagebücher und Briefe bezeugen Geschick und Mut dieser Frauen, die, mit einem Heilkundebuch und selbstgemachten Arzneien versehen, mit dem Pferd große Entfernungen zurücklegten, um kranke Nachbarn zu behandeln und Babys zur Welt zu bringen.

Ein beliebtes amerikanisches Arztbuch des 19. Jahrhunderts war *A Guide to Homoeopathic Practice Designed for the Use of Families an Private Individuals* von Dr. med. I. D. Johnson. Ein anderes war Dr. Constantine Herings *Domestic Physician,* ein zweibändiges medizinisches Werk, erstmals 1835 herausgegeben. Familien, die sich homöopathisch behandeln wollten, konnten zusammen mit dem *Domestic Physician* eine Hausapotheke mit ungefähr vierzig homöopathischen Heilmitteln für fünf Dollar erstehen.

Eine wachsende Zahl von Amerikanern möchte diese Tradition, eine größere Verantwortung für ihre Gesundheit zu übernehmen, fortführen. Grace und Bill, ein Ehepaar, das auf einer Farm in Arkansas lebt, veranschaulichen diese Gesinnung. Vor einigen Jahren entdeckte dieses Paar – damals graduierte Studenten in Ohio, die nach einem möglichst gesunden Lebensstil frei von jeglicher Umweltverschmutzung suchten – die Homöopathie und wußte, daß sie für beide das richtige war. Sie lasen sehr viel über das Thema und nahmen mich als Hausärztin. Kurz vor ihrem Umzug nach Arkansas kamen sie zu einer ärztlichen Untersuchung, so wie ihre Pioniervorfahren es vielleicht getan hätten, bevor sie zu ihrer Reise in den Westen aufbrachen. Ich verschrieb jedem ein konstitutionelles Heilmittel und half ihnen, Medikamente für ihr umfassendes Heilköfferchen auszuwählen.

Mit Hilfe homöopathischer Heilmittel werden Bill und Grace, inzwischen Eltern von zwei jungen Töchtern, mit Alltagsleiden und Notfällen fertig. Giftsumach ist in jener Gegend ein wirkliches Problem, sagt Bill. Früher litt er sehr darunter, bis er von *Rhus toxicodendron* hörte, einem aus dem

Giftsumach gewonnenen Heilmittel. »Giftsumach bringt die Sache in Ordnung«, meint er nun.

Der Bau ihres Hauses brachte zahlreiche Unfälle mit sich. »Eines Tages fiel ein 135 kg schweres Gerüst auf meinen Knöchel. Die ganze Seite des Beins wurde violett.« Bill nahm innerlich *Arnica* ein, und Grace bepinselte das verletzte Bein regelmäßig mit *Arnica*-Tinktur. »Das kranke Bein schwoll nicht an, und zwei Tage später konnte ich bereits wieder gehen«, sagte Bill.

Ihr Heilköfferchen ersetzt meine Dienste nicht. Bill oder Grace rufen mich sofort an, wenn sie vermuten, daß ein medizinisches Problem ernst ist. Es ist jedoch ein ständiger Trost, ihre Heilmittel zur Hand zu haben und zu wissen, wann und wie sie anzuwenden sind, und es verhütet in vielen Fällen wahrscheinlich eine ernstere Krankheit.

Das homöopathische Heilköfferchen

Das homöopathische Heilköfferchen enthält 28 Heilmittel – die zur Behandlung geringfügiger Leiden und Verletzungen am häufigsten angezeigten.

Dies ist keinesfalls eine vollständige Liste; ich habe eine schwarze Tasche mit 144 Heilmitteln, und doch benötige ich oft ein Medikament, das nicht in meiner Tasche ist. Doch wir glauben, daß diese Gruppe sorgfältig ausgewählter Heilmittel zur Behandlung Ihrer Alltagsbeschwerden für den Anfang voll ausreicht.

Homöopathische Heilmittel stehen in verschiedenen Formen zur Verfügung – Tabletten, Körnchen und Tinkturen. Die meisten bevorzugen die Tablettenform, bei der eine alkoholische Lösung oder Verdünnung in speziell hergestellte Zuckerkörnchen gegossen wird, die bei der Verdunstung des Alkohols den Arzneistoff aufnehmen. Körnchen gibt es in

Pulverform; sie stellen die ungefährlichste Methode dar, ein Heilmittel zu verabreichen, wenn der Patient bewußtlos ist. Eine Tinktur ist eine alkoholische Lösung. Da die Alkoholkonzentration in einer Tinktur zu Reizungen führen kann, verwenden wir die Tinktur zur Herstellung einer Lotion als äußerliches Heilmittel zum Waschen und Heilen der Haut.

Die 28 Heilmittel im Köfferchen werden in Tablettenform geliefert; jedes Fläschchen mit Etikett enthält 125 Tabletten.

- Natürlich können Sie sich auch Ihr eigenes Köfferchen zusammenstellen und die Medikamente in einer homöopathischen Apotheke in Form von Tabletten, Körnchen oder Tinktur kaufen.

Der Inhalt Ihres Heilköfferchens

Homöopathische Heilmittel werden aus tierischen, pflanzlichen und mineralischen Quellen gewonnen. Einige dieser Quellen sind im Rohzustand höchst giftig. *Belladonna* wird aus einem Nachtschattengewächs, der Tollkirsche, hergestellt; seine roten Beeren sind giftig. So seltsam es auch erscheinen mag: Die schädlichsten Substanzen ergeben die stärksten Heilmittel, wenn man sie auf homöopathische Weise herstellt.

Wie Sie sich vielleicht erinnern, entsteht durch das Herstellungsverfahren homöopathischer Arzneien – die Potenzierung (Verdünnen und Schütteln oder Zermahlen der Substanz auf jeder Stufe der Verdünnung) – ein Medikament, das nur winzige Mengen der ursprünglichen Substanz enthält. Was übrig bleibt, ist die medizinische Essenz der Substanz, so daß sämtliche homöopathischen Medikamente ungeachtet ihrer Quelle ungefährlich sind.

In der folgenden Einführung in die 28 am häufigsten verschriebenen Heilmittel haben wir die Quelle jedes Mittels in

Klammern angegeben. Eine ausführlichere Beschreibung finden Sie in der *Materia Medica* (Anhang C), die ein »Persönlichkeitsdiagramm« jedes Heilmittels enthält. Die aufgeführten Symptome sind die, die durch Testversuche des Heilmittels bei Gesunden erzeugt wurden. Wenn diese Symptome mit Ihren auftretenden Symptomen zusammenpassen, ist dieses spezielle Medikament wahrscheinlich Ihr angezeigtes Heilmittel.

Erwarten Sie nicht, diese Informationen auf einmal zu verdauen. Es ist so, als wenn man in einen Raum voller unbekannter Menschen kommt; es dauert seine Zeit, sie zu sichten. In diesem ganzen Buch werden wir diese – und viele andere Heilmittel mit ihren zahlreichen charakteristischen Eigenschaften immer wieder besprechen; in kurzer Zeit werden ihre lateinischen Namen nicht mehr fremdartig klingen. Wenn Sie Erfahrungen im Gebrauch dieser Heilmittel gesammelt haben, werden sie Ihnen wie alte Freunde vorkommen.

Hier nun die Medikamente des Heilkofferchens:

- *Aconitum napellus* (Eisenhut). *Aconitum* ist nützlich in den frühen Stadien von Entzündungen oder Fieber und ist angezeigt durch das plötzliche Einsetzen heftiger Symptome, besonders nachdem man trockenem, kaltem Wind ausgesetzt gewesen ist. Der Patient, der *Aconitum* benötigt, ist angsterfüllt, ruhelos und hat Durst auf kalte Getränke.
- *Allium cepa* (rote Zwiebel). Dieses Heilmittel hilft demjenigen mit einer beginnenden Erkältung, der so aussieht, als habe er Zwiebeln geschält. Es tritt häufiges Niesen auf, und die Augen tränen, wäßriger Ausfluß reizt die Nase. Der Betreffende hat unter Umständen auch Laryngitis, dazu ein Gefühl von Rauheit, das sich bis in die Brust zieht.
- *Antimonium tartaricum* (Brechweinstein). *Antimonium tart.* nützt dem Patienten, der Bronchitis und einen pfei-

fenden Husten hat; durch Schleim in der Brust entsteht ein rasselndes, gurgelndes Geräusch, als würde der Patient in seinen eigenen Absonderungen ertrinken. Er ist blaß, hat kalten Schweiß und sieht krank aus.

- *Apis mellificia* (Honigbiene). Dieses Heilmittel hilft bei Insektenbissen einschließlich Bienenstichen oder sonstigen rosaroten Flecken mit beißenden Schmerzen.
- *Arnica montana* (Arnika, Bergwohlverleih). Ihr erster Gedanke bei den Folgen eines Sturzes, bei Überanstrengung oder bei Verletzungen durch einen stumpfen Gegenstand. Der Patient fühlt sich wund.
- *Arsenicum album* (Arsen). Dies ist das am häufigsten benötigte Heilmittel bei Magenverstimmungen, Erbrechen oder Durchfall, besonders infolge einer Lebensmittelvergiftung.
- *Belladonna* (Tollkirsche). Der Belladonna-Patient ist gerötet, heiß und unruhig; die Symptome sind heftig und treten plötzlich auf. Der Patient hat u. U. eine Halsentzündung oder Husten, Kopfschmerzen, Ohrenschmerzen oder Fieber.
- *Bryonia alba* (weiße Zaunrübe). Der Patient, der Bryonia benötigt, ist mürrisch, reizbar und möchte allein gelassen werden. Ganz gleich, was für ein Leiden – Fieber, Kopfschmerzen, Halsentzündung, Magenverstimmung–, der Patient fühlt sich durch die geringste Bewegung schlechter und ist sehr durstig.
- *Calcarea phosphorica* (Calciumphosphat). *Calcarea phos.* hilft bei der Heilung von Knochen und wird daher bei Frakturen und schwierigem Zahnen verordnet. Dieses Heilmittel wirkt sich auch wohltuend auf Mandeln und Halsdrüsen sowie bei Kopfschmerzen von Schulkindern aus.
- *Cantharis* (spanische Fliege). *Cantharis* erleichtert das häufige schmerzhafte Harnlassen bei Blasenkatarrh. Außerdem lindert es die Schmerzen von Verbrennungen und Verbrühungen.

- *Carbo vegetabilis* (Holzkohle). *Carbo veg.* hilft demjenigen, der kurz vor einem Kollaps steht, oder dessen Vitalität nach einer Krankheit gering ist.
- *Chamomilla* (deutsche Kamille). Das *Chamomilla-Kind* beim Zahnen ist gereizt, schlecht gelaunt und einfach »unmöglich«. *Chamomilla* hilft jedem, der überempfindlich auf Schmerzen reagiert, besonders wenn er unter Zahnschmerzen leidet.
- *Ferrum phosphoricum* (Eisenoxydphosphat). *Ferrum phos.* hilft in den Frühstadien sämtlicher Entzündungsbeschwerden einschließlich Erkältungen, Ohrenschmerzen, Husten, Lungenentzündung, Bronchitis, Brustfell- oder Rippenfellentzündung und Rheumatismus.
- *Gelsemium sempervirens* (Gelsemiumwurzel). Ein in Betracht zu ziehendes Heilmittel, wenn der Patient sich träge fühlt, über schwere Lider, Schmerzen und Frösteln klagt, nicht durstig ist und allein gelassen werden möchte. *Gelsemium* wird häufig bei Grippe, Erkältungen, Kopfschmerzen benötigt.
- *Hepar sulphuris calcareum* (Kalkschwefelleber). *Hepar sulph.* hilft bei der Lokalisierung von Entzündungen. Es ist nützlich bei bestimmten Arten von Erkältungen, Halsentzündung, Laryngitis. *Hepar sulph.* ist das am häufigsten verwendete Heilmittel bei Kindern mit Krupp.
- *Hypericum perfoliatum* (Tüpfel-Johanniskraut). Wir nennen dies die »*Arnica* der Nerven«, da *Hypericum* verletzte nervenreiche Teile wie Fingerspitzen und Zehen heilt. Es hilft auch bei Steißbeinverletzungen, selbst alten.
- *Ignatia amara* (Ignatiusbohne). *Ignatia* ist das Heilmittel für den, der sich von einer Gemütsverstimmung wie Enttäuschung oder Ärger nicht erholt; der Patient seufzt häufig.
- *Ipecacuanha* (Brechwurz). *Ipecac* lindert ständige Übelkeit mit oder ohne Erbrechen. Es bringt auch heftiges Nasenbluten oder eine Blutung aus anderen Körperteilen zum Stillstand.

- *Ledum palustre* (Sumpfporst). Dies ist das hauptsächliche Heilmittel bei Stichwunden, Insektenstichen und Bissen. *Ledum* hilft auch bei Augenverletzungen und verstauchten Knöcheln.
- *Magnesia phosphorica* (Magnesiumphosphat). Manche nennen dies das »homöopathische Aspirin«. *Magnesia phos.* erleichtert krampfartige Schmerzen, die durch Wärme gemildert werden, beispielsweise Wadenkrämpfe, Menstruationskrämpfe oder Koliken.
- *Mercurius vivus* (Quecksilber). Dieses Heilmittel ist häufig angezeigt bei Mandelentzündung, Abszeß am Ohr, Geschwüren und Zahnfleischerkrankungen. Der Patient, der *Mercurius* benötigt, schwitzt, fühlt sich schwach und zittrig und ist sehr empfindlich gegenüber Temperaturschwankungen.
- *Nux vomica* (Brechnuß). *Nux* wird manchmal das »Katerheilmittel« genannt, da es häufig Erleichterung verschafft, wenn man zuviel gegessen oder getrunken hat. Es hilft auch bei der Abgewöhnung chronischer Verwendung von Laxativa.
- *Phosphorus* (Phosphor). Einige der Symptome, die ein Verabreichen von *Phosphorus* anzeigen, sind Laryngitis, Brusterkältung, Hämorrhoiden. *Phosphorus* hat eine Langzeitwirkung und sollte nicht wiederholt genommen werden.
- *Pulsatilla* (Kuhschelle). Dieses Heilmittel hilft bei einer reifen Erkältung mit starken dicken, gelblichen Absonderungen. Es hilft auch demjenigen, der eine Magenverstimmung aufgrund zu reichhaltigen scharfgewürzten Essens hat. Der Patient, der *Pulsatilla* benötigt, liebt frische Luft, ist nicht durstig und hat eine Abneigung gegen Fett; Wärme verschlimmert die Symptome.
- *Ruta graveolens* (Raute). Bei einer Schienbeinverletzung oder bei jeder Verletzung des Periost (Knochenhaut). Es ist auch nützlich bei Verstauchungen. Wenn *Arnica* einem

von einem Sturz herrührenden lahmen Prellungsgefühl nicht abhilft, *Ruta* anwenden.

- *Spongia tosta* (gerösteter Schwamm). Das Hauptsymptom dieses Heilmittels ist ein heiserer, bellender Husten; daher wird es häufig bei Kindern mit einem Anfall von Krupp angewendet.
- *Sulphur* (sublimierter Schwefel). Homöopathen verschreiben dieses Medikament oft bei bestimmten Hautkrankheiten, die trockene, juckende Haut verursachen. *Sulphur* wird häufiger bei chronischen als bei akuten Erkrankungen angewendet.
- *Veratrum album* (weiße Nieswurz). Ein Heilmittel für den qualvollen Zustand, wenn Durchfall und Erbrechen gleichzeitig auftreten. Der Patient hat kalte Schweißausbrüche und fühlt sich schwach.

Die Heilmittel im homöopathischen Heilköfferchen sind von sechsfacher Potenz. »Potenz« bezieht sich darauf, wie viele Male ein homöopathisches Heilmittel verdünnt und geschüttelt oder zerrieben wird. Die Potenz wird durch ein »D« angezeigt, und zwar für jede Wiederholung des Verdünnens und Schüttelns (oder Zerreibens).

»D 6« auf dem Etikett bedeutet daher, daß der Gesamtvorgang sechsmal wiederholt worden ist. Damit Sie dies besser verstehen, folgt hier eine kurze Schilderung der Herstellung eines homöopathischen Heilmittels. Mit Ausnahme der Verwendung von Apparaten hat sich das Verfahren seit Hahnemanns Zeiten nicht geändert.

Bei der Herstellung von *Arnica* beispielsweise, das aus einer als Bergwohlverleih bekannten Pflanze extrahiert wird, löst der homöopathische Pharmazeut einen Teil des Pflanzenextrakts, der Muttertinktur, mit neun Teilen der Wasser/Alkohol-Mischung auf und schüttelt die Mischung in rhythmischem Auf und Ab kräftig zehnmal. Das Ergebnis ist eine einfache Potenz (D 1). Wenn ein Teil dieser ersten Verdünnung mit neun Teilen einer frischen Alkohol/Wasser-Lösung vermischt und wieder zehnmal geschüttelt wird, ist das Ergebnis eine zweifache Potenz (D 2). Eine Wiederholung dieses Vorgangs bis zur sechsten Verdünnung, jedesmal mit neuen Teilen Verdünnungsmittel, ergibt die sechsfache Potenz (D 6) – wie bei den Heilmitteln in unserem Heilköfferchen.

Wenn das zu potenzierende Heilmittel in Wasser unlöslich ist, *z. B. Mercurius,* zermahlt der Pharmazeut die Substanz zu feinstem Pulver, mischt dann einen Teil dieses feinen Pulvers mit neun Teilen Laktose (Milchzucker) und zermahlt dies eine Stunde lang in einem sauberen Mörser, um die einfache Potenz (D 1) zu erhalten. Wird dieser Vorgang mit frischer Laktose wiederholt, so erhält man die zweifache Potenz (D 2); eine erneute Wiederholung ergibt die dreifache Potenz (D 3) – und so weiter bis zur gewünschten sechsfachen Potenz (D 6).

Höhere Potenzen sollten nur von einem Arzt verordnet werden, da sie sich als stärker und von tiefgreifenderer Wirkung erwiesen haben als niedrigere Potenzen. Die Entscheidung, bis zu welcher Potenz man ein Heilmittel verordnen sollte, ist schwierig und verlangt viele Jahre des Studierens und klinischer Erfahrung von seiten des homöopathischen Arztes.

Sie können Ihre akuten Krankheiten gefahrlos mit einer gut ausgewählten sechsfachen Potenz behandeln, doch wenn Sie unter Aufsicht eines Homöopathen stehen, sollten Sie ein akutes Leiden mit einem Heilmittel nicht ohne Zustimmung Ihres Arztes behandeln. Häufig kann ein Leiden, das akut erscheinen mag, in Wirklichkeit durch ein intensiv wirkendes Heilmittel verursacht worden sein, das auf diese Weise »zum Vorschein kommt«. Wenn dem so ist, könnte die Einnahme einer sechsfachen Potenz den ganzen Fall durcheinanderbringen. Unterschätzen Sie nicht die Wirkung einer sechsfachen Potenz; wenn es das richtige Heilmittel ist, kann seine Wirkung sehr stark sein.

Wann und wie Sie Ihr Heilköfferchen benutzen

Wenn Sie neu im Besitz eines Heilköfferchens sind, sind Sie vielleicht bestrebt, es auszuprobieren, und bilden sich daher ein, daß Sie ein Heilmittel für eine belanglose Unpäßlichkeit benötigen. Widerstehen Sie diesem Hang; Ihr Heilköfferchen ist keine Pralinenschachtel zum Naschen. Es ist nicht nur unnötig, sondern unklug, stets etwas zu nehmen. Ein homöopathisches Heilmittel ist eine ungiftige Substanz, die keine direkte Wirkung auf den Körper hat; wenn die verordnete Arznei jedoch so gewählt ist, daß sie den Abwehrmechanismus in Schwung bringt, kann das Heilmittel das ordnungsgemäße Funktionieren dieses Abwehrmechanismus unterbrechen. Vertrauen Sie Ihrem Körper. Wenn Sie einigermaßen gesund sind, kann Ihr Abwehrmechanismus ein geringfügiges Leiden loswerden, wenn er die Gelegenheit dazu bekommt.

Wenn Sie sich daher durch dieses Leiden nicht gerade sehr unwohl fühlen, beeinträchtigen Sie die Heilkräfte Ihres Körpers nicht durch die Einnahme von Arznei – sei es ein Schmerzmittel, ein Tranquilizer oder ein homöopathisches Heilmittel.

Homöopathische Heilmittel sind leicht einzunehmen und wirken rasch; sie müssen jedoch gemäß den im Anfangskapitel besprochenen Grundregeln der Homöopathie angewendet werden. Diese sind:

- *Das Ähnlichkeitsgesetz.* Die Symptome des Patienten so eng wie möglich den Symptomen angleichen, die bei Erprobung des Medikaments bei Gesunden hervorgerufen wurden.

- *Das einzelne Heilmittel.* Nur ein Heilmittel zu einem Zeitpunkt verabreichen. Jede Substanz ist spezifisch für eine bestimmte Anzahl von Krankheitssymptomen; zwei oder mehr Heilmittel auf einmal zu verabreichen, bringt unbekannte Elemente in das Krankheitsbild. Welches verordnete Medikament verursacht welchen Effekt und wie wirken sie aufeinander ein?
- *Die Minimaldosis.* Dies bezieht sich nicht auf die Menge der Dosis, sondem bezeichnet den Grad der Potenzierung (6×) bei einem homöopathisch hergestellten Heilmittel, wie in diesem Kapitel beschrieben.

Die Standarddosis bei akuten Krankheiten beträgt zwei Tabletten der sechsfachen Potenz alle zwei bis vier Stunden. Im Kapitel »Was bei Unfällen zu tun ist« haben wir äußerliche Heilmittel empfohlen, die am besten in Form von Lotionen angewendet werden.

Zur Herstellung einer Lotion einfach einen halben Teelöffel Tinktur in einer Tasse mit frischem Wasser auflösen und anschließend direkt auf die in Mitleidenschaft gezogene Stelle auftragen.

Ungeachtet der oben angeführten »Standarddosis« ist jeder Fall individuell.

Der Abstand zwischen den Dosen bezieht sich unmittelbar auf die Dringlichkeit der Situation – bei einem akut schmerzhaften Leiden wie Ohrenschmerzen ist alle fünfzehn Minuten eine Dosis erforderlich. Wenn innerhalb einer Stunde keine Erleichterung eintritt, haben sie wahrscheinlich das verkehrte Heilmittel gewählt und müssen den Fall neu beurteilen.

Homöopathie verlangt Intelligenz, sorgfältige Beobachtung und gesunden Menschenverstand; andernfalls würden Sie das Etikett auf einer Flasche lesen statt dieses Buch!

Ein Heilmittel so lange verabreichen, bis eine Besserung eintritt, dann den Abstand zwischen den Dosen erhöhen; bei völliger Beschwerdefreiheit das Heilmittel absetzen.

Stellen Sie sich vor, daß Sie jemanden auf einer Schaukel anstoßen; Sie stoßen nur so oft an, um die Schaukel in Schwung zu halten. Jede Dosis ist ein Stoß; wenn Sie zur falschen Zeit anstoßen, bringen Sie die Schaukel nicht zum Stillstand, sondern unterbrechen den Bewegungsrhythmus. Einige Fälle sind klarer umrissen als andere; wenn Sie die Symptome des Patienten jedoch sorgfältig notieren, werden Sie vermutlich spüren, wann der Betreffende auf dem Wege der Besserung ist oder ein anderes Heilmittel benötigt.

Die längere Verwendung eines Heilmittels über die Zeit hinaus, die es benötigt wird, kann einen Rückschlag oder eine »Aggravation« zur Folge haben, d. h., der Patient »erprobt« das Heilmittel und entwickelt Symptome, so wie die Versuchspersonen, die das Heilmittel als erste einnahmen, um herauszufinden, was es bewirken würde.

- Zur Einnahme eines Heilmittels die Dosis auf die saubere Handfläche oder auf einen Löffel kippen und auf die Zunge geben. Wenn Sie die Dosis jemand anderem geben, lieber seine oder ihre Handfläche nehmen.
- Wenn Sie versehentlich mehr Tabletten oder Körnchen als benötigt ausschütten, die überflüssigen wegwerfen; sie nicht in die Flasche zurückgeben, da Sie die restliche Arznei verunreinigen konnten.
- Vergewissern Sie sich beim Öffnen der Flasche, daß nichts mit der Innenseite des Korkens oder der Verschlußkappe in Berührung kommt, und schließen Sie die Flasche so bald wie möglich.
- Jeweils nur ein Heilmittel öffnen, da durch in der Luft vorhandene Partikel eine Infizierung eintreten könnte.

Die Arznei sollte in einen sauberen Mund genommen werden. Mit »sauber« meinen wir frei von Nahrung, Getränken, Tabak, Rauch, Zahnpasta, Mundwasser, Pfefferminzpastillen oder sonstigem, ausgenommen klares Wasser. Am besten spült man die Dosis nicht mit Wasser hinunter; lassen Sie sie direkt von der Mundschleimhaut aufnehmen. Die beste Zeit, ein Heilmittel einzunehmen, ist morgens vor dem Frühstück und vor dem Zähneputzen. 15 Minuten vor oder nach der Dosis nichts außer Wasser in den Mund nehmen.

Während Sie homöopathische Heilmittel nehmen, sämtliche anderen Medikamente wie Aspirin, Laxativa, Schlaftabletten usw. vermeiden. Keine Nasentropfen, Antiseptika, Linimente oder kampferhaltige Präparate anwenden. Salinische Mundwässer und *Calendula*-Antiseptikum (aus der Ringelblume gewonnen) sind ein guter Ersatz und beeinträchtigen die homöopathische Behandlung nicht. Auf Kaffee verzichten, der die Wirkung des homöopathischen Heilmittels unter Umständen neutralisiert.

Aufbewahrung

Homöopathische Heilmittel sind unbegrenzt haltbar, wenn man richtig mit ihnen umgeht und sie entsprechend aufbewahrt. Die Medikamente stets in dem Behälter aufbewahren, in dem sie geliefert worden sind; nicht in eine andere Flasche umfüllen. Dies sollten wir uns zur guten Gewohnheit machen, da wir uns mit derart winzigen Mengen befassen, daß Spuren der Substanz, die an der Innenwand der Flasche haften können, die neue Menge vielleicht verunreinigen. Die Heilmittel vor Licht, Hitze und stechenden Gerüchen wie Kampfer, Menthol, Mottenkugeln, Karbolseife und Parfüm schützen. Das Heilköfferchen zusätzlich in einen anderen Behälter stellen. Außer Reichweite kleiner Kinder aufbewahren. Ein homöopathisches Heilmittel ist ungiftig, selbst wenn der Inhalt eines ganzen Fläschchens auf einmal verschluckt wird, doch ein kleines Kind, darauf erpicht, die süßen Pillen zu naschen, kann in Ihrem Heilköfferchen ein ziemliches Durcheinander anrichten.

Beobachtung: Der Schlüssel zum Verordnen

- Das Wesentliche der Homöopathie ist das Aufbauen von Widerstandskraft oder das Ankurbeln des körperlichen Abwehrmechanismus durch Auswählen eines Heilmittels, dessen charakteristische Eigenschaften oder »Arzneibild« zu den gesamten Symptomen passen.

Den Schlüssel zur Auswahl des Heilmittels liefert die Beobachtung jener kleinen Differenzen, die den einen Menschen vom anderen unterscheiden.

Zwei vom gleichen Insekt »gebissene« Menschen reagieren vielleicht auf unterschiedliche Weise und benötigen daher unterschiedliche Heilmittel. Nehmen wir beispielsweise Jane und Dick, ein Paar, das bei einer Party einer Streptokokkeninfektion ausgesetzt war. Beide wurden kurz darauf krank. Jane war im Gesicht gerötet, unruhig, total erhitzt und plötzlich akut krank. Ihr Hals war leuchtend rot, und ihr Kopf dröhnte bei jedem starken Pulsschlag. Für die Streptokokkeninfektion brauchte Jane *Belladonna* (Tollkirsche). Sie nahm es und erholte sich daraufhin rasch.

Bei Dick zeigten sich die Symptome nicht so rasch. Er wurde allmählich ruhiger, blaß und hatte großen Durst auf Unmengen kalten Wassers, wollte vollkommen still liegen und allein gelassen werden; er war äußerst gereizt, wenn man ihn etwas fragte oder ihn störte. Er bekam einen trockenen schmerzenden Husten. Dick brauchte *Bryonia* (weiße Zaunrübe) und fühlte sich nach Einnahme einer Dosis besser, entschuldigte sich für seine Reizbarkeit und war bald über seine Krankheit hinweg und konnte ohne Nachwirkungen wieder arbeiten.

Hätte jeder das Heilmittel des anderen genommen, d. h., wenn Jane *Bryonia* und Dick *Belladonna* genommen hätte – eine höchst unwahrscheinliche Situation, da kein Homöopath, selbst ein Anfänger, diese beiden Arzneibilder verwechseln könnte –, so hätte das »falsche« Heilmittel vermutlich überhaupt keine Wirkung gehabt. Jane und Dick hätten daraus vielleicht den Schluß gezogen: »Ich habe es mit Homöopathie versucht, und es funktioniert nicht.« Diese Art der Reaktion auf Homöopathie kommt häufig vor; jemand wird mit einer homöopathisch *hergestellten* Substanz behandelt, die nicht homöopathisch *angewendet* wurde, und »es passiert nichts«, wie vorherzusagen ist.

Etwas wie ein »homöopathisches Heilmittel« von Natur aus gibt es nicht. Ein Heilmittel ist nur homöopathisch, wenn es bei einem Leiden verabreicht wird, dessen Symptome mit den Symptomen des »Arzneibilds« übereinstimmen, d.h. den durch dieses Heilmittel erzeugten Symptomen bei der »Erprobung« an einer gesunden Versuchsperson. Ein verkehrtes Heilmittel ist nie homöopathisch für die Krankheit. Nur das Heilmittel, das für die Krankheit homöopathisch ist, kann das gewünschte Ergebnis erzielen.

Um gut verordnen zu können, d. h., um das Heilmittel zu finden, das zu den Symptomen des Kranken paßt, müssen Sie auf jene individuellen Symptome achten, die wir »selten und eigentümlich« nennen. Sie können sich darin üben, ein guter Beobachter zu sein, indem Sie lernen, was Sie beobachten müssen. Wenn Sie ein kleines Kind großgezogen haben, haben Sie bereits erfahren, auf die nichtverbalen Äußerungen zu achten, die Unbehagen, Vorlieben und Abneigungen ausdrücken. Ein kranker Mensch jeden Alters fühlt sich vielleicht nicht in der Stimmung, Fragen zu beantworten; gebrauchen Sie aus diesem Grund Augen, Nase, Ihren Berührungssinn – beobachten Sie!

Hier ist eine Beobachtungscheckliste. Zu wissen, wonach man sucht, vereinfacht es, die Symptome des Patienten dem Heilmittel anzugleichen. Nachdem Sie diese Checkliste ein paarmal angewendet haben, geht Ihnen das Verfahren fast in Fleisch und Blut über. Bevor Sie sich am Verordnen versuchen, gebrauchen Sie all Ihre Sinne und beobachten Sie:

- Farbe der Haut – Ist sie blaß, rot oder begrenzt rot?
- Farbe der Lippen – Sind sie rot oder blaß, trocken oder gesprungen?
- Farbe der Zunge – Ist die Zungenspitze rot, ist die Zunge rotgestreift, weiß oder geschwollen? Ist sie trocken oder naß?
- Ausdruck – Ist er ängstlich, entsetzt, bestürzt, verwirrt? Sind die Augenlider gesenkt?
- Lage und Bewegung – Ist der Patient ruhig und still, lethargisch oder ruhelos?
- Stimmung – Ist der Patient gereizt, nervös, verärgert, traurig oder in sich gekehrt?
- Geisteszustand – Ist der Patient unvernünftig oder delirös?
- Haut – Ist sie trocken, feucht, feuchtkalt, heiß, kühl oder kalt, empfindlich gegen Berührung?
- Puls – Ist er rasch, langsam, schwach oder hämmernd?
- Wie reagiert der Patient auf Berührung – Schmerzt es oder ist es eine Wohltat?
- Stimme – Ist sie schwach, rauh, tief oder heiser?
- Atmung – Ist sie rasch, schwer, keuchend oder unregelmäßig?
- Sprache – Ist sie unzusammenhängend, überstürzt, langsam oder weigert sich der Patient zu antworten?
- Wo tut es weh? Bestimmen Sie die genaue Stelle der Schmerzen. Bitten Sie den Patienten, mit dem Finger auf die schmerzende Stelle zu deuten.
- Zu welcher Zeit fühlt der Patient sich schlechter – morgens, mittags, nachmittags, abends oder nachts ? Vor oder nach Mitternacht?

- Was für eine Art Schmerzen hat der Patient? Sind sie anhaltend, bohrend, brennend, krampfartig, schneidend, dumpf? Treten sie in kurzen Abständen auf? Sind die Schmerzen so, als würde man einen Nagel einschlagen, oder sind sie drückend oder stechend?
- Wie sehen die körperlichen Bedürfnisse des Patienten aus? Verlangt er nach frischer Luft? Möchte er kalte oder heiße Getränke? Mag er kalte oder warme Umschläge? Fühlt er sich im allgemeinen besser durch Wärme oder durch Kälte?
- Wie riecht er – krank, säuerlich, süß, muffig oder widerwärtig?

Beispielsweise kommt Ihr Mann nach Hause, klagt über Kopfschmerzen und möchte kein Essen. Er geht sofort ins Bett und möchte eine Extradecke. Er schien vollkommen in Ordnung, als er morgens das Haus verließ, doch jetzt hat er eine Temperatur von 39° C; er fröstelt, sein ganzer Körper schmerzt, und ihm wird nicht warm. Wenn Sie ins Schlafzimmer schauen, scheint er zu schlafen, doch bei näherem Hinsehen stellen Sie fest, daß nur die Augenlider gesenkt sind und er wach ist. Sie bieten ihm ein Glas Wasser an, das er ablehnt.

Wenn Sie Ihre Beobachtungen anhand der Beobachtungscheckliste machen, bemerken Sie, daß sein Gesicht gerötet aussieht und die Lippen trocken sind; sein Ausdruck ist abgestumpft und bestürzt. Er ist ruhig und lethargisch und möchte allein gelassen werden. Er wird nur gereizt, wenn Sie ihn beharrlich fragen.

Wenn Sie ihn berühren, stellen Sie fest, daß seine Haut heiß und trocken ist, obwohl er über Frösteln klagt. Er riecht leicht säuerlich oder kränklich. Fragen Sie ihn nach seinen Kopfschmerzen, so antwortet er, es sei ein dumpfer schmerzender Druck wie ein Band um den Kopf.

Wenn Sie nun das Kapitel »Wie man Erkältungen, Husten

und Ohrenschmerzen vorbeugt und behandelt« aufschlagen, stellen Sie fest, daß die Symptome Ihres Mannes mit den Symptomen von *Gelsemium sempervirens* (Gelsemiumwurzel) übereinstimmen, wie in der Tabelle am Ende des Kapitels aufgeführt. Zu den »Richtsymptomen von *Gelsemium*« gehört: »Träge, schwerfällig, fröstelnd, Müdigkeit und Schmerzen im ganzen Körper, Kopfschmerzen, leichtes Fieber, kein Durst ...« Andere Heilmittel wie *Arsenicum album* (Arsen) und *Bryonia alba* (weiße Zaunrübe) haben ein oder zwei derselben Symptome, doch nur *Gelsemium* paßt zu allen Symptomen des Patienten.

Manchmal ist ein Arzneibild nicht derart deutlich. Wenn das der Fall ist, halten Sie sich an das Mini-Repertoire (Anhang B) und befolgen die Anweisungen. In Verbindung mit der *Materia Medica* (Anhang C) und den Heilmitteltabellen am Ende jedes Kapitels hilft Ihnen das Mini-Repertoire, Geschick in der Anwendung homöopathischer Heilmittel zu Hause zu erlangen. Wie Sie entdecken werden, ist es eine Kunst und eine Wissenschaft.

Selbst bei Verabreichung des richtigen Heilmittels geht die Heilung bei jedem Menschen unterschiedlich schnell voran. Ihr Mann wird vielleicht über Nacht gesund, vorausgesetzt, er hat einen starken Abwehrmechanismus oder das, was wir eine »gute Konstitution« nennen. Andererseits hat er möglicherweise nicht soviel Glück. Er hat vielleicht eine Anlage für Diabetes geerbt, und seine Gesundheit wird ferner dadurch in Mitleidenschaft gezogen, daß er in einer Stadt mit hohem Verschmutzungsindex lebt. Zusätzlich arbeitet er in einem Büro, in dem mehrere Leute rauchen und seinen Luftraum noch weiter verschmutzen. Unter diesen Umständen dauert es vielleicht mehrere Tage, bis Ihr Mann sich erholt; dennoch wird er in kürzerer Zeit gesund, als wenn er allopathische Medikamente nehmen würde, die nicht den Abwehrmechanismus unterstützen, sondern nur die Symptome verdrängen.

Machen Sie es sich zur Gewohnheit, ein Notizbuch zu führen, in dem Sie die Symptome jedes Familienmitglieds während einer Krankheit eintragen. Das hilft Ihnen beim Verordnen und dient gleichzeitig als Bericht über den Krankheitsverlauf; außerdem zeigt es über einen Zeitraum hinweg die Krankheitsmuster in der Familie und die erfolgreichsten Verordnungen.

Wenn Sie allein leben oder das einzige in Homöopathie ausgebildete Familienmitglied sind, ist es klug, sich mit den Heilmitteln und ihren Indikationen vertraut zu machen, während Sie gesund und voll aufnahmefähig sind. Werden Sie akut krank, so notieren Sie, falls möglich, Ihre ganzen Symptome. Das macht es für Sie einfacher, Ihre Krankheit objektiv zu beurteilen. Zwar ist es schön, wenn man sich um Sie kümmert, wenn Sie krank sind, doch da Sie ansonsten die Heilmittel verordnen, haben Sie den Vorteil, besser als jeder andere zu wissen, wie Sie sich fühlen.

Das Kombinationsspiel

Ein letztes Wort über Heilmittel. Sie haben vielleicht Anzeigen für Kombinationspräparate für spezifische akute Krankheiten gesehen. Die Anziehungskraft der Kombinationspräparate ist verständlich; sie umgehen das Problem, das Medikament individuell zu verschreiben, um das Heilmittel auf den Patienten abzustimmen. Ein englischer Naturheilkundler, Eric F. W. Powell, schreibt: »In den meisten Fällen ist es außerordentlich schwierig, das richtige Heilmittel zu finden. Durch Kombinieren mehrerer Heilmittel ... war die erfolgende Heilung häufig über Erwarten gut.«

Ein von der *Standard Homeopathic Company,* Los Angeles, veröffentlichter Artikel sagt voraus: »Immer mehr Ärzte werden die Anwendung dieser Kombinationspräparate lernen, die nicht als Ersatz für das einzelne Heilmittel gedacht sind, sondern als wertvolles Mittel in Fällen, in denen es einfach nicht möglich ist, einen Patienten mit einem Heilmittel vollständig zu behandeln.«

Unter homöopathischen Ärzten ist dies eine Streitfrage. Es ist nicht die Rede davon, daß ein für ein spezifisches akutes Leiden gedachtes Heilmittel zeitsparend ist, und bei seltenen Gelegenheiten habe ich eins verschrieben.

Viele von uns glauben aber, daß sich auf lange Sicht weitaus bessere Ergebnisse erzielen lassen, wenn man sich streng an die Grundgesetze der Homöopathie hält, zu denen das einzelne Heilmittel gehört.

In diesem Kapitel haben Sie die 28 Heilmittel im homöopathischen Heilköfferchen kennengelernt. Es ist beruhigend, zu wissen, daß Sie für eine plötzliche Krankheit oder für einen Notfall gerüstet sind; bilden Sie sich aber bitte nicht ein, daß Sie ein Heilmittel brauchen, bloß weil »es da ist«. Es ist wichtig, sich klarzumachen, daß so gut wie keine Medizin die beste ist. Eine meiner langjährigen Patientinnen sagte zu mir: »Ich verwende jedes Jahr immer weniger Medikamente.« Sie hat gelernt, die Kraft des homöopathischen Heilmittels zu achten sowie die Fähigkeit des Abwehrmechanismus, ohne Medizin mit einer Krankheit fertig zu werden.

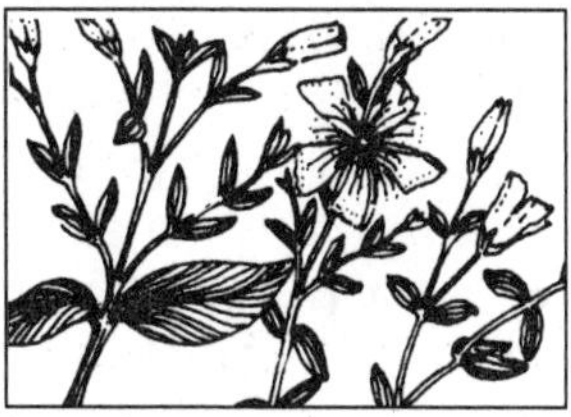

Hypericum perfoliatum –
Tüpfel-Johanniskraut

Was bei Unfällen zu tun ist

Nichts kann Ihnen den Wert der Homöopathie bewußter machen als das Durchlesen eines normalen Textes über Homöopathie. »Das Körperglied hochlegen ... Eis auflegen, dann für Wärme sorgen ...«

Das sind alles praktische Maßnahmen, doch die Homöopathie kann so viel mehr tun, um Schmerzen zu lindern und die Heilung zu fördern, wie Sie in diesem Kapitel feststellen werden.

Bei der Behandlung der verschiedenen als »Unfälle« klassifizierten Leiden – Quetschungen, Verstauchungen und Zerrungen, Wunden, Insektenstiche und -bisse, Verbrennungen und Sportverletzungen – benötigen Sie die folgenden innerlichen Heilmittel:

- *Apis mellifica* (Honigbiene), *Arnica montana* (Arnika), *Bryonia alba* (weiße Zaunrübe), *Cantharis* (spanische Fliege), *Hepar sulphuris calcareum* (Kalkschwefelleber), *Hypericum perfoliatum* (Johanniskraut), *Ledum palustre* (Sumpfporst), *Phosphorus* (Phosphor), *Rhus toxicodendron* (Giftsumach)*, *Ruta graveolens* (Raute), *Symphytum officinale* (Gemeiner Beinwell oder Beinwurz)*.

---

* Nicht im »Heilköfferchen« enthalten.

Zu den Präparaten zur äußerlichen Anwendung gehören

- *Arnica*-Tinktur; *Calendula officinalis sucus* (ein aus der Ringelblume gewonnener Saft, der eine Minimalmenge Alkohol enthält), *Calendula-Salbe*, *Hypericum*-Tinktur, *Ledum*-Tinktur und *Urtica urens*-Tinktur (aus der Kleinen Brennessel gewonnen).

Im allgemeinen scheinen innerlich angewandte Heilmittel wirksamer zu sein als äußerlich angewendete, doch wenn Ihr Kind sich das Knie aufscheuert oder Ihr Mann sich einen Finger quetscht, lindert das Auftragen einer aus einer der Tinkturen hergestellten Lösung den ersten Schmerz. In der Tabelle am Ende des Kapitels sind die Heilmittel unter ihrer speziellen Unfallkategorie zusammengefaßt, so daß Sie die Möglichkeiten der Wahl auf einen Blick sehen. (In den folgenden Kapiteln muß man bei der Wahl des Heilmittels feinere Unterschiede machen; daher sind die Heilmittel einzeln aufgeführt.)

Quetschungen (Kontusionen)

Eine Quetschung ist eine Verletzung, die durch den Schlag eines stumpfen Gegenstandes verursacht wird, der die weichen Gewebe unter der Haut zerstört.

Wenn Sie sich beispielsweise mit einem Hammer verletzen oder eine Treppe hinunterfallen, werden dadurch die unzähligen winzigen Blutgefäße zerquetscht, die das Blut in die Gewebe transportieren. Die verletzte Stelle wird blau, violett, dann gelb und verschwindet schließlich. Der medizinische Ausdruck für Quetschung ist Kontusion.

- Ihr erster Gedanke bei der Behandlung einer Quetschung sollte *Arnica* sein.

Arnica montana (Arnika) wird aus einer als Gemswurz bekannten Pflanze gewonnen, die in den Bergen wächst. Sie trägt auch die Bezeichnung »Fallkraut«. Bauern haben nämlich folgendes beobachtet: Wenn ein Schaf oder eine Ziege einen Abhang hinuntergefallen ist und sich verletzt hat, knabbert das Tier die Blätter dieser Pflanze.

Hahnemann, der die Homöopathie in den Anfangsjahren des 19. Jahrhunderts begründete, war der erste, der Arnica wissenschaftlich untersuchte. Bei der »Erprobung« des Heilmittels berichteten Hahnemann und mehrere Kollegen von einem Prellungsgefühl, das sich durch den ganzen Körper zog, einem schmerzenden Rücken wie nach einem schweren Sturz, einem Schockeindruck. Nach dem Ähnlichkeitsgesetz sind die Symptome, die *Arnica* bei Gesunden hervorruft, die Symptome, die *Arnica* heilen kann. Alle drei bis vier Stunden zwei *Arnica*-Tabletten nehmen; trocken auf die Zunge legen und im Mund zergehen lassen. Sobald sich eine Besserung feststellen läßt, das Heilmittel absetzen.

Wenn die Schmerzen stark sind, *Arnica* alle fünfzehn Minuten nehmen, bis sie nachlassen. Die Häufigkeit der Dosierung hängt von der Stärke der Schmerzen ab; richten Sie sich folglich danach. Als zusätzliche Hilfe die gequetschte Stelle äußerlich mit *Arnica* einreiben; allerdings nicht anwenden, wenn die Haut verletzt ist, da *Arnica* die Haut reizt.

Mein denkwürdigstes Erlebnis mit *Arnica* hatte ich während meiner Studienzeit an der Ohio State University, als ich ein Zimmer in einer netten Pension mit Treppen ohne Teppich bewohnte. Eines Abends wollte ich die Treppe hinuntergehen. Ich trug Pantoffeln, und plötzlich rutschte mein Fuß unter mir weg. Ich packte das Treppengeländer, das, statt mich zu halten, nachgab! Ich fiel nach hinten auf Kopf und Wirbelsäule. Ich spürte ein Gefühl der Enge in der Brust und konnte durch den Schock nur verschwommen sehen.

Arnica hat die Eigenschaft, die Schockwirkung zu neutralisieren, die so häufig als Begleiterscheinung eines Sturzes oder einer Verletzung auftritt. Nachdem ich den Atem angehalten hatte, kroch ich in mein Zimmer zurück und nahm zwei *Arnica*-Tabletten. Am nächsten Morgen entschuldigte ich mich bei meiner Wirtin wegen des beschädigten Geländers, doch sie machte sich größere Sorgen über meinen Zustand. Ich hatte keine Quetschungen oder schwarze und blaue Flecke, was sie überraschte.

Einige Wochen später hatte meine Laborpartnerin, eine zwanzig Jahre jüngere Frau, einen ähnlichen Sturz und litt tagelang an den Folgen der Quetschungen. Sie konnte nicht begreifen, warum ich in meinem fortgeschrittenen Alter heil davongekommen war. Ich bedaure, daß ich nicht den Mut hatte, ihr von *Arnica* zu berichten, doch ich wollte in dieser Hochburg orthodoxer Medizin nicht als Spinnerin abgestempelt werden.

Andere Homöopathen entwickeln die gleiche Zuneigung zu *Arnica.* Ich unterhielt mich mit einem jungen Hausarzt, Dr. David C. Fabrey aus Cincinnati, der mir erzählte, daß er überrascht und erfreut feststellte, daß homöopathische Heilmittel tatsächlich wirken. Kurz nachdem er sein Heilköfferchen erhalten hatte, zog er in ein neues Apartment. »Ich schleppte gerade meinen Kühlschrank, als dieser auf mein Bein fiel – das Knie wurde rot und begann anzuschwellen. Ich nahm eine Dosis *Arnica*, und innerhalb einer Stunde war nichts mehr zu sehen.« Meine Patienten sehen *Arnica* als vertrauten Freund an und haben es gewöhnlich jederzeit bei sich. Neulich wohnte ich einem Treffen unserer örtlichen homöopathischen Studiengruppe bei. Bei dem Treffen stolperte eine Teilnehmerin auf dem Parkplatz und fiel hin. Wie auf ein Stichwort hin liefen mehrere Mitschüler zu ihr und fischten *Arnica* aus Handtaschen oder Manteltaschen.

- Zwar hilft *Arnica* bei allen Arten von Quetschungen, doch manche Verletzungen sprechen besser auf *Hypericum* (Johanniskraut) an, das »*Arnica* der Nerven«.

Wenn Sie sich den Finger in einer Wagentür klemmen, aufs Steißbein fallen, beim Tanzen auf den Zeh getreten werden – jede dieser Situationen verlangt nach *Hypericum.* Dieses aus dem Tüpfel-Johanniskraut gewonnene Heilmittel hat spezielle Heilkräfte bei nervenreichen Teilen wie Fingerspitzen, Zehen, Wirbelsäule, Handflächen oder Fußsohlen.

Ich entdeckte die Heilkräfte von *Hypericum,* als ich ein kleines Kind war und die Hand zwischen eine Wagentür eingeklemmt bekam. Das war vor fast fünfzig Jahren, aber ich kann mich noch erinnern, daß der Ringfinger der rechten Hand die volle Wucht abbekam und weiß wurde. Als ich nach Hause kam, schob mir mein Vater, ein Homöopath, zwei Tabletten in den Mund, und die klopfenden Schmerzen ließen allmählich nach. Sanft, aber bestimmt brachte er den Finger wieder in Form, und danach war alles wieder gut.

- *Ledum palustre* ist ein weiteres Heilmittel, das auf gequetschte Nerven wirkt.

Es wird aus einem Heidekrautgewächs, dem Sumpfporst, gewonnen. Seine weißen Blüten enthalten ein antiseptisches kampferartiges Öl, das ein bißchen wie Hopfen riecht.

Wenn eine Quetschung länger anhält, als angemessen erscheint, und die verletzte Stelle kalt und taub bleibt, ist *Ledum* angezeigt. An *Ledum* sollte man bei Beschwerden denken, die »durch Kälte besser werden«. Eines Tages machte Dr. James Tyler Kent, der bekannte Homöopath, einen Hausbesuch bei einem Patienten, der an übermäßig geschwollenen Händen und Füßen litt. Der Arzt traf ihn mit den Füßen in einer mit Eiswasser gefüllten Wanne an. Eine Dosis *Ledum* nahm dem Patienten das Bedürfnis nach eiskalten Bädern und heilte die Schwellung in seinen Extremitäten. Wenn eine ernste Quetschung trotz Anwendung von *Arnica* geschwollen und verfärbt bleibt, führt *Ledum* häufig zur vollständigen Heilung. Denken Sie an *Ledum,* wenn eine Quetschung auf ein blaues Auge oder ein »Veilchen« hinausläuft.

- Ein drittes Heilmittel für spezifische Arten von Quetschungen ist *Ruta graveolens.*

Raute ist seit Tausenden von Jahren als Heilkraut verwendet worden. Wenn das Schienbein gequetscht ist, verletzt dies die empfindliche Knochenhaut, das Periost. *Ruta* wirkt speziell auf dieses Gewebe wie auch auf verstauchte Handgelenke und Knöchel.

Neulich erzählte mir eine Patientin, daß sie über ein Hundekörbchen gestolpert war, das nahe an der Treppe zum Erdgeschoß stand, und kopfüber die Treppe hinunterstürzte. Da sie sich an der Kante einer Stufe festhalten konnte, kam sie zum Glück nur mit einem schwer aufgescheuerten Schienbein davon. »Das ganze Schienbein entlang zog sich ein roter tiefer Riß, der wie Feuer brannte«, sagte sie.

Sie nahm *Arnica* zur Schocklinderung, behandelte dann die Wunde mit *Calendula*-Lösung und legte einen sterilen Verband an. Am nächsten Tag war das gequetschte Periost empfindlich gegen Berührung. Sie nahm eine Dosis *Ruta*, und innerhalb einiger Stunden war die Empfindlichkeit verschwunden. *Ruta* kann, wie die meisten unserer homöopathischen Heilmittel, vielfach angewendet werden, wie Sie in unseren Kapiteln über Kopfschmerzen und Magen- und Darmbeschwerden sehen werden.

- ÜBER ERSTE HILFE HINAUS: Wenn das Opfer einen Schlag auf den Kopf bekommen hat, es sorgfältig auf Anzeichen einer Kopfverletzung hin beobachten. Im allgemeinen ist ein Mensch nach einer plötzlichen Verletzung benommen oder verwirrt; wenn der Zustand der Benommenheit sich jedoch verschlechtert, professionelle ärztliche Hilfe suchen.

Ein Sturz oder Schlag kann auch innere Organe verletzen, wie ein erhöhter Pulsschlag, blasse Haut, zunehmender Schock anzeigt. Wenn dieser Zustand nach einem Unfall anhält, sofort ärztliche Hilfe suchen.

Bei diesen ernsten Situationen sofort *Arnica* verabreichen. Wenn der Patient bewußtlos ist, zwei Tabletten in einem viertel Teelöffel Wasser leicht aufweichen und die Tabletten unter die Zunge oder auf die Innenseite der Wangen legen.

Verstauchungen

Eine Verstauchung ist eine Verletzung des Weichgewebes über einem Gelenk, wodurch Muskeln, Bänder und Sehnen gedehnt oder zerrissen werden.

Ein Band ist ein aus faserigem Gewebe bestehendes Gebilde, das Knochen zusammenhält. Eine Sehne ist ein faseriges Band, das einen Muskel mit einem Knochen verbindet. Die häufigsten Verstauchungen sind die von Knöcheln, Fingern, Handgelenken und Knien.

- Da bei einer Verstauchung stets ein Schock eintritt, sofort eine Dosis *Arnica* verabreichen. *Arnica* dämmt einen Schock sowie Blutungen in den Geweben und ist vielleicht das einzige Heilmittel, das benötigt wird.
- Wenn allerdings nach etwa einem Tag die Besserung zum Stillstand zu kommen scheint, hilft *Ruta graveolens. Ruta* wirkt auf gerissene und gezerrte Sehnen, Bänder und auch auf das gequetschte Periost, die Knochenhaut.

- Wenn *Ruta* die durch gerissene Bindegewebe verursachten Schmerzen nicht innerhalb von 24 Stunden lindert, *Symphytum* nehmen, ein stärker wirkendes Heilmittel.

Symphytum wird aus der Schwarzwurz oder dem Gemeinen Beinwell gewonnen. Man kann es innerlich anwenden oder *Symphytum*-Lösung als Verband oder Salbe auftragen.

Eine Kollegin, Dr. Marion Belle Rood, erzählte mir, wie wirksam *Symphytum* bei der Behandlung eines Patienten mit einem Sprungbruch war. Hierbei kommt es zu einer Fraktur der kleinen Fußknochen und einem Sehnen- und Bänderriß. Der Patient fiel von einer hohen Mauer und landete auf den Füßen, wobei eine Ferse zersplitterte. Dr. Rood gab ihm *Symphytum* und formte die Ferse wieder vorsichtig in den Händen. Anschließend legte sie die in feine Scheiben geschnittene Wurzel des Gemeinen Beinwells auf die Ferse und bandagierte sie. Es trat eine umgehende Heilung ein, und beim nächsten Besuch des Patienten sah die Ferse normal aus.

- Wenn durch eine Verstauchung Gelenke heiß werden, anschwellen und schmerzen, hilft das aus dem Giftsumach gewonnene *Rhus toxicodendron.*

Wer dieses Heilmittel benötigt, fühlt sich bei der ersten Berührung so, als würde alles knirschen; wenn die verletzte Stelle abgestützt wird, tritt ein Gefühl der Besserung ein.

Rhus tox. ist wie *Ruta* häufig ein gutes Heilmittel nach *Arnica*, wenn dieses alles getan hat, was es tun kann. Dies erfuhr ich kürzlich auf einer Reise nach Griechenland. Ich nahm an einem Seminar in Athen teil, und zu Beginn meines Besuchs verstauchte ich mir den Knöchel auf einem unebenen Bürgersteig. Mit Hilfe meines Begleiters humpelte ich zum Hotel zurück und nahm *Arnica.* Am nächsten Tag konnte ich mit einer elastischen Binde um den Knöchel zur Vorlesung laufen, jedesmal ein Weg von gut einem Kilometer. In der Tat ging es meinem Knöchel besser, nachdem ich ein paar Straßen weit gegangen war.

Doch nach einigen Tagen schien der Knöchel sich nicht weiter gebessert zu haben; er war geschwollen und verfärbt. Also nahm ich *Rhus tox.,* das das zwingende Symptom »Fühlt sich besser nach Bewegung« hat. Das Heilmittel half beträchtlich; danach merkte ich von meiner Verletzung kaum noch etwas.

Weitere geeignete homöopathische Heilmittel bei der Behandlung von Verstauchungen:

Bryonia (weiße Zaunrübe). Wenn das Gelenk in der Nähe der Verletzung anschwillt und bei der geringsten Bewegung schmerzt.

Ledum (Sumpfporst). Wenn die Schwellung stark und das verletzte Gelenk kalt und taub ist, sich bei Auflegen einer kalten Kompresse aber besser anfühlt.

- PRAKTISCHE MASSNAHMEN: Die verletzte Stelle hochlegen. Einen Eisbeutel oder eine kalte Kompresse auf die Verstauchung legen zur Linderung von Schwellung oder Schmerzen. *Arnica*-Lotion in Form einer feuchten Kompresse auftragen und eine feste Bandage anlegen.
- ÜBER ERSTE HILFE HINAUS: Wenn die Verstauchung ernst erscheint, ärztliche Hilfe suchen. Inzwischen das in diesem Abschnitt genannte Heilmittel anwenden, das mit den Symptomen am engsten übereinstimmt.

Zerrungen

Eine Zerrung ist eine Muskelverletzung, bei der Muskelfasern gedehnt und manchmal teilweise gerissen sind.

Eine Zerrung verursacht im allgemeinen eine Schwellung und Schmerzen im angegriffenen Muskel.

Am häufigsten sind Zerrungen der Rückenmuskeln, die gewöhnlich durch Heben verursacht werden. Wenn in erster Linie ein wundes, gequetschtes Gefühl vorliegt, ist *Arnica* das geeignete Heilmittel. In den ersten Frühlingstagen ist mein Wartezimmer stets voll von Hobbygärtnern.

Wie der Wochenendsportler, stürzen sich diese begeisterten Anhänger auf ihre Tätigkeit, ohne sich in Form gebracht zu haben. *Arnica,* das unser Hauptheilmittel bei verletzten Muskeln ist, befreit sie rasch von ihren Schmerzen.

- Über Erste Hilfe hinaus: Wenn die Schmerzen anhalten oder stärker werden, ärztliche Hilfe suchen.

Wunden

Eine Wunde ist ein Bruch in der Haut, und häufig sind auch die Weichgewebe unter der Haut verletzt.
Es gibt vier Hauptarten von Wunden: Schnitt- und Hiebwunden (mit sauberem Schnitt), Quetschwunden (mit Riß-, Biß- und Kratzwunden; Wunde ausgerissen und ausgezackt), Stichwunden (Einstich durch einen scharfen Gegenstand wie Nagel, Nadel usw.) und Schußwunden.

- *Calendula officinalis,* aus der großen wildwachsenden Ringelblume gewonnen, das »Sonnenkraut«, ist das Hauptheilmittel bei Wunden.

Die verstorbene britische Homöopathin Dorothy Shepherd, die als Amtsärztin einer Ambulanz in London während des 2. Weltkriegs eine große Erfahrung bei der Behandlung von Wunden hatte, beschreibt *Calendula* als »den zufriedenstellendsten Verband, der mir je begegnet ist ... (Es) ist kein Antiseptikum im eigentlichen Sinn des Wortes, doch in einem *Calendula*-Milieu gedeihen keine Bakterien. Es verhindert ihr Wachstum, und selbst wenn Wunden bereits schwer infiziert sind, habe ich gesehen, wie ekelhafter Eiterausfluß in ein bis zwei Tagen klar geworden ist und angenehm gerochen hat«.

Noch vor zehn oder fünfzehn Jahren tauchten Chirurgen beim Abschrubben vor einer Operation die Hände in Jod oder Alkohol und markierten die zu operierende Stelle auf der Haut des Patienten mit Jod. Heute verwenden Chirurgen diese starken Antiseptika nicht mehr, da sie sich im klaren darüber sind, daß sie die Gewebe sehr reizen und den Heilungsprozeß hemmen. Wir dürfen also hoffen, daß – wird die Homöopathie erst einmal besser bekannt – ein kühner Chirurg *Calendula* im Operationssaal anwendet.

Homöopathen haben sich stets auf *Calendula* als Erste-Hilfe-Maßnahme verlassen. Als meine Tochter Della in der zweiten Klasse war, führte sie an einem Wintertag, wenn sie glatte Skihosen trug, gern ihr Lieblingskunststückchen vor: Sie rannte über den frischgebohnerten Boden des Klassenzimmers und landete auf den Knien. Eines Tages drang ein Splitter durch ihre Hose und blieb wie ein Pfeil im Knie stecken. Da ich damals noch keine Ärztin war, brachte ich sie zu einem freundlichen Arzt in der Nachbarschaft, der den Splitter entfernte und ein Antiseptikum auftrug. Da ich in einer homöopathischen Familie groß geworden bin, wusch ich das Antiseptikum prompt ab, als wir nach Hause kamen, und trug *Calendula* auf. Die Stichwunde heilte rasch ohne Infektion.

- *Calendula* ist nicht das einzige äußerliche Heilmittel bei Wunden. *Hypericum* und *Ledum* sind bei der Behandlung von Wunden ebenfalls nützlich, und jedes hat seine besondere Eigenschaft. *Hypericum*-Lösung ist vor allem bei der Schmerzlinderung verletzter Nerven wirksam. *Ledum*-Lösung hilft bei Stichwunden und Verstauchungen.

Nehmen Sie zur Kenntnis, daß *Arnica,* unser altbewährtes Mittel, auf dieser Liste äußerlicher Heilmittel für Wunden fehlt. Niemals *Arnica*-Tinktur oder *Arnica*-Lösung auf eine offene Wunde auftragen; es reizt die Haut gewöhnlich sehr stark.

Ich entdeckte dies zu meinem großen Kummer, als meine Tochter Anne sich als kleines Mädchen eine häßliche Schnittwunde zuzog, als beim Abwaschen ein Glas zerbrach. Ich säuberte die Wunde und trug dann in meiner Unwissenheit *Arnica*-Lösung auf. Die Wunde heilte, aber am Rand bildete sich ein blasenartiger Ausschlag, der im Verlauf einer Woche langsam zurückging.

Schnittwunde

Zur Behandlung einer oberflächlichen Schnittwunde diese mit *Hypericum*-Lösung oder *Calendula*-Lösung reinigen, einen sterilen Mullverband und eine Bandage anlegen und den Verband in Ruhe lassen. (Ein Verband ist das Material, das Sie direkt über die Wunde legen, eine Bandage befestigt den Verband so, daß er nicht verrutscht.)

Den Verband feuchthalten, indem man am ersten Tag *Calendula*- oder *Hypericum*-Lösung daraufttupft; den Verband nicht abnehmen, auch wenn er blutbefleckt ist und zu riechen beginnt. Die Bandage wechseln, nicht aber den die Wunde bedeckenden Verband.

Trotz größter Sorgfalt entzündet sich eine Wunde manchmal. Das merken Sie daran, wie sich das Ganze anfühlt: Die Bandage scheint aufgrund einer Schwellung festzusitzen, und über den Rand der Bandage hinweg sehen Sie eine rote Verfärbung. Wenn dieser Fall eintritt, einige Tage dreimal täglich *Hepar sulphuris* nehmen. *Hepar sulph.* ist ein weißes Pulver aus verkalkten Austerschalen, die mit reinem pulverisierten Schwefel in einem Schmelztiegel verbrannt werden.

- Praktische Massnahmen: Zwar schreitet die Heilung bei homöopathischer Behandlung normalerweise rasch voran, doch viele Patienten finden es hilfreich, erhöhte Mengen an Vitamin C, A und E zu nehmen.
- Über Erste Hilfe hinaus: Wenn eine Schnittwunde in der Hand oder im Fuß tief und möglicherweise eine Sehne zerschnitten ist, sofort ärztliche Hilfe suchen.

Rißwunde

Eine kleinere Rißwunde mit milder Seife und Wasser reinigen und einen mit *Calendula*-Lösung oder *Hypericum*-Lösung angefeuchteten Verband anlegen und dann bandagieren.

- Über Erste Hilfe hinaus: Wenn die Rißwunde groß ist, wird für den Schock vielleicht *Arnica* benötigt; außerdem sollte ein sauberer, mit *Hypericum*-Lösung angefeuchteter Verband angelegt werden. Sofort ärztliche Hilfe suchen. Nachdem die Wunde von einem Arzt behandelt worden ist, innerlich dreimal täglich *Hypericum* verabreichen; bei sehr starken Schmerzen *Hypericum* stündlich geben, bis eine Besserung eintritt. Später *Hypericum* absetzen und zur Beschleunigung der Heilung zwei- oder dreimal pro Tag *Arnica* verabreichen.

Kratz- und Schürfwunden

Diese können äußerst schmerzhaft und gefährlich sein, wenn die rohe Haut mit Schmutz oder anderen Fremdkörpern verunreinigt wird. Keine starke Substanz wie Jod anwenden, das die Haut verbrennen oder die feinen freigelegten Gewebe reizen kann.

Wenn das Epithel, die schützende oberste Zellschicht der Haut, abgeschürft ist, wird alles, was Sie auf die Wunde legen, sofort aufgesaugt und kann die feinen Zellen verletzen, deren Schutzschicht entfernt worden ist. Die Stelle vorsichtig, aber gründlich mit *Calendula*-Lösung säubern.

Wenn Sie über fünfundzwanzig sind, hat man während Ihrer Jugendzeit wahrscheinlich noch Jod zur Behandlung von Schnitt- und Schürfwunden genommen. Sie werden es vermutlich nicht vergessen – den stechenden Geruch, den brennenden Schmerz, als die Tinktur die rohe Haut berührte.

Jod war früher ein in jeder Schule und in jeder Hausapotheke vorhandenes Mittel. Die Ausgabe des *American Red Cross Abridged Textbook on First Aid aus* dem Jahre 1925 rät: »Wunden mit Jod zu bepinseln ist fraglos von beachtlichem Wert bei der Verhütung ihrer Infektion. Je eher es aufgetragen wird, desto besser.«

Dr. Harry H. Kretzler, ein Arzt aus Seattle, erinnert sich, daß er davon abriet, als er in den 30er Jahren beim Roten Kreuz Erste-Hilfe-Unterricht gab. »Ich brachte meinen Schülern bei, eine Wunde mit milder Seife und Wasser zu reinigen«, sagte Dr. Kretzler, »bekam vom Roten Kreuz aber mitgeteilt, daß meine Schüler den Kursus nicht bestünden, wenn sie bei ihren Prüfungen Jod nicht erwähnen würden.«

Fünfzig Jahre später hören wir kaum noch von Jod. Die Verfasser eines 1976 erschienenen beliebten Familiengesundheitsbuchs schreiben: »Sämtliche Wunden sollten mit Seife und Wasser oder einer milden antiseptischen Lösung gewaschen werden.«

Ein Grund für das Verschwinden von Jod war die Beobachtung, daß Alkohol in Lösungen verdampft und die Lösung dadurch konzentrierter wird. Als Ergebnis erleiden viele Benutzer von Jod chemische Verbrennungen.

- Über Erste Hilfe hinaus: Wenn ein Fremdkörper tief in die Wunde gerät, sollte sie auf jeden Fall von einem Arzt behandelt werden.

Stichwunden
Vorsichtig um die Wunde herum drücken, um die Blutung zu verstärken. (Bei Stichwunden besteht die Gefahr, daß sie eine Verunreinigung »einschließen«.) Wenn die Wunde übermäßig bluten sollte, mit leichtem Druck einen sauberen Verband anlegen. Nachdem Sie sich gründlich die Hände gewaschen haben, sich nochmals vergewissern, daß kein Fremdkörper in der Wunde zurückgeblieben ist.

- *Ledum* ist das beste Heilmittel bei Stichwunden; es verhindert die Sepsis (Allgemeininfektion durch pathogene Keime im Blut und in den Geweben) und fördert die Heilung.

Die Wunde mit *Ledum*-Lösung waschen und dann in Wasser einweichen, in das Sie einige Tropfen *Ledum* gegeben haben. Wenn die Wunde sich an einer Stelle befindet, die sich nicht einweichen läßt, eine mit *Ledum*-Lösung angefeuchtete Kompresse auflegen. Keinen Wattebausch in eine Stichwunde bringen, um das Gewebe nicht noch weiter zu beschädigen. Einweichen ist am besten, um den Oberflächenschmutz zu entfernen.

- ÜBER ERSTE HILFE HINAUS: Die Gefahr bei einer Stichwunde heißt Tetanus. Der Bazillus wird durch den Nagel, egal ob verrostet oder nicht, oder durch den jeweiligen Gegenstand in die Wunde gebracht, der sie verursacht hat, und entwickelt sich dann in dem luftlosen Trakt. Aufgrund der Tetanusgefahr bei jeder Stichwunde – ausgenommen winzigster Wunden – professionelle ärztliche Hilfe suchen.

Insektenstiche und -bisse

Bienen, Hornissen und Wespen

Stiche von Bienen, Hornissen und Wespen gehören zu den häufigsten Insektenstichen. Unmittelbar nach einem Stich verspürt man einen heftigen brennenden Schmerz, worauf die Einstichstelle zu jucken beginnt und rot wird. Manchmal erscheint eine hügelartige Erhebung, die innerhalb der nächsten paar Stunden abschwillt.

- Eines der gebräuchlichsten homöopathischen Heilmittel bei Bienenstichen ist *Apis mellifica.*

Apis wird aus der ganzen Honigbiene gewonnen. Lange bevor *Apis* »erprobt« wurde, kannten die amerikanischen Indianer die Heilkräfte der Honigbiene. Ein Arzt beschrieb 1847, wie eine Indianerin, eine Angehörige des Narragansett-Stammes, die Medizin aus rohen Bienen herstellte. »Sie verschloß die Bienen in einem Zinneimer mit Deckel und stellte ihn in einen heißen Ofen, bis sie tot waren; und anschließend zerrieb sie die Bienen zu Pulver und verordnete etwas davon in Sirup jeden Abend und Morgen.«

Wie in der U.S. *Homeopathic Pharmacopoeia* beschrieben, gibt man die lebenden Bienen heute in eine saubere Flasche mit weiter Öffnung und Stöpsel; die Flasche wird geschüttelt, um die Bienen zu irritieren. Man gießt eine Mischung aus Glyzerin, destilliertem Wasser und Alkohol in die Flasche und läßt die Bienen zehn Tage in dieser Mischung ziehen. Das innerliche Heilmittel wird aus Verdünnungen dieser Tinktur hergestellt.

Apis-Symptome sind: brennende, stechende Schmerzen, eine rosafarbene Schwellung, keine feste, harte Schwellung, sondern eher eine weiche und blasenartige, Verschlechterung durch Hitze.

Diese Kombination von Symptomen zeigt das Bedürfnis nach *Apis* an, egal ob die Beschwerden nun von einem Bienenstich herrühren oder von einem Ödem aufgrund eines Nierenleidens.

Es ist nicht notwendig, jedesmal bei einem Bienenstich ein innerliches Heilmittel zu nehmen. Unsere Einstellung ist, je weniger Medizin, desto besser. Wenn die angegriffene Stelle jedoch ein Knöchel oder ein Daumen ist – eine Stelle, die für eine Schwellung wenig Platz bietet –, kann der Stich äußerst schmerzhaft sein, und Sie werden die Erleichterung begrüßen, die das angezeigte Heilmittel schafft.

■ Wenn der Bienenstich nicht sehr ernst ist, genügt ein äußerliches Heilmittel wie *Ledum*-Tinktur.

Ein oder zwei Tropfen Tinktur auf einen Wattebausch geben und die Stelle damit einreiben. Eine Lösung muß nicht hergestellt werden. Sie benötigen nur eine kleine Menge Tinktur; außerdem hat der konzentrierte Alkohol in der Tinktur vielleicht eine neutralisierende Wirkung auf das Gift.

Wenn Sie keine *Ledum*-Tinktur zur Hand haben, *Arnica-*, *Calendula-*, *Urtica urens-* oder *Hypericum*-Tinktur verwenden. Diese Tinkturen wirken rasch, wie ich vergangenen Sommer beobachten konnte, als Virginia, ein Gast des Hauses, von einer Wespe gestochen wurde. Die Einstichstelle wurde sehr empfindlich, also holte ich meine Flasche *Ledum*-Tinktur und betupfte den Stich mit ein, zwei Tropfen. Ich ging aus dem Zimmer, um die Flasche zurückzubringen, und als ich wiederkam, verkündete Virginia mir fröhlich, daß die Empfindlichkeit verschwunden wäre. Die Einstichstelle war nur noch schwach gerötet.

Der *Food and Drug Administration* zufolge sterben jährlich etwa dreißig bis fünfzig Amerikaner an körperlichen Reaktionen auf Insektenstiche, und ungefähr ein bis zwei Millionen Patienten stehen aufgrund schwerer allergischer

Reaktionen auf stechende Insekten unter Lebensgefahr. Wenn Sie oder ein Mitglied Ihrer Familie überempfindlich gegen Insektenstiche sind, wäre es angeraten, einen homöopathischen Arzt zu konsultieren und sich hochpotenziertes *Apis* verordnen zu lassen. Ein Patient, der früher an allergischen Reaktionen litt, die durch Kurzatmigkeit, Furcht und ein Gefühl des Anschwellens der Kehle gekennzeichnet waren, trägt stets ein Päckchen *Apis* bei sich, damit er im Fall eines Bienenstichs gleich etwas einnehmen kann. Das hilft, auch wenn es das Idealste ist, Empfindlichkeit gegen Bienenstiche mit konstitutionellen Medikamenten zu behandeln.

Wenn ein Bienenstich keine *Apis*-Symptome hervorruft, gibt es andere homöopathische Heilmittel, die nützlich sind. Wie Sie sich vielleicht erinnern, heilt *Ledum* Stichwunden; daher ist es nicht überraschend, daß es häufig bei einem Bienenstich hilft, der eine Art Stichwunde ist. *Ledum*-Symptome sind Taubheit oder Empfindlichkeit gegen Berührung und Schmerzen, die sich nach oben ziehen können und durch Kälte gelindert werden.

Sogar bevor ich Ärztin wurde, überzeugte mich mein erstes Erlebnis mit *Ledum,* daß homöopathische Heilmittel tatsächlich wirksam sind. Meine Tochter Della, damals fünf Jahre alt, war ein abenteuerlustiges Kind. Eines Tages beschloß sie, einen Buggy zu inspizieren, der verlassen auf einem Feld nahe unseres Hauses stand. Sie kletterte in den Wagen, und plötzlich gingen Wespen auf sie los, die ihr Nest darin hatten. Vor Schmerzen schreiend und mit grotesk angeschwollenem Gesicht kam sie zu mir gelaufen. Ich rief unseren homöopathischen Arzt an, der *Ledum* empfahl, das ich so oft wie nötig anwenden sollte.

Mit der ersten Dosis ließ die Schwellung nach. Ich saß an ihrem Bett und konnte die Schwellung zurückgehen sehen, die hügelartigen Flecke, wo jeder Stich weiß geworden und von einer erhöhten roten Fläche umgeben war. Bald darauf wurde sie unruhig, bewegte sich, wurde wach und weinte. Ich legte eine weitere *Ledum*-Tablette unter ihre Zunge, und bald beruhigte sie sich wieder und schlief ein. Die Flecke verblaßten. Später während der Nacht schwoll das Gesicht erneut an, und ich gab ihr eine neue Dosis. Bevor die Schwellung endgültig zurückging, verabreichte ich ihr acht Dosen.

Wenn die betroffene Stelle rot ist und entzündet aussieht und wenn von ihr ein brennendes Gefühl ausgeht, ist *Cantharis,* aus der spanischen Fliege gewonnen, die beste Wahl. Wenn ein heftiger Schmerz von der Verletzung nach oben ausstrahlt, deutet dies unter Umständen auf in Mitleidenschaft gezogene Nerven hin. In diesem Fall lindert *Hypericum perfoliatum* die Schmerzen.

- ÜBER ERSTE HILFE HINAUS: Wenn der Betreffende gegen Insektenstiche allergisch ist, ihn sofort in die Notaufnahme des nächsten Krankenhauses bringen. Inzwischen *Apis* in der höchsten Potenz verabreichen, die Sie zur Hand haben.

Giftige Spinnen, Skorpione und Schlangen

Bekannte Arten giftiger Spinnen und Skorpione sind die Schwarze Witwe, die Braune Einsiedlerspinne, der Skorpion und die amerikanische Tarantel. Die häufigsten Arten von Giftschlangen in den Vereinigten Staaten sind die Klapperschlange, die Mokassinschlange und die Korallenschlange. Ihr Biß oder Stich ist nicht immer eine Sache auf Leben und Tod, verlangt jedoch sofortiges Handeln. Um den Biß oder Einstich herum können sich Röte und eine Schwellung zeigen, dazu kommen schmerzhafte Unterleibs- oder Muskelkrämpfe, Fieber, Schweißausbrüche und Übelkeit. Durch den Körper zieht sich ein beißender oder brennender Schmerz.

Sollten Sie von einer Giftspinne, einem giftigen Skorpion oder einer Giftschlange gebissen werden, sind diese Heilmittel empfehlenswert:

Carbolicum acidum (Karbolsäure). Ein Patient, der dieses Heilmittel benötigt, hat ein dunkelrotes Gesicht und ist um Mund und Nase herum blaß. Er scheint matt, nimmt Gerüche in erhöhtem Maß wahr.

Crotalus horridus (Klapperschlangengift). In ernsten Fällen verwendet, wenn die Symptome sich rasch nach Insekten- oder Schlangenbiß zeigen. Es tritt eine starke Schwellung und Verfärbung um den Biß herum auf.

Echinacea (Distel). Erprobungen haben keine klaren Indikationen ergeben, doch dieses Heilmittel hat sich bei Blutvergiftungen und Infektionen als wirksam erwiesen.

Lachesis (Schlangengift). Die betroffene Stelle ist dunkelrot oder -blau; unter Umständen sickert dunkelrotes Blut heraus.

Oxalicum acidum (Oxalsäure). Dieses Heilmittel hat sich in den Fällen als wertvoll erwiesen, wo die betroffene Stelle kalt und taub ist und wo heftige Schmerzen und Zittern auftreten.

Wenn Sie vorhaben, in einer von diesen giftigen Tieren heimgesuchten Gegend zu zelten oder zu leben, wäre es klug, sich die oben angegebenen Präparate zu beschaffen.

- ÜBER ERSTE HILFE HINAUS: Einen Eisbeutel auf den Biß legen, um die Ausbreitung des Gifts zu verzögern, und das Opfer schnellstmöglich in die Notaufnahme des nächsten Krankenhauses bringen. Inzwischen eines der angegebenen Heilmittel verabreichen.

Verbrennungen

Verbrennungen reichen von unbedeutenden, wenn auch schmerzhaften Verletzungen bis hin zu lebensbedrohenden. Die Ausdehnung an der betroffenen Körperoberfläche ist der Schlüssel für die Schwere der Verbrennung.

Verbrennungen, bei denen 10 Prozent oder weniger der gesamten Körperoberfläche in Mitleidenschaft gezogen sind, werden als geringfügig angesehen; schwere Verbrennungen bedecken mehr als 10 Prozent der gesamten Körperoberfläche. (Die Oberfläche der Hand macht 1 Prozent der gesamten Körperoberfläche aus.)

- Bei jeder Verbrennung tritt ein Schock ein. Sofort *Arnica* verabreichen. Gewöhnlich genügt eine Dosis; wenn der Schock anhält, die Dosis wiederholen.
- Nachdem der Schock vorbei ist, hat der Betreffende möglicherweise mehr Schmerzen. Falls dem so ist, alle fünfzehn Minuten *Cantharis* verabreichen. Fortfahren, bis eine Besserung festzustellen ist. Erneut *Cantharis* geben, wenn die Schmerzen zurückkehren.

Frauen, die in ländlichen Gegenden wohnen, machen viel Obst und Gemüse ein, und manche erleiden zwangsläufig Verbrennungen oder Verbrühungen. Dies passierte einer Patientin, Martha, die sich den ganzen rechten Unterarm durch Dampf verbrühte; die Verbrühung reichte von der Handfläche bis zum Ellbogen. Als sie mich anrief, riet ich ihr, einige Dosen *Cantharis* zu nehmen – alle fünfzehn Minuten zwei Tabletten, wenn die Schmerzen nachließen, sollte sie den Abstand zwischen den Dosen erhöhen.

Ich empfahl ihr auch, den Unterarm in *Hypericum*-Lösung zu baden und dann die verbrühte Fläche mit einem sauberen Tuch zu bedecken, das mit derselben Lotion angefeuchtet war. Als sie am nächsten Morgen in die Praxis kam, sagte sie, daß die Schmerzen nach der zweiten Dosis *Cantharis* aufgehört hätten, daher nahm sie das Heilmittel nicht mehr ein.

Bei der Untersuchung wies der Arm keine Blasen auf; die Haut war nur rosa und glatt. Die verbrühte Fläche heilte rasch ohne Narben.

- *Causticum,* ein mineralisches Ätzmittel, ist ein weiteres wirksames innerliches Heilmittel bei Verbrennungen. (Wir haben *Cantharis* zuerst erwähnt, weil es in Ihrem Heilköfferchen ist. Verwenden Sie das Mittel, das Sie gerade zur Hand haben.)

Die kürzlich verstorbene Dr. Dorothy Shepherd, Autorin von *Homeopathy for the First-Aider,* wendete *Causticum* bei schweren Fällen von Verbrennungen an, bei denen Schmerzen und Unruhe sowie Blasenbildungen auftraten. »*Causticum* beseitigt die heftigen Schmerzen innerhalb von sieben bis zehn Minuten und sollte jedesmal verabreicht werden, wenn sie zurückkehren.«

- *Urtica urens*-Tinktur, aus der Kleinen Brennessel hergestellt, ist ein milderndes äußerliches Heilmittel bei Verbrennungen.

Es wird am besten in flüssiger Form verwendet; ein halber Teelöffel Tinktur auf eine Tasse frisches Wasser. Mit sterilem Mull auftupfen oder eine mit *Urtica urens*-Lösung angefeuchtete Kompresse auflegen. *Hypericum*-Lösung und *Calendula*-Lösung sind ebenfalls äußerliche Heilmittel bei Verbrennungen; das Mittel verwenden, das Sie gerade zur Hand haben.

Kay, eine Patientin, die sich mit homöopathischen Erste-Hilfe-Mitteln gut auskennt, erinnerte sich an die Zeit, als ihre Tochter Margo, damals im Collegealter, eine Verbrühung durch Kaffee erlitt, als sie als Kellnerin arbeitete. »Ihre ganze Brust war vom Hals bis zur Taille bis aufs rohe Fleisch verbrüht«, sagte Kay. Durch falsche Behandlung von seiten des Restaurantpersonals wurde die Verbrennung erschwert; man hatte Vaselin auf die Verbrennung aufgetragen und sie mit Mull bedeckt. In der Notaufnahme mußte man das Vaselin entfernen, wodurch neue Schmerzen verursacht und die

Gewebe weiter beschädigt wurden. Als man Margo nach Hause brachte, schickte Kay sie sofort ins Bett, gab ihr eine Dosis *Cantharis* und rief mich an. Ich sagte ihr, sie solle den Mull mit *Calendula*-Lösung (die als Antiseptikum wirkt) lösen und die verbrannte Fläche feucht halten, bis das Wundgefühl verschwunden war.

Kay stellte eine Schale *Calendula*-Lösung an das Bett ihrer Tochter, tauchte mehrere große Leinentaschentücher in die Lösung und bedeckte mit ihnen die verbrannte Fläche. Die nächsten vierundzwanzig Stunden lang hielt sie die Taschentücher mit Lösung gut feucht.

»Margo hatte solche Angst, daß Narben zurückbleiben könnten«, sagte Kay, »aber die verbrannte Fläche heilte ohne Spur einer Narbe.«

- Wenn ich mich beim Kochen verbrenne, schneide ich als erstes ein Blatt von der *Aloe vera*-Pflanze ab, die auf der Fensterbank in meiner Küche steht.

Das Blatt dieser tropischen Pflanze enthält eine schleimige geleeartige Substanz. Ich zerreiße das Blatt und reibe die verbrannte Stelle mit der austretenden Flüssigkeit ein; das Gel lindert den Schmerz durch Aussperren der Luft und hat eine heilende Wirkung. Nebenbei bemerkt, benötigt eine *Aloe vera* wenig Pflege und vermehrt sich rasch. Die Ableger meiner Pflanze blühen in den Küchen zahlreicher Freunde und Patienten.

- PRAKTISCHE MASSNAHMEN: Die falsche Erste-Hilfe-Behandlung bei Verbrennungen kann äußerst schädlich sein.

Niemals fetthaltige Salbe auf die Verbrennung streichen. Wenn die Verbrennung schwer ist, muß der Arzt die Salbe wieder entfernen, wodurch das Opfer zusätzliche Schmerzen erleidet.

Hitze hat die verbrannte Fläche bereits sterilisiert; daher sollte kein nichtsteriles Material mit der Verbrennung in Berührung kommen. Die Fläche mit sterilem Mull oder einem Stück sauberen Tuch bedecken, damit sie nicht verunreinigt wird. Die verbrannte Fläche in kaltes Wasser tauchen, in das Sie einige Tropfen *Hypericum*- oder *Urtica urens*-Lösung gegeben haben.

Dies lindert die Schmerzen und verhindert ein Anstauen von Flüssigkeit in den Geweben um die Verbrennung herum.

Wenn Ihr Kleidungsstück von aus der Verbrennung austretender Flüssigkeit getränkt ist, es sofort entfernen, wo es sich mühelos ablösen läßt. Wenn es festhängt, darum herumschneiden. Die Fläche in ein Stück sauberes Material wie Bettlaken, Handtuch oder Waschlappen hüllen.

Blasen nicht aufstechen, es sei denn, es ist zur Schmerzlinderung unbedingt notwendig. Eine Blase bildet eine sterile Umhüllung für die Verbrennung. Wenn die Blase aufgeplatzt ist, ist die Verbrennung besonders anfällig für eine Infektion. Eine elektrische Verbrennung ist häufig schwerer, als sie im allgemeinen aussieht, da der Schaden unter der Haut wahrscheinlich größer ist als auf der Oberfläche. Wie jede schwere Verbrennung behandeln.

Chemische Verbrennungen mindestens fünf Minuten lang reichlich mit Wasser waschen; anschließend wie jede andere Verbrennung behandeln.

In Fall eines schwerverbrannten Patienten ist es wichtig, für eine ausreichende Aufnahme von Flüssigkeit zu sorgen. Wenn das Opfer bei Bewußtsein ist, einen Teelöffel Salz in einem halben Liter Wasser auflösen. Alle fünfzehn Minuten ein halbes Glas dieser Lösung zum Trinken geben. Wenn der Patient erbricht, keine Flüssigkeit mehr verabreichen. Niemals versuchen, einen Bewußtlosen zum Trinken zu veranlassen.

- Über Erste Hilfe hinaus: Wenn eine große Oberfläche des Körpers verbrannt oder wenn die Verbrennung sehr tief ist, das Opfer mit einem sauberen Laken bedecken und schnellstmöglich in die Notaufnahme des nächsten Krankenhauses bringen. Das Krankenhauspersonal vorher telefonisch benachrichtigen. Sofort *Arnica* gegen den Schock verabreichen.

Sportverletzungen

Fitneß ist »in«! Immer mehr Amerikaner joggen und spielen Tennis, Basketball, Handball oder betreiben andere Sportarten und ziehen sich gelegentlich eine Verletzung zu. Wenn Ihnen dies passiert, daran denken, daß Sie Hilfe zur Verfügung haben: eine Reihe homöopathischer Heilmittel, die Schmerzen lindern, die Heilung fördern und dank derer Sie schnell wieder Ihr Spiel aufnehmen können.

Wir kennen viele Freizeitsportler, die diese Heilmittel stets parat haben. Jane, die Koautorin dieses Buches, deren Traumurlaub eine Skireise ist, würde eher ihre Skistiefel zurücklassen als *Arnica.* Sandy, in Public Relations in Mill Valley, Kalifornien, tätig, gibt zu, daß ihr Tennisarm durch eine fehlerhafte Rückhand entstand, doch mit Hilfe von *Ruta graveolens* war sie bald wieder auf dem Tennisplatz und verbesserte ihren Schlag. John, ein junger Rechtsanwalt in Westchester, New York, schwört auf *Rhus tox.,* wenn er sich beim Squash eine Bänderzerrung holt.

Behandeln Sie Ihre leichten Sportverletzungen mit einer Kombination von homöopathischen Heilmitteln und Erste-Hilfe-Maßnahmen, wie aus der Tabelle am Ende dieses Kapitels ersichtlich.

Heilmittel bei Unfällen

- DOSIS: Zwei Tabletten drei- oder viermal täglich – oder bei starken Schmerzen alle 30 bis 60 Minuten. Mittel weniger häufig verabreichen, sobald der Patient sich besser fühlt; Absetzen des Mittels bei völliger Beschwerdefreiheit.

Wenn Sie unter Aufsicht eines Homöopathen stehen, *keine Mittel bei akuter Krankheit nehmen ohne vorherige Absprache mit Ihrem Arzt.*

Quetschungen

Heilmittel	Allgemeine Indikationen	Schlechter durch	Besser durch
Arnica	Allgemeine Quetschungen Verletzung durch Schlag oder Sturz Schock	Geringste Berührung Ruhe	Hinlegen Kopf nach unten
Hypericum (innerlich oder Lösung)	Nervenquetschungen Nervenverletzungen: Musikantenknochen Fingerspitzen Nagelbett Handflächen Fußsohlen Steißbein Zehen Stichwunden	Kälte Berührung	
Ledum (innerlich oder Lösung)	Quetschungen: kalte und taube gequetschte Teile langanhaltende Quetschungen Blaues Auge, »Veilchen« Splitter unter Nagel Gequetschte Nerven Stichwunden	Wärme	Baden in kaltem Wasser
Ruta	Verletzungen von Knochen Knochenhaut Schienbein Weichgeweben Vorfall der ganzen Wand des unteren Mastdarms Handgelenk- und Knöchelverstauchungen	Hinlegen Kaltes nasses Wetter	

Zerrungen

Heilmittel	Allgemeine Indikationen	Erste-Hilfe-Maßnahmen
Arnica	Wundes Quetschungsgefühl Gezerrte Rückenmuskeln Wunde, entzündete Muskeln	Verletzten Teil hochlegen Während der ersten 24 Stunden kalte Packungen auflegen; danach Wärme zuführen. Locker mit elastischer Binde umwickeln,um die verletzte Fläche abzustützen.
Rhus toxicodendron	Wunde, entzündete Muskeln Gerissene Bänder und Sehnen Gequetschtes Periost (Knochenhaut) Schlimmer bei erster Berührung, besser nach Abstützen	

Anmerkung: Wenn Zerrung oder Verstauchung ernst scheint, ärztliche Hilfe suchen. Inzwischen das Heilmittel nehmen, das mit den Symptomen am engsten übereinstimmt.

Verstauchungen

Heilmittel	Allgemeine Indikationen	Erste-Hilfe-Maßnahmen
Arnica (innerlich oder Lösung)	Verletzungsschock Blutung in Geweben	Verletzte Fläche sanft mit *Arnica*-Öl oder -Lösung einreiben, aber nur bei unverletzter Haut. Verletzten Teil hochlegen. Zur Linderung von Schwellung und Schmerz während der ersten 24 Stunden Eisbeutel oder kalte Kompresse auflegen; danach Wärme zuführen. Verletzte Fläche mit elastischer Binde umwickeln.
Bryonia	Verletztes Gelenk angeschwollen, schmerzend Schlimmer durch Bewegung	
Ledum	Verletztes Gelenk kalt und taub Starke Schwellung	
Rhus toxicodendron	Nach *Arnica* Heißes angeschwollenes Gelenk Gefühl des Knirschens bei erster Berührung; besser, wenn abgestützt	
Ruta graveolens	Nach *Arnica* Gerissene und gezerrte Sehnen oder Bänder Gequetschtes Periost (Knochenhaut) Schlimmer bei kaltem nassen Wetter	
Symphytum (innerlich und Lösung)	Nach *Arnica* und *Ruta*, falls notwendig Verletzungen von Muskeln, Sehnen und Knochenhaut	

Anmerkung: Wenn Zerrung oder Verstauchung ernst scheint, ärztliche Hilfe suchen. Inzwischen das Heilmittel nehmen, das mit den Symptomen am engsten übereinstimmt.

Wunden

Heilmittel	Allgemeine Indikationen und Nutzen	Schlechter durch	Besser durch
Arnica	Verletzungsschock Beschleunigt Heilung Ausgezackte Wunden (nur innerliche Anwendung)	Leichte Berührung Wärme Ruhe	Kopf nach unten
Calendula	Reinigt und beschleunigt Heilung von: Schürfwunden (Lösung) Kratzwunden (Lösung) Oberflächliche Wunden (Lösung)		
Hepar sulphur	Rote, geschwollene schmerzende Wunden	Liegen auf der schmerzenden Seite Leichte Berührung Leisester Zug	Wärme
Hypericum	Lindert Nervenschmerzen und Schmerzen von ausgezackten Wunden Reinigt und beschleunigt Heilung von: Ausgezackten unregelmäßigen Schnittwunden (Lösung) Rißwunden (Lösung) Schmerzhafte Verbrennungen (Lösung)	Berührung Kälte	Zurückbeugen des Kopfes
Ledum	Reinigt Stichwunden (Lösung)	Nacht Bettwärme Warme Packungen	Kalte Packungen

Insektenbisse und -stiche

Heilmittel	Allgemeine Indikationen	Schlechter durch	Besser durch
Apis Bienen-, Hornissen- und Wespenstiche	Brennende stechende Schmerzen Rasches rosafarbenes Anschwellen Keine harte, sondern weiche Schwellung	Wärme Heiße Packungen	
Arnica (Tinktur) Bienen-, Hornissen- und Wespenstiche	Lindert sofort den Schmerz, wenn es direkt auf den Stich aufgetragen wird	Geringste Berührung Ruhe	Hinlegen Kopf nach unten
Calendula (Tinktur) Bienen-, Hornissen- und Wespenstiche	Lindert Schmerzen und Schwellung, wenn es direkt auf den Stich aufgetragen wird		
Cantharis Bienen-, Hornissen- und Wespenstiche	Rote und entzündete Stiche Brennendes Gefühl	Berührung Näherkommen	Sanfte Massage
Carbolicum acidum Bisse von Giftspinnen, giftigem Skorpion und Giftschlangen	Dunkelrotes Gesicht Blässe um Mund und Nase Teilnahmslos, träge Empfindlich gegen Gerüche		
Crotalus horridus Bisse von Giftspinnen, giftigem Skorpion und Giftschlangen	Rasches heftiges Einsetzen der Symptome Starke Schwellung Verfärbung um den Biß	Erschütterung	
Echinacea Bisse von Giftspinnen, giftigem Skorpion und Giftschlangen	Rote Streifen Blutvergiftung und Infektion Verfärbung um den Biß		
Hypericum (innerlich oder Tinktur) Bienen-, Hornissen- und Wespenstiche	Schwerer, sich nach oben ziehender Schmerz	Kälte Berührung	Zurückbeugen des Kopfes
Lachesis Bisse von Giftspinnen, giftigem Skorpion und Giftschlangen	Betroffene Stelle dunkelrot oder -blau Aussickern von dunklem Blut	Nach Schlaf	

Insektenbisse und -stiche

Heilmittel	Allgemeine Indikationen	Schlechter durch	Besser durch
Ledum (innerlich oder Tinktur) Bienen-, Hornissen- und Wespenstiche	Stichwunden und Stiche Taubheit oder hohe Empfindlichkeit bei Berührung Schmerzen ziehen sich nach oben Verletzte Teile können kalt sein	Nacht Wärme des Betts	Kalte Packungen Kaltes Baden
Oxalicum acidum Bisse von Giftspinnen, giftigem Skorpion und Giftschlangen	Betroffene Stelle kalt und taub Heftiger Schmerz Zittern von Händen und Füßen	Geringste Berührung Nachdenken über sich selbst	

Anmerkung zu Bienen-, Hornissen- und Wespenstichen: Wenn das Opfer gegen Insektenstiche allergisch ist, es schnellstmöglich in die Notaufnahme des nächsten Krankenhauses bringen. Inzwischen Apis in der höchsten Potenz verabreichen, die Sie zur Hand haben.

Anmerkung zu Bissen von Giftspinnen, giftigem Skorpion und Giftschlangen: Einen Eisbeutel auf den Biß legen, um die Verbreitung des Gifts zu verzögern, und das Opfer schnellstmöglich in die Notaufnahme des nächsten Krankenhauses bringen. Inzwischen eines der hier erwähnten Heilmittel verabreichen.

Verbrennungen

Heilmittel	Instruktionen
Arnica	Zuerst verabreichen, um Schock zu verhindern.
Cantharis	Wenn Schmerz nach *Arnica* anhält, alle fünfzehn Minuten 2 Tabletten verabreichen, bis der Schmerz nachläßt. Falls Schmerz zurückkehrt,erneut *Cantharis* verabreichen.
Causticum	Wenn als Begleiterscheinung zu den Schmerzen Unruhe und Blasenbildung auftreten, alle fünfzehn Minuten 2 Tabletten verabreichen, bis der Schmerz nachläßt.
Aloe vera	Gel der Pflanze bildet eine Schutzschicht, lindert Schmerzen und fördert die Heilung.
Calendula-Lösung	Verbrannte Fläche in kaltes Wasser tauchen, dem man einige Tropfen *Calendula*-Sucus oder -Tinktur beigegeben hat.
ODER	
Hypericum-Lösung	Verbrannte Fläche in kalte *Hypericum*-Lösung tauchen. Verband sollte mit *Hypericum*-Lösung getränkt werden. Verband anlegen, um Serumverlust zu verhindern und Gewebebildung zu fördern.
ODER	
Urtica urens-Lösung	Mildernde Lotion, wenn äußerliche Anwendung erfolgt. Lindert rasch Schmerzen und wirkt heilend. Angezeigt bei älteren Verbrennungen, die jucken und stechen.

Sportverletzungen

Verletzung	Heilmittel	Erste-Hilfe-Maßnahmen*
Dermatophytose der Füße	*Calendula*	Fuß gründlich mit Wasser und milder Seife (vorzugsweise *Calendula*-Seife) waschen. *Calendula*-Salbe auftragen. Fuß der Luft aussetzen. Synthetische oder farbige Strümpfe vermeiden.
Bluten aus dem Mund	*Calendula*	Mund mit *Calendula*-Lösung ausspülen.
Blasen Wunde, brennende Schmerzen Besser durch kalte Packungen	*Cantharis*	Stelle säubern; zum Schutz vor Druck und und Schmutz bandagieren.
Brennende Hitze	*Urtica*	
Gebrochene Rippe Schmerzen	*Bryonia*	In bequemer Lage ruhen. Erschütterung vermeiden.
Wenn Schmerz nachläßt Zur Förderung der Knochenheilung	*Symphytum*	
Zerdrückte Finger und Zehen	*Hypericum*	Ruhen und verletzten Teil hochlegen.
Quetschungen (Blaues Auge, Gesichtsquetschung, Fersen- oder Zehenquetschung, Kniequetschung, abgeschürfte Haut, Zerrungen)	*Arnica*	Säubern, falls nötig. Eisbeutel auf die Quetschung legen.

* Diese Vorschläge sind nur Erste-Hilfe-Maßnahmen und sollen keine professionelle ärztliche Behandlung ersetzen. Bei jeder ernsten Verletzung den Arzt aufsuchen.

Sportverletzungen

Verletzung	Heilmittel	Erste-Hilfe-Maßnahmen
Schnitt- und Schürfwunden Allgemein	*Calendula*-Lösung	Stelle sanft, aber gründlich mit milder Seife und Wasser waschen, mit klarem Wasser abspülen, *Calendula*-Lösung auftragen. Einen sterilen nichtklebenden Mullverband anlegen und in Ruhe lassen. Verband mit *Calendula*-Lösung angefeuchtet halten.
Nerven (Zehen, Finger usw.)	*Hypericum*-Lösung	Die obigen Anweisungen befolgen, doch Calendula-Lösung durch *Hypericum*-Lösung ersetzen.
Frakturen Bei Schock und Schmerzen	*Arnica*	Patient warm halten und mit *Arnica* behandeln, um Schock vorzubeugen. Eis auf die schmerzende Stelle legen. Wenn der Patient mit gebrochenem Knochen bewegt werden muß, eine Schiene anlegen, damit die Knochen nicht bewegt werden.
Leistenjucken	*Colendula*-Lösung oder *Calendula*-Salbe	Leistengegend sauber und trocken halten. *Calendula*-Lösung oder -Salbe auftragen. Speisestärke als Puder verwenden.
Nasenbluten Heftiges Bluten durch kräftiges Naseputzen	*Phosphorus*	Ruhig mit Kopf nach vorn sitzen. Nasenlöcher 5 bis 10 Minuten zusammenkneifen.
Hellrotes Blut; sprudelnd	*Ipecac*	Wenn Nasenbluten anhält, Nasenloch mit Wattepfropf oder sterilem Mull verstopfen. Auf den Rücken legen; Kopf erhöht, kaltes nasses Tuch über das Gesicht.
Überanstrengung Wundes Quetschungsgefühl Schmerzende Muskeln und Gelenke Allgemeine Müdigkeit	*Arnica*	Ruhen; leichter Sport zum Aufwärmen der Muskeln. Warmes entspannendes Bad.
Schienbeinschmerzen durch Prellungen usw.	*Arnica*	Zur Schmerzlinderung Eisbeutel auflegen; anschließend Wärme zuführen und Stelle sanft massieren.

Sportverletzungen

Verletzung	Heilmittel	Erste-Hilfe-Maßnahmen
Wunde entzündete Muskeln	*Arnica* (innerlich und Lösung)	Verletzte Stelle mit *Arnica*-Öl oder -Lösung massieren. Zur Schmerzlinderung kalte Packungen auflegen; dann Wärme zuführen.
Verstauchter Knöchel oder verstauchtes Handgelenk	*Arnica* (innerlich und Lösung)	Verletzte Stelle sanft mit *Arnica*-Öl oder oder -Lösung massieren, doch nur bei unverletzter Haut.
Falls besser durch kalte Packungen	*Ledum*	
Nach Abklingen der Schwellung	*Arnica* (innerlich und Lösung)	Die verletzte Stelle hochlegen; während der ersten 24 Stunden kalte Packungen auflegen; dann Wärme zuführen.
Nach *Arnica*, falls nötig	*Ruta graveolens*	Verletztes Gelenk locker mit elastischer Binde umwickeln.
Falls Schwäche nach 2 Wochen noch anhält	*Calcarea carbonica*	
Gezerrte Muskeln Sehnen, Bänder	*Rhus toxicodendron*	Die verletzte Stelle hochlegen; während der ersten 24 Stunden kalte Packungen auflegen; dann Wärme zuführen. Verletzte Stelle mit elastischer Binde umwickeln.
Sonnenstich und Erschöpfung durch Hitze		Opfer an einen kühlen oder schattigen Ort bringen.
Gesicht heiß und gerötet Rasende Kopfschmerzen Wallende Erregung	*Glonoinum*	Kaltes nasses Tuch auf den Kopf legen. Ist das Opfer bei Bewußtsein, 1 Teelöffel Salz in einem halben Liter Wasser auflösen; Opfer zum Trinken mehrerer Gläser veranlassen.
Pupillen erweitert Puls stark und hämmernd Haut brennend, trocken, gerötet	*Belladonna*	

Sportverletzungen

Verletzung	Heilmittel	Erste-Hilfe-Maßnahmen
Sonnenstich und Erschöpfung durch Hitze Übelkeit Blässe Feuchter Schweiß Erschöpfung Puls rasch und schwach	*Veratrum album*	
Krämpfe, zusätzlich zu den *Veratrum album*-Symptomen	*Cuprum metallicum*	
Tendinitis (Sehnenentzündung) Schmerzhaft bei beginnender Bewegung; besser nach fortgesetzter Bewegung Schlimmer bei feuchtem Wetter	*Rhus toxicodendron*	Mit elastischer Binde umwickeln, um Bewegung in schmerzendem Gelenk einzuschränken.
Lahmes Gefühl Fehlen ausgeprägter *Rhus tox.*-Symptome	*Ruta*	
Tennisellbogen	*Ruta*	Eis auflegen und den Arm einige Tage ruhen lassen.
Verzerrtes Knie Am ersten Tag einnehmen	*Arnica*	Während der ersten 24 Stunden kalte Packungen auflegen; anschließend Wärme zuführen. Die verletzte Stelle mit elastischer Binde umwickeln, um Bewegung einzuschränken.
Falls schlimmer bei geringster Bewegung; am zweiten Tag einnehmen	*Bryonia*	Das verletzte Knie hochlegen und ruhen lassen.

In Notfällen

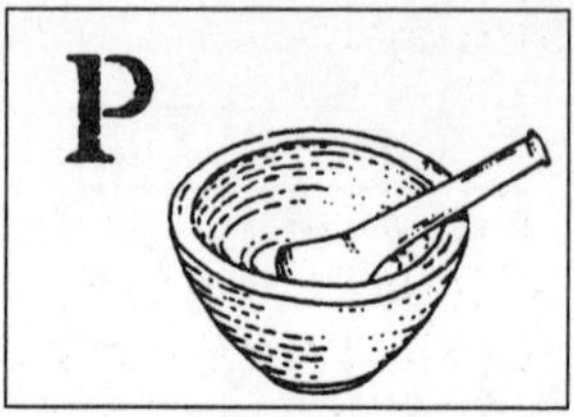

Phosphorus – Phosphor

Ein echter Notfall ist ein lebensbedrohender Zustand. Es gibt nur zwei Situationen, die sich als *echter* Notfall erweisen: starkes Bluten und Behinderung der Atmung. Diese beiden Fälle besprechen wir in diesem Kapitel.

Weitere dringliche Zustände, die sofortige Hilfe erfordern – wie Schock, plötzlicher Kollaps, Augenerkrankungen, Fieber, Sonnenstich und Hitzschlag –, werden gewöhnlich ebenfalls als Notfälle angesehen, und dieses Kapitel liefert Ihnen moderne Erste-Hilfe-Verfahren und eine Beschreibung der geeigneten homöopathischen Heilmittel für die eben genannten und andere Situationen.

Für viele scheint eine zahnärztliche Behandlung oder eine Operation ein Notfall; daher haben wir auch Heilmittel angegeben, die Ihnen vor, während und nach derartigen Behandlungen helfen. Jedes der für eine Zahnbehandlung aufgeführten Heilmittel eignet sich für eine Operation; wir haben beides in der Tabelle am Ende des Kapitels zusammengefaßt.

Homöopathische Heilmittel aktivieren den Abwehrmechanismus des Körpers und bewirken, daß der Patient nicht mehr allzusehr unter seinen Beschwerden leidet. Die in diesem Kapitel gebotene Kombination von Homöopathie und Erster Hilfe läßt Sie mit jedem Notfall fertig werden und erleichtert Ihnen deshalb das richtige Verhalten bis zum Eintreffen des Arztes.

Blutungen

Um eine Blutung aus einer Wunde oder Verletzung zum Stillstand zu bringen, sterilen Mull (oder das sauberste verfügbare Material) fest über die Wunde drücken. Wenn dies nicht hilft, festen Druck auf das Blutgefäß über der Wunde ausüben. Wenn die Blutung aufhört, den Verband mit einer Bandage fest umwickeln und den Patienten zum Arzt bringen.

Eines der folgenden innerlichen homöopathischen Heilmittel wählen, dessen Symptome mit der Situation am besten übereinstimmen:

Arnica (Arnika). Ihre erste Wahl, wenn die Blutung von einer Verletzung herrührt oder wenn der Patient unter Schock steht.

Carbo veg. (Holzkohle). Bei stetigem Aussickern von dunklem Blut mit plötzlichem Kollaps; kalter Atem; kalte Glieder; feuchtkalter Schweiß und Hunger auf Luft.

China (China). Schwäche durch Blutverlust, wie durch Mattigkeit, verschwommenes Sehen, Ohrenklingen und in extremen Fällen durch Hunger auf Luft (Ringen nach Luft oder Gähnen) angezeigt.

Ipecac (Brechwurz). Ströme leuchtend roten Bluts wie bei Nasenbluten, dazu starke Übelkeit, kalter Schweiß, schwacher Puls, Ringen nach Luft.

Sabina (Sadebaum). Bei drohender Fehlgeburt und Gebärmutterblutungen. Mittel verhindert eine Fehlgeburt nicht unbedingt, verbessert aber den Zustand der Patientin.

Phosphorus (Phosphor). Bei heftigem, häufig durch kräftiges Naseputzen verursachtem Nasenbluten und jeder Art von Blutung; wenn kleine Wunden stark bluten.

- ÜBER ERSTE HILFE HINAUS: Wenn eine Blutung durch ein pathologisches Leiden verursacht worden ist, kann ein Erste-Hilfe-Mittel das zugrunde liegende Leiden nicht heilen. Es kann allerdings dazu beitragen, die Blutung unter Kontrolle zu bringen, bis eine ärztliche Behandlung durchgeführt worden ist.

Behinderung der Atmung

Das Gehirn und andere lebenswichtige Organe benötigen eine ständige Zufuhr lebensspendenden Sauerstoffs. Die Atmung kann durch Ersticken behindert werden, wenn Nahrung oder andere Fremdkörper in die Luftwege geraten, auch durch Ertrinken, allergische Schwellung der Kehle oder schwere Asthmaanfälle.

Sofortiges Handeln ist notwendig, um wieder für die Zufuhr von Sauerstoff zu sorgen und die dauerhafte Zerstörung lebenswichtiger Organe zu verhindern.

Ersticken

Der Erstickende kann weder sprechen noch atmen. Wenn jemand zusammenbricht, während er ißt, und nicht atmet, ist er wahrscheinlich am Ersticken. Sie müssen rasch handeln; wer Nahrung in die Luftwege bekommt, stirbt gewöhnlich in vier Minuten. Eine der beiden Arten des Heimlich-Manövers anwenden, das von einem Chirurgen, Dr. Henry J. Heimlich, empfohlen wird, und dann, falls nötig, ein Heilmittel verabreichen.

- *Das Heimlich-Manöver im Stehen.* Wenn das Opfer steht oder sitzt, sich hinter es stellen und die Arme um seine Taille schlingen. Eine Hand zur Faust ballen und diese mit der Daumenseite nach innen auf den Bauch des Opfers – kurz über dem Nabel und unter den Rippen – legen. Die Faust mit der anderen Hand packen und mit *raschem aufwärts gerichteten Stoß* in den Bauch des Opfers drücken. Das Heimlich-Manöver mehrmals wiederholen, bis die Nahrung herauskommt.
- *Das Heimlich-Manöver im Liegen.* Wenn das Opfer zusammengebrochen und zum Aufheben für Sie zu schwer ist, es mit dem Gesicht nach oben hinlegen und sich mit gespreizten Beinen über die Hüften des Opfers knien. Eine Hand auf die andere legen und den Handballen der unteren Hand auf den Bauch des Opfers – kurz über dem Nabel und unter den Rippen – legen. Mit *raschem aufwärts gerichteten Stoß* in den Bauch des Opfers drücken. Falls nötig, das Heimlich-Manöver mehrmals wiederholen.

Wenn Sie klein sind und das Opfer nicht umfassen können, können Sie den Menschen mit dieser Art des Manövers retten, bei dem Sie ihr Körpergewicht einsetzen.

Wenn der Patient nach einem Erstickungsanfall unter Angstzuständen leidet, eine Dosis *Aconitum* verabreichen. *Aconitum* wird aus dem Eisenhut gewonnen und ist schon von den Römern als Arznei verwendet worden. Wenn der Patient sich nach einem zu heftig durchgeführten Heimlich-Manöver gequetscht und wund fühlt, *Arnica* verabreichen.

Ertrinken

Unlängst ist gezeigt worden, daß das Heimlich-Manöver Wasser aus den Lungen pressen kann. Um einen Ertrunkenen wieder zum Leben zu erwecken, erstens das Heimlich-Manöver wie im Abschnitt »Ersticken« angegeben durchführen. Zweitens die Luftwege so rasch wie möglich säubern:

Den Mund des Opfers auswischen und den Kopf nach hinten biegen. Sofort Mund-zu-Mund-Beatmung durchführen. Wenn das Herz zu schlagen aufgehört hat, Wiederbelebungsversuche durch äußerliche Herzmassage anstellen.

So lange mit den Wiederbelebungsversuchen fortfahren, bis Hilfe kommt. Im Gegensatz zum Erstickungsopfer, das innerhalb von vier Minuten stirbt, wenn ihm nicht geholfen wird, haben Ertrunkene, die bis zu dreißig Minuten unter Wasser gewesen sind, überlebt.

- So bald wie möglich *Antimonium tartaricum* (Antimontartrat) verabreichen.

Antimonium tart., eines unserer wertvollsten Heilmittel aus der Welt der Mineralien, ist angezeigt, wenn der Patient kalt und blau und mit feuchtkaltem Schweiß bedeckt ist; er hat einen rasselnden Atem und ertrinkt in den eigenen Absonderungen des Körpers, ob nun durch tatsächliches Ertrinken oder durch Atmungs- oder Herzversagen. Dosis: alle zehn bis fünfzehn Minuten oder bis eine Besserung offensichtlich ist.

Da es gefährlich ist, irgend etwas in den Mund eines Bewußtlosen zu tun, zwei Tabletten in einem viertel Teelöffel Wasser aufweichen und unter die Zunge oder an die Innenseite der Wangen legen. Die Medizin wirkt, solange sie mit den Schleimhäuten in Berührung ist.

Wenn der Patient durch den Mund atmet und die Mundgewebe sehr trocken sind, den Finger mit etwas Wasser anfeuchten, bevor man die Tabletten an die Innenseite der Wangen oder unter die Zunge legt.

Allergisches Anschwellen der Atemwege

Ein plötzliches Anschwellen der Zunge oder der Gewebe von Hals und Kehle tritt selten auf, ist aber ernst, da sich dadurch die Luftwege verschließen können. Dieser allergische oder anaphylaktische Schock kann eintreten, wenn ein überempfindlicher Mensch von einer Biene gestochen worden ist oder Penicillin genommen hat.

- Ungeachtet der Art von Allergie hat *Apis mellifica* (Honigbiene) sich bei diesem Notfall als lebensrettend erwiesen. Wenn Sie überempfindlich gegen Bienenstiche sind, sollten Sie *Apis* jederzeit bei sich haben. Falls möglich, sich von einem homöopathischen Arzt über die Verordnung von hochpotenziertem *Apis* beraten lassen.

Asthmaanfall
Die Behandlung von Asthma ist ein kompliziertes medizinisches Problem und sollte von einem Arzt durchgeführt werden. Während Sie auf ärztliche Hilfe warten, können Sie die Symptome mit einem dieser Heilmittel mildern:

Arsenicum album (Arsen). Der Patient leidet unter Angstzuständen und Unruhe. Kann sich wegen eines Gefühls des Erstickens nicht hinlegen, das kurz nach Mitternacht auftritt.

Carbo vegetabilis (Holzkohle). Asthmaanfall tritt nach langem krampfartigen Hustenanfall mit Brechreiz und Erbrechen auf. Patient fühlt sich nach Essen oder Sprechen schlechter; fühlt sich am Abend schlechter.

Ipecacuanha (Brechwurz). Patient muß plötzlich keuchen und hat ein Gefühl des Erstickens; hustet unaufhörlich, bringt aber keinen Schleim heraus. Drückendes Gefühl auf der Brust.

Nux vomica (Brechnuß). Asthmaanfall erfolgt oft nach einer Magenverstimmung mit häufigem Aufstoßen. Patient ist übermäßig gereizt.

Schock

Selbst bei geringfügigen Verletzungen kann als Begleiterscheinung ein Schock auftreten. Sie hauen mit dem Hammer auf den Finger statt auf den Nagel und empfinden ein plötzliches krampfartiges Gefühl im Magen, haben erhöhten Puls und atmen schneller.

Je ernster die Verletzung, desto größer ist natürlich auch das Ausmaß des Schocks. Symptome sind blasse, feuchtkalte Haut, rasch ansteigender Puls, Unruhe, flaches Atmen, ein Gefühl drohenden Unheils. Diese Symptome sind auf Kreislaufstörungen und eine sich daraus ergebende fehlende Sauerstoffzufuhr für das Nervensystem und andere Gewebe zurückzuführen.

Um den Schock zu verringern, den Patienten beruhigen. Auf den Rücken legen und die Beine hochlegen (ausgenommen bei Kopf- oder Brustverletzungen, wenn der Kopf leicht höher liegen sollte als die Füße). Das Blut soll zum Gehirn fließen; die Schwerkraft kann dabei helfen.

Die Kleidung des Patienten lockern. Patient mit Decken warm halten, aber nicht überhitzen, da dies zu weiterem Flüssigkeitsverlust durch Schwitzen führt. Wenn der Patient bei Bewußtsein und durstig ist, ein heißes Getränk wie gesüßten Tee verabreichen, aber nichts Kaltes.

- *Arnica* ist das beste Heilmittel bei Schock. Alle fünfzehn Minuten *Arnica* verabreichen, dann allmählich damit aufhören, wenn sich beim Patienten Zeichen der Besserung zeigen (falls nötig, im Abschnitt »Ertrinken« nachsehen, wie man einem Bewußtlosen ein Heilmittel verabreicht).
- Wenn der Betreffende aufgeregt, unruhig, außerordentlich angsterfüllt ist, *Aconitum napellus* (Eisenhut) statt *Arnica* verabreichen.

Ohnmachtsanfall

Wenn die Blutzufuhr zum Gehirn aus irgendeinem Grund nicht ausreicht, um den benötigten Sauerstoff zu liefern, zwingt die Natur den Menschen dazu, die günstigste Lage zur Wiederherstellung dieser Zufuhr einzunehmen – der Betreffende fällt um und liegt flach, wodurch das Gehirn mit genügend Sauerstoff versorgt wird.

Nehmen Sie daher zur Kenntnis, was der Körper so klug befiehlt, und folgen Sie dem Beispiel. Den Patienten mit dem Gesicht nach oben hinlegen und feste Kleidung lockern. Nicht zulassen, daß sich Leute um den Patienten versammeln; dies beeinträchtigt die Luftversorgung des Patienten. Wenn man die Ursache der Ohnmacht festgestellt hat, hilft eines der folgenden Heilmittel:

Chamomilla (deutsche Kamille). Ohnmacht durch starke Schmerzen.

Chinchona officinalis (China). Ohnmacht durch Blutverlust.

Coffea cruda (Kaffee). Ohnmacht durch Aufregung.

Hepar sulphuris (Kalkschwefelleber). Ohnmacht durch leichte Schmerzen.

Pulsatilla (Kuhschelle). Ohnmacht durch heiße stickige Atmosphäre.

Wer wiederholt Ohnmachten erleidet, sollte sich von einem homöopathischen Arzt konstitutionell behandeln lassen.

■ ÜBER ERSTE HILFE HINAUS: Eine einfache Ohnmacht kann durch Furcht, eine Gemütsverstimmung, starke Schmerzen oder schlechte Belüftung verursacht werden. Andererseits kann eine Ohnmacht etwas Ernstes wie innere Blutungen oder einen Herzanfall anzeigen. (Bei einem Herzanfall kommt es gewöhnlich zu Kurzatmigkeit, Brustschmerzen und gelegentlich Bauch- und Unterleibsschmerzen.) Wenn die Ohnmacht länger als einige Minuten andauert, den Patienten warm halten und in die Notaufnahme des nächsten Krankenhauses bringen.

Vergiftung

Eine Lebensmittelvergiftung wird durch verunreinigte Nahrung oder toxische Substanzen wie giftige Beeren oder Pilze verursacht. Der Abwehrmechanismus reagiert auf das Vorhandensein dieser gefährlichen Substanzen und versucht sie durch Erbrechen auszustoßen, das häufig von Krämpfen und Schwäche begleitet wird.

Wenn man weiß, daß das Gift Nahrung und keine korrodierende Substanz oder ein Petroleumprodukt ist, das Opfer durch Brechwurzsirup (ohne Rezept in Apotheken erhältlich) zum Brechen bringen. Dosis: Einen Eßlöffel Brechwurzsirup in einer Tasse Wasser vermischen (ein halber Eßlöffel bei Kindern unter einem Jahr). Wenn innerhalb von fünfzehn Minuten kein Erbrechen eintritt, die Dosis wiederholen. Falls nötig, den Finger in den Hals des Opfers stecken, um das Erbrechen herbeizuführen.

- Wenn es sich um einen Fall von Lebensmittel- oder Ptomainvergiftung handelt, nach dem Brechen *Arsenicum album* verabreichen. *Arsenicum* wird aus dem tödlichen Gift Arsen hergestellt, das in seinem homöopathisch potenzierten Zustand ein wirksames und ungefährliches Heilmittel ist.

Unzählige Male habe ich für diesen unangenehmen Zustand *Arsenicum* empfohlen, und bislang hat es seinen Zweck nie verfehlt. Vor kurzem rief Mrs. Jones in großer Sorge an. Sie wußte, daß das Fleisch, das sie am Vorabend in einem Restaurant gegessen hatte, »komisch« geschmeckt hatte. Gegen vier Uhr morgens begann sie zu brechen und bekam Durchfall. Ich empfahl jede Stunde drei- bis viermal *Arsenicum,* dann nur noch, wenn Erbrechen und Durchfall anhalten sollten. An jenem Tag verzichtete Mrs. Jones klugerweise auf jegliche Nahrung; am nächsten Tag fühlte sie sich wieder wohl.

Dies zeigt deutlich, wie die Homöopathie mit Ihrem Körper zusammenarbeitet, statt gegen ihn anzukämpfen. Mrs. Jones' Organismus versuchte, das giftige Material loszuwerden, ein unangenehmer, aber notwendiger Vorgang. Das homöopathische Heilmittel gab dem Abwehrmechanismus einen kleinen Stoß in diese Richtung. Die Einnahme eines Medikamentes gegen Erbrechen oder Durchfall hätte ihren Körper dazu gezwungen, dieses giftige Material bei sich zu behalten.

- ÜBER ERSTE HILFE HINAUS: Kein Erbrechen herbeiführen, wenn das verdaute Gift eine korrodierende Substanz ist wie Säure, Ammoniak, flüssiges Reinigungsmittel, Abflußreiniger oder Lauge oder ein Petroleumprodukt wie Kerosin, Terpentin oder Farbenverdünner. Während des Brechens könnte ein Mensch diese Substanz in die Lunge inhalieren – gefährlicher, als sie im Magen zu haben.

Kein Erbrechen herbeiführen, wenn das Gift eine unbekannte Substanz oder wenn das Opfer bewußtlos ist. Falls möglich, das auf dem Behälter, in dem sich das Gift befand, angegebene Gegenmittel verabreichen. Wenn das Gegenmittel unbekannt ist, das Gift im Magen verdünnen: Einen Teelöffel bis einen Eßlöffel aktivierte Holzkohle in einem

Glas Wasser verrühren und dies zum Trinken geben. Häufig wiederholen. Sofort den Arzt anrufen. Wenn Sie wissen, was für ein Gift es war, den Arzt davon unterrichten oder den Behälter mitnehmen, wenn Sie den Patienten in die Notaufnahme des nächsten Krankenhauses bringen.

Augenverletzungen

Wenn jemand Sie bittet: »Ich habe was im Auge, sieh doch mal nach«, nicht im Auge herumbohren, sondern mit Vorsicht an die Sache gehen. Zuerst versuchen, das Stäubchen oder den Fremdkörper mit *Hypericum*-Lösung (zwei Tropfen auf das Augenbad) oder klarem Wasser herauszuspülen. Wenn der Betreffende noch immer das Gefühl hat, daß etwas im Auge ist, das Unterlid herunterziehen. Wenn Sie nichts sehen, das Oberlid zurückziehen: es an den Wimpern fassen und das Lid über ein Wattestäbchen oder einen mit Watte umwickelten Bleistift rollen. Sie können dies gefahrlos tun, wenn Sie den Patienten dazu bringen, sich zu entspannen. Wenn das Stäubchen auf einem der beiden Lider sitzt, es vorsichtig mit einem angefeuchteten Wattestäbchen oder mit der Ecke eines angefeuchteten Taschentuchs wegtupfen. Das Auge nie mit etwas Trockenem berühren.

Aconitum (Eisenhut), häufig als »das *Arnica* des Auges« bezeichnet, lindert Schmerzen bei einer Augenverletzung und schwächt eine Entzündung ab; diese Wirkung ist aber nur vorübergehend, wenn der Fremdkörper im Auge bleibt.

- ÜBER ERSTE HILFE HINAUS: Wenn ein Fremdkörper im Auge sich nicht mühelos entfernen läßt oder wenn er auf der Hornhaut sitzt, das Auge mit einem sauberen Tuch bedecken und den Betreffenden zum Arzt bringen.

Wenn auf die Entfernung eines Fremdkörpers hin eine Reizung erfolgt oder Schmerzen auftreten, *Hypericum*- oder *Calendula*-Lösung als Augenwasser verwenden (ein halber Teelöffel Tinktur auf eine Tasse Wasser).

Zur Kontrolle einer Blutung aus einem verletzten Augenlid einen Wattebausch in gleichen Teilen *Calendula*-Sucus und kaltem Wasser tränken und mit festem, aber vorsichtigem Druck auf das Auge pressen. (Sucus ist ein *Calendula*-Präparat, das eine Minimalmenge Alkohol enthält.)

Bei einem blauen Auge *Arnica* innerlich jede Stunde nehmen; falls nötig, einige Stunden lang. Wenn diese Behandlung nicht hilft und das Auge sich durch kalte Packungen besser fühlt, *Ledum* innerlich verabreichen, dann in Form von Lösung auftragen. Wenn das Auge übermäßig schmerzt, innerlich *Hypericum* einnehmen.

Viele Homöopathen sind der Auffassung, daß *Symphytum officinale* das beste Heilmittel bei traumatischen Augenverletzungen ist. Die alten Griechen verwendeten diese Heilpflanze, den Gemeinen Beinwell, wegen ihrer Heilkräfte.

Wie wählen wir bei einer Augenverletzung unter *Arnica, Hypericum, Ledum* und *Symphytum*? Wenn eine Verletzung des Augapfels vorliegt – durch einen Tennis- oder Schneeball oder durch ein Kind, das die Faust in Mutters Auge steckt–, *Symphytum* verabreichen. Wenn die Verletzung allerdings das Weichgewebe der Augenhöhle in Mitleidenschaft zieht – wenn man in eine Tür gelaufen ist oder einen Schlag über oder unter das Auge erhalten hat –, *Arnica* verabreichen. *Ledum* verabreichen, wenn sich das Auge durch Kälte besser fühlt, *Hypericum,* wenn die Verletzung äußerst schmerzhaft ist.

Überanstrengte Augen sind zwar kein Notfall, doch vielleicht interessiert es Sie, zu erfahren, daß *Ruta graveolens* diesen Zustand mildert. Dies wußten schon Leonardo da Vinci und Michelangelo, die aus Rautenblättern Tee aufgossen, den sie tranken und auch als Augenwasser bei überanstrengten Augen anwendeten.

Fieber

Wir haben »Fieber« in dieses Kapitel über Notfälle aufgenommen; wenn Sie jedoch lernen und erfahren, wie der Körper arbeitet, werden Sie feststellen, daß Fieber ein Verbündeter des Körpers ist.

Eine erhöhte Temperatur zeigt zwar eine Störung an, doch das Fieber ist nicht die Krankheit, sondern ein Symptom der Krankheit – ein hilfreicher Anzeiger, daß der Körper dabei ist, eine Krankheit oder Infektion zu bekämpfen.

Auch hier sind wir wieder anderer Meinung als die traditionelle Medizin. Der Schulmediziner wird darin ausgebildet, Fieber mit Aspirin oder anderen Medikamenten, sogenannten Fiebermitteln, zu bekämpfen. Der Homöopath sieht Fieber als bedeutenden Bestandteil des Heilungsprozesses an. Dr. William Gutman drückt in seinem Buch *The Little Homeopathic Physician* diese Auffassung sehr gut aus:

Fieber ist unsere stärkste Waffe im Kampf der Natur gegen sämtliche Bakterien; durch seinen Einfluß werden alle Heilungsreaktionen beschleunigt; das Herz klopft schneller, um das alle Teilstoffe enthaltende Blut schneller zu sämtlichen Organen zu transportieren, die Atmung wird beschleunigt, wodurch sich die Aufnahme des äußerst wichtigen Sauerstoffs erhöht.

Eine Unterdrückung des Fiebers arbeitet dem Heilungsprozeß entgegen, schreibt Dr. Gutman. »Für eine richtige Heilung ist es notwendig, den Patienten mit einem ähnlichen Heilmittel zu behandeln, das die Funktionen der Natur nicht lähmt, sondern sie unterstützt.«

Wenn Sie also Fieber bekommen, behandeln wir das Fieber nicht. Wir bezwecken, Ihren Körper bestmöglich zu kräftigen, damit er die Eindringlinge abwehren kann. Wir empfehlen zusätzliche Ruhe, viel Flüssigkeit, eine leichte Kost – praktische Maßnahmen, die Ihnen wahrscheinlich vertraut sind.

Als nächstes wählen wir ein homöopathisches Heilmittel, das nicht nur auf dem Fieber allein beruht, sondern auf dem Gesamtbild Ihrer ganzen Symptome. Dieses Heilmittel stimuliert den Abwehrmechanismus Ihres Körpers, so daß er den schädlichen Kräften entgegenwirken kann. Für Erste-Hilfe-Zwecke sind allerdings bestimmte homöopathische Heilmittel häufiger bei Krankheiten angezeigt, zu denen Fieber gehört.

Aconitum (Eisenhut). Plötzliches Einsetzen der Symptome. Patient ist äußerst nervös, unruhig, angsterfüllt. Haut ist trocken und heiß, Puls hämmernd.

Arsenicum (Arsen). Patient ist angsterfüllt und unruhig und hat brennende Schmerzen, die durch Wärme gemildert werden. Sehr durstig auf häufige Schlucke Wasser; rasche Erschöpfung und zunehmende Schwäche. Schlechter nach Mitternacht.

Belladonna (Tollkirsche). Plötzliches Einsetzen der Symptome. Patient hat ein gerötetes Gesicht, hohe Temperatur; Puls ist kräftig und rasch; wenig oder kein Durst. Kann Fieberphantasien haben.

Bryonia (weiße Zaunrübe). Patient zieht es vor, stillzuliegen; schlechter durch die geringste Bewegung – ob Schlucken, Kopfdrehen oder Bewegen der Augen. Sehr durstig; trinkt große Mengen Wasser. Gewöhnlich blaß und ruhig.

Ferrum phosphoricum (Eisenoxydphosphat). Allmähliches Einsetzen der Symptome. Patient hat rote Wangen und hämmernden Kopf wie bei *Belladonna,* die Symptome sind aber schwächer. Puls ist rasch, aber nicht kräftig; besser durch kalte Packungen auf dem Kopf.

Gelsemium (Gelsemiumwurzel). Patient fröstelt, hat Schmerzen im ganzen Körper, möchte sich nicht bewegen. Dumpfe Kopfschmerzen, hängende Lider, schwere Glieder, über den Rücken laufen kalte Schauer. Trotz Fieber kein Durst.

Phosphorus (Phosphor). Patient hat Fieber und fröstelt; nachts Schweißausbrüche; Durst auf kalte Getränke. Dieses Heilmittel wird häufig benötigt, wenn eine Erkältung vom Kopf auf die Brust übergeht. Das kranke *Phosphorus*-Kind mit einer Temperatur von 40° C scheint vollkommen in Ordnung zu sein. Patient kann trotz des Fiebers Hunger haben.

Pyrogenium (Pyrogenium). Dies ist das bei einer Blutvergiftung am häufigsten angezeigte Heilmittel. Temperatur des Patienten geht herauf und herunter; Puls ist schwach und rasch. Unruhig, Schmerzen im ganzen Körper, fröstelt, ist abwechselnd heiß und kalt und beklagt sich, daß das Bett hart sei.

- ÜBER ERSTE HILFE HINAUS: Wenn Sie ungewöhnlich hohes Fieber bekommen, geht dieses durch Abtupfen des Gesichts und der Stirn mit lauwarmem Wasser etwas zurück; außerdem fühlen Sie sich dadurch wohler. Wenn das Fieber anhält oder steigt, sich mit dem Arzt in Verbindung setzen.

Sonnenstich

Wenn sich ein Mensch an einem heißen Tag überhitzt, versagt unter Umständen der Kühlmechanismus – die Schweißverdunstung auf der Haut. Die Haut des Opfers ist heiß und trocken, die Körpertemperatur kann bis auf 41° C ansteigen, der Puls ist rasch und kräftig. Der Betreffende ist benommen, schwach, spürt Übelkeit und hat im allgemeinen Kopfschmerzen. Er kann erbrechen, Zuckungen und Fieberphantasien bekommen.

Eines dieser zwei homöopathischen Heilmittel wählen und alle fünfzehn bis dreißig Minuten verabreichen, bis der Patient sich besser fühlt:

Belladonna (Tollkirsche). Opfer hat brennende, trockene, gerötete Haut, erweiterte Pupillen, einen kräftigen Puls.

Glonoinum (Nitroglyzerin). Gleiche Symptome wie bei *Belladonna,* dazu rasende Kopfschmerzen.

Das Opfer so rasch wie möglich abkühlen: reichlich kaltes Wasser über die Haut gießen. Oder eine kalte Kompresse auf den Kopf legen und den Körper in ein kaltes nasses Laken hüllen. Kühle Getränke reichen, die langsam genippt werden sollen; kein alkohol- oder coffeinhaltiges Getränk.

- ÜBER ERSTE HILFE HINAUS: Eine trockene heiße Haut oder eine rasch ansteigende Temperatur kann einen lebensbedrohenden Notfall anzeigen. Die Ambulanz anrufen. Inzwischen homöopathische und praktische Maßnahmen befolgen.

Hitzschlag

Dieser Zustand wird durch übermäßige Hitze und Dehydrierung verursacht, wobei letztere auf Wassermangel oder auf den Verzehr alkoholischer Getränke zurückzuführen ist. Im Gegensatz zum Sonnenstich hämmert der Puls des Opfers nicht und übersteigt selten 100 Schläge pro Minute; die Haut ist kalt und feucht.

Weitere Symptome ähneln dem des Sonnenstich – Schwäche, Benommenheit, Kopfschmerzen, Übelkeit, verschwommenes Sehen, Gereiztheit, Muskelkrämpfe. Eines der beiden für diesen Zustand angezeigten Heilmittel wählen:

Veratrum album (weiße Nieswurz). Dieses Heilmittel hilft in den meisten Fällen von Hitzschlag. Symptome sind Erschöpfung, feuchtkalter Schweiß, Blässe, Übelkeit, ausgeprägte Schwäche, manchmal rascher Puls.

Cuprum metallicum (Kupfer). Wenn der Patient zusätzlich zu den *Veratrum alb.*-Symptomen an Krämpfen leidet, ist dies das geeignete Heilmittel.

Das Opfer an einem schattigen Ort oder in einem gut klimatisierten Raum ruhen lassen; ihm kalte Tücher auf den Kopf legen. Dem Betreffenden mehrere Gläser Wasser, jedes mit einem halben Teelöffel Salz verrührt, zu trinken geben.

Vorbeugung ist hier natürlich die beste Medizin. Bei heißem Wetter reichlich Flüssigkeit trinken und mit der Nahrung auch Salz aufnehmen, es sei denn, Ihr Arzt rät Ihnen etwas anderes. Keine alkoholischen Getränke trinken, wenn Sie sich der Sonne aussetzen.

Wer einen Sonnenstich oder einen Hitzschlag erlitten hat, ist aus irgendeinem Grund in Zukunft für diese Gefahren anfälliger als der Durchschnittsmensch und sollte zusätzliche Vorsichtsmaßnahmen ergreifen.

Zahnärztliche Behandlung

Die einheimischen Eskimos hatten kräftige makellose Zähne, bevor sie sich auf die amerikanische Ernährung umstellten. Wenige von uns haben dieses Glück. Die Homöopathie kann keinem Zahnverfall vorbeugen, da Vererbung und Ernährung Hauptfaktoren sind, doch *Arnica* und andere in diesem Abschnitt beschriebene Heilmittel können die Schmerzen und den seelischen Schock einer Zahnbehandlung doch sehr mildern.

Dr. med. Melvin G. Henningsen aus Hayward, Kalifornien, der in Homöopathie sehr bewandert ist, bezeichnet *Arnica* als »den Freund des Zahnarztes«. Dr. Henningsen gibt Patienten *Arnica* nach einer Zahnextraktion, Zahnstein- und Plaqueentfernung von Wurzeln und Kronen, Zahnfleischbehandlung und Kronen- und Brückenbehandlungen. *Arnica*, so sagt er, kontrolliert Schmerzen und Blutungen, heilt wundes Zahnfleisch und wunde Gewebe und verhindert allem Anschein nach Infektionen.

Dr. med. dent. Jerome S. Mittelman aus New York (ehemaliger Präsident der *International Academy of Preventive Medicine*) gibt Patienten *Arnica* in flüssiger Form: ein bis zwei Tropfen für jede traumatisch schädigende Gewebebehandlung. »Wirkt Wunder«, sagt Dr. Mittelman.

- Wenn daher eine zahnärztliche Operation oder eine umfangreiche zahnärztliche Behandlung auf Ihrer Tagesordnung steht, *Arnica* parat haben. Eine Dosis vor und eine nach dem Termin nehmen. Nur so oft wie nötig nehmen, um sich angemessen wohl zu fühlen.

Kürzlich mußte ich mich einer Operation unterziehen, um die Spitze einer vereiterten Wurzel entfernen zu lassen. Der Chirurg sagte mir, ich solle ein Schmerzmittel nehmen, bevor ich die Praxis verließ, und dieses Mittel einige Tage rund um die Uhr nehmen. Er riet mir auch, tagsüber einen Eisbeutel aufzulegen und zu ruhen; er stellte sich vermutlich vor, ich würde vor Schmerzen ganz erschöpft sein. Da ich viel zu tun hatte, ignorierte ich diese Ratschläge und nahm stattdessen *Arnica.* Ich spürte kein richtiges Unbehagen, und der Schnitt heilte tadellos.

Arnica ist das einzige Heilmittel gewesen, das ich als Zahnarztpatientin je benötigt habe; es gibt aber noch verschiedene andere Heilmittel, die dem Zahnarzterlebnis seinen Schrecken nehmen. Ein Geschäftskollege hatte so viel Angst, zum Zahnarzt zu gehen, daß er die notwendige Zahnbehandlung ständig aufschob. Als fürchterliche Zahnschmerzen ihn schließlich zwangen, zum Zahnarzt zu gehen, war er so angespannt, daß der Arzt ihn nur mit Mühe behandeln konnte.

Wenn dies auch Ihr Problem ist, vor dem Zahnarzttermin eines der folgenden Heilmittel in Betracht ziehen:

Aconitum (Eisenhut). Wenn Sie überaus nervös und angsterfüllt sind.

Gelsemium (Gelsemiumwurzel). Wenn Sie nervös sind, vor Furcht zittern und Durchfall haben.

Chamomilla (deutsche Kamille). Wenn Sie überempfindlich gegen Schmerzen sind; besonders angezeigt für Kinder.

Wenn Sie eine unangenehme Reaktion auf ein zahnärztliches Narkotikum erlebt haben, vor Ihrem Termin zusätzlich *Chamomilla* nehmen. Dieses Heilmittel scheint das »aufgeputschte« Gefühl – schneller Herzschlag, Schwäche in den Beinen – zu verhindern, das manche nach Verabreichung eines Betäubungsmittels haben.

Sollten Sie nach Ihrem Termin Schmerzen haben, so gibt es mehrere Heilmittel, die die verschiedenen Arten des Unbehagens mildern. Wenn Sie Nervenschmerzen – ein scharfer elektrisierender Schmerz – nach dem Bohren haben, *Hypericum* nehmen. Wenn ein tiefer Schmerz vorliegt – so, als wäre das Periost (die dünne Schicht zwischen Zahnfleisch und Knochen) verletzt –, *Ruta* nehmen. Zusätzlich hilft *Ruta* häufig bei einem Zustand, den man »trockene Zahnhöhle« nennt. Dieser tritt nach Extraktionen auf, wenn durch zu kräftiges Ausspülen das Blutgerinnsel entfernt wird, das den freigelegten Nerv vor Luft schützt. Offensichtlich sollte man zu kräftiges Spülen vermeiden.

Es gibt Heilmittel, die Ihnen bei anderen Situationen in Verbindung mit Ihren Zähnen helfen.

Chamomilla heilt eine schmerzende Nadelwunde, die von einer Infektion herrührt. Wenn die Stichwunde sich kalt anfühlt, ist *Ledum* die beste Wahl.

Phosphorus kontrolliert übermäßiges hartnäckiges Bluten.

Calendula-Lösung ist wirksam als Mundwasser, das die Heilung nach tiefer Zahnsteinentfernung oder jeder schmerzhaften Zahnbehandlung fördert. Wenn Sie wunde Stellen durch ein künstliches Gebiß oder Soor der Mundschleimhaut haben, ein Wattestäbchen mit Lotion tränken und die Stellen damit bepinseln. Für die Zubereitung von *Calendula*-Lösung einen halben Teelöffel *Calendula*-Sucus auf eine Tasse Wasser geben.

Operationen

- *Arnica,* das Schock und Wundsein kontrolliert, gequetschte Gewebe heilt und Blutungen unter Kontrolle bringt, ist ein unentbehrliches Heilmittel vor und nach chirurgischen Eingriffen.

Margerie B. Blackie erinnert sich in ihrem Buch *The Patient, Not the Cure* an einen Chirurgen, der den Wert von *Arnica* kannte. »Jedesmal, wenn ich einer Operation an einem meiner Patienten beiwohnte, begrüßte er mich mit den Worten: »Blackie, hast du *Arnica* verabreicht?««

Ich rate allen meinen Patienten, die sich einer Operation unterziehen, *Arnica* zu nehmen. Dosis: zwei *Arnica*-Tabletten vor und nach der Operation; so häufig wie nötig wiederholen. Wenn ein Patient vor einer Operation ungewöhnlich ängstlich und besorgt ist, schlage ich außerdem am Abend vor der Operation und am nächsten Tag *Aconitum* vor. *Gelsemium,* vor einer Operation eingenommen, beruhigt den Patienten, der buchstäblich vor Furcht zittert.

Einige Patienten haben Mühe, sich von einem Betäubungsmittel zu erholen; sie müssen nach einer Operation anhaltend brechen und spüren, wie die Wirkung des Narkotikums nur langsam nachläßt.

- Eine Dosis *Phosphorus* am Abend vor der Operation scheint diese Reaktion auf die Narkose abzuschwächen.

Heilmittel für Notfälle

- Dosis: Zwei Tabletten drei- oder viermal täglich – oder bei starken Schmerzen alle 30 bis 60 Minuten. Mittel weniger häufig verabreichen, sobald der Patient sich besser fühlt; Absetzen des Mittels bei völliger Beschwerdefreiheit.

Wenn Sie unter Aufsicht eines Homöopathen stehen, *keine Mittel bei akuter Krankheit nehmen ohne vorherige Absprache mit Ihrem Arzt.*

Notfälle

Heilmittel	Allgemeine Indikationen	Schlechter durch	Besser durch
Aconitum Bei Augen-verletzung	Zur Verringerung der Entzündung Zur Schmerzlinderung	Nacht Warmer Raum	Frische Luft
Bei Leiden mit Fieber	Plötzliches Einsetzen der Symptome Unruhig Angsterfüllt	Liegen auf der schmerzenden Seite	
Apis mellifica Bei Atem-beschwerden	Allergischer Schock Reaktionen auf Bienenstiche Halspassagen verschlossen Zunge geschwollen	Hitze Heiße Pak-kungen Berührung Druck	Bewegung Kaltes Bad Frische Luft
Antimonium tartaricum Bei Atem-beschwerden	Herzversagen: Ertrinken in eigenen Absonderungen Ertrinken: kalter und blauer Patient; Atmung rasselnd Atmungsversagen: Ertrinken in eigenen Absonderungen; feucht-kalter Schweiß	Abend Nachts hin-legen Wärme	Aufrechtes Sitzen Aufstoßen Aus-spucken
Arnica Bei Blutungen	Durch Verletzung	Geringste Berührung	Hinlegen
Bei Augen-verletzungen	Blaues Auge Verletzung der Augenhöhle, des Weichgewebes um das Auge herum	Ruhe	Kopf nach unten
Bei Schock	Durch Verletzung		
Arsenicum album Bei Asthma	Unfähig, sich hinzulegen Angst vor Ersticken Keuchende Atmung Große Schwäche Brennen in der Brust Schlechter von ein bis zwei Uhr morgens	Nach Mitter-nacht Kälte	Wärme Kopf erhöht Warme Getränke

Notfälle

Heilmittel	Allgemeine Indikationen	Schlechter durch	Besser durch
Arsenicum album Bei Leiden mit Fieber	Unruhig Angsterfüllt Brennende Schmerzen Durstig auf häufige Schlucke Wasser		
Bei Lebensmittel-vergiftung	Erbrechen und Durchfall		
Belladonna Bei Leiden mit Fieber	Plötzliches Einsetzen der Symptome Heftige Symptome Gesicht gerötet Haut brennt bei Berührung Unruhig	Nachmittag Hinlegen Berührung Erschütterung Lärm	Halbaufrechtes Sitzen
Bei Sonnenstich	Pupillen erweitert Puls kräftig, hämmernd Haut brennend, trocken, gerötet		
Bryonia Bei Leiden mit Fieber	Durst auf große Mengen Getränke Haut blaß Gereizt Verlangt nach Stille	Bewegung Berührung Wärme	Ruhen Stille
Calendula (Lösung) Bei Augenverletzungen	Kontrolle über Blutungen		
Carbo vegetabilis Bei Asthma	Einsetzen der Symptome nach nach langem krampfartigen Hustenanfall mit Brechreiz und Erbrechen Wunde, rohe Brust mit schwerer Atmung, besonders abends Hunger auf Luft Bläuliches Gesicht; kalter Atem Symptome schlimmer nach Essen oder Sprechen	Abend Frische Luft Warmes feuchtes Wetter Wein	Aufstoßen Zufächeln von Luft
Bei Blutungen äußerlich und innerlich	Dunkles Blut, stetiges Aussickern		

Notfälle

Heilmittel	Allgemeine Indikationen	Schlechter durch	Besser durch
Carbo vegetabilis Bei Kollaps	Durch viele Gründe Hunger auf Luft Kalter Atem Schweiß kalt und feucht		
Chamomilla Bei Ohnmacht	Durch starke Schmerzen	Nacht Frische Luft	Getragenwerden Warmes nasses Wetter
Bei Überempfindlichkeit gegen Schmerzen		Hitze Ärger	
China Bei Blutverlust	Hunger auf Luft (Ringen nach Luft) Ohnmacht Ohrenklingen Verschwommenes Sehen	Geringste Berührung Zug Nach dem Essen Verlust lebenswichtiger Flüssigkeiten	Harter Druck Frische Luft Wärme
Bei Nachwirkungen von dem Verlust lebenswichtiger Flüssigkeiten	Bei Schwäche und jeder der oben angegebenen Symptome		
Coffea Bei Ohnmacht	Durch Aufregung	Gefühlsüberschwang Starke Gerüche	Wärme Hinlegen
Bei Schlaflosigkeit	Durch Aufregung oder Freude	Lärm Frische Luft Kälte	Eis im Mund
Cuprum metallicum Bei Hitzschlag	Krämpfe zusätzlich zu *Veratrum album*-Symptomen	Berührung Erbrechen	Schwitzen Trinken von kaltem Wasser

Notfälle

Heilmittel	Allgemeine Indikationen	Schlechter durch	Besser durch
Ferrum phosphoricum Bei Leiden mit Fieber	Rote Wangen Allmähliches Einsetzen der Symptome Leichter und schneller Puls	Rechte Seite 4 bis 6 Uhr morgens Berührung Erschütterung Bewegung	Kalte Packungen
Gelsemium Bei Leiden mit Fieber	Schmerzend Fröstelnd Hängende Lider	10 Uhr morgens Aufregung Feuchtes Wetter	Frische Luft Bewegung
Bei Grippe	Teilnahmslos		Reichliche Harnausscheidung
Glonoinum Bei Sonnenstich	Gesicht heiß und gerötet Rasende Kopfschmerzen Wallende Erregung Haut schweißnaß	Linke Seite 6 Uhr morgens bis Mittag Bewegung Erschütterung Beugen Hinlegen	Weinbrand
Hepar sulphur Bei Ohnmacht	Durch leichte Schmerzen	Trockenes, kaltes Wetter	Wärme Nach Essen Feuchtes Wetter
Hypericum Bei Augenverletzungen	Übermäßige und langanhaltende Schmerzen Schmerzen nach Entfernung des Fremdkörpers (Lösung als Augenwasser)	Kälte Berührung	Kopf nach hinten biegen
Ipecacuanha Bei Asthma	Plötzliches Einsetzen der Symptome Keuchen; Ringen nach Luft Muß zum Atmen sitzen	Zeitweise Feuchter warmer Wind Hinlegen	

Notfälle

Heilmittel	Allgemeine Indikationen	Schlechter durch	Besser durch
Ipecacuanha Bei Asthma	Heftiger rasselnder Husten bei jedem Atemzug Bringt keinen Schleim heraus		
	Erstickt und würgt beim Husten Drückendes Gefühl auf der Brust		
Bei Blutungen	Leuchtend rotes Blut, sprudelnd Ringen nach Luft Nasenbluten Starke Übelkeit Schwacher Puls Kalter Schweiß		
Ledum Bei Augenverletzungen (innerlich und Lösung)	Bei Schmerzen, wenn *Arnica* nicht hilft	Nacht Wärme des Betts	Kalte Packungen
Nux vomica Bei Asthma	Anfall erfolgt häufig nach einer Magenverstimmung, häufiges Aufstoßen Behindertes Atmen mit flacher Atmung Fester trockener Husten, stoßweise Husten verursacht rasende Kopfschmerzen Gereizt Überempfindlich	Morgen Geistige Anstrengung Nach Essen Trockenes Wetter Kälte Berührung	Abend Ungestörtes Schläfchen Feuchtes nasses Wetter Starker Druck
Phosphorus Bei Blutungen	Heftiges Bluten Nasenbluten: heftig oder durch kräftiges Naseputzen	Dämmerung Liegen auf der linken oder schmerzenden Seite	Liegen auf der rechten Seite Dunkel Kälte

Notfälle

Heilmittel	Allgemeine Indikationen	Schlechter durch	Besser durch
Phosphorus Bei Leiden mit Fieber	Durst auf kalte Getränke Scheint sich trotz hoher Temperatur wohl zu fühlen Erkältungen gehen auf die Brust über Schweißausbrüche bei Nacht	Berührung Körperliche oder geistige Anstrengung Warmes Essen oder warme Getränke Bei heißem Wetter naß werden Treppensteigen	Frische Luft Schlaf Waschen in kaltem Wasser
Pulsatilla Bei Ohnmacht	Durch heiße stickige Atmosphäre	Hitze Nach Essen	Frische Luft Bewegung Kalte Packungen
Pyrogenium Bei Leiden mit Fieber	Schmerzend Puls und Temperatur unregelmäßig Unruhig; Bett fühlt sich zu hart an		Bewegung
Bei Blutvergiftungen			
Ruta graveolens Bei Augen-verletzungen	Überanstrengte Augen, gefolgt von Kopfschmerzen Schmerzende, rote heiße Augen	Hinlegen Kaltes nasses Wetter	
Sabina Bei Blutungen	Gebärmutterblutungen	Geringste Bewegung Hitze Warme Luft	Kalte frische Luft
Symphytum Bei Augen-verletzungen	Verletzungen des Augapfels Schmerzen im Auge nach dem Schlag eines stumpfen Gegenstands		

Notfälle

Heilmittel	Allgemeine Indikationen	Schlechter durch	Besser durch
Veratrum album Bei Hitzschlag	Übelkeit Blässe Erschöpfung Puls rasch und schwach Feuchtkalter Schweiß Schwäche	Nacht Naßkaltes Wetter	Gehen Wärme

Zahnbehandlung und Operationen

Heilmittel	Besondere Indikationen	Allgemeine Indikationen
Aconitum Bei Zahnbeschwerden	Furcht vor Behandlung	Angst Furcht
Bei Operationen	Furcht vor Operation	Nervosität
Arnica Bei Zahnbeschwerden	Wundes Zahnfleisch Wundsein, Entzündungen nach Zahnextraktion	Blutungen Schmerzen
Bei Operationen	Wundsein, Entzündungen nach Operation	Gequetschte Gewebe Verletztes Weichgewebe Infektion Schock
Calendula-Lösung (1/2 Teelöffel *Calendula*-Sucus auf 1 Tasse Wasser) Bei Zahnbeschwerden (als Mundwasser)	Soor der Mundschleimhaut Wunde Stellen durch künstliches Gebiß Fördert Heilung nach tiefer Zahnsteinentfernung Schmerzen nach Behandlung	Infektion Zur Heilungsförderung Schmerzen
Bei Operationen	Fördert Heilung der Operationswunde Schmerzen nach Operation	
Chamomilla Bei Zahnbeschwerden	Nadelwunde durch Injektionen	Überempfindlichkeit gegen Schmerzen, besonders bei Kindern
Gelsemium Bei Zahnbeschwerden	Ängstlich vor Behandlung	Durchfall durch Furcht, Aufregung Furcht
Bei Operationen	Zitternder ängstlicher Patient vor Operation	Zittern
Hypericum Bei Zahnbeschwerden	Nervenschmerzen durch Bohren Leichte Schmerzen im Wurzelkanal Zahnextraktion	Nervenverletzungen

Zahnbehandlung und Operationen

Heilmittel	Besondere Indikationen	Allgemeine Indikationen
Ledum Bei Zahnbeschwerden	Stichwunde durch Injektion	Wunde kalt Wunde schmerzt weniger bei kalten Packungen
Phosphorus Bei Zahnbeschwerden	Übermäßige Blutungen	Heftige Blutungen
Ruta Bei Zahnbeschwerden	Tiefer Schmerz »Trockene Zahnhöhle«	»Gequetschte« Knochen; verletzte Knochenhaut

Wie man Erkältungen, Husten, Ohrenschmerzen vorbeugt und behandelt

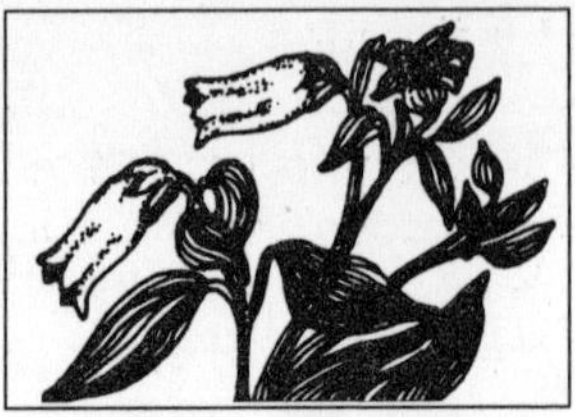

Belladonna – Tollkirsche

Erkältungen, Husten und Ohrenschmerzen treten häufig zur gleichen Zeit auf. Die »übliche Erkältung« ist eine Virusinfektion der oberen Atemwege, die die Nasengänge und den Hals angreift. Ein Husten ist der Versuch, die Luftwege von lästigem Schleim zu befreien. Da der Hals durch die Eustachische Röhre mit dem Ohr verbunden ist, ziehen sich Schwellungen und Entzündungen häufig vom Hals zu den Ohren.

Die Homöopathie kann bei all diesen Leiden einschließlich Grippe helfen, einer Virusinfektion, die ernster ist als eine Erkältung.

Wenn Sie die Gruppe der in jedem Abschnitt aufgeführten Heilmittel durchsehen, wundern Sie sich vielleicht über die Wiederholungen. Beispielsweise sind *Belladonna* und *Pulsatilla* bei Erkältungen, Husten und Ohrenschmerzen aufgeführt. Das kommt daher, weil diese Leiden so viele derselben Symptome aufweisen und ein Heilmittel auf der Basis von Symptomen verschrieben wird; die sogenannte Krankheit ist untergeordnet. Ob es sich bei den Beschwerden um eine bakterielle Infektion oder um einen entzündeten Hals oder entzündete Ohren handelt, das Medikament, das am engsten mit Ihren Symptomen übereinstimmt, verkürzt den Verlauf der Krankheit und beugt ernsten Folgen vor.

Erkältungen

Die Homöopathie bietet kein einzelnes Heilmittel bei »Erkältungen« an. Für die vielen Menschen, die eine Erkältung bekommen, steht uns jedoch eine Auswahl ungefährlicher und wirksamer Heilmittel zur Verfügung.

Um das richtige Mittel zu wählen, müssen Sie die Symptome aufmerksam beobachten und etwas Zeit dafür aufbringen, sich die charakteristischen Eigenschaften jedes Heilmittels einzuprägen.

Mit diesem Wissen ausgerüstet, können Sie ein Heilmittel auswählen, das nicht nur die Symptome mildert, sondern auch eine frühe Genesung fördert. Die folgenden homöopathischen Heilmittel sind für Erkältungen angezeigt.

Treffen Sie Ihre Wahl sorgfältig. Homöopathische Heilmittel sind zwar ungefährlich und ungiftig, doch zu viele aufeinanderfolgende Mittel sind wie widersprüchliche Anweisungen von einem Kontrollturm an den Piloten; sie können den Abwehrmechanismus durcheinanderbringen.

Aconitum (Eisenhut). Sollte beim ersten Anzeichen einer Erkältung eingenommen werden, wenn man kaltem trockenem Wind ausgesetzt gewesen ist. Nur nützlich während des Ausbruchs einer Erkältung. Symptome sind häufiges Niesen, brennender Hals, Durst und Unruhe bei Nacht.

Allium cepa (rote Zwiebel). Niesen, dazu tränende Augen und tropfende Nase. Absonderungen aus der Nase führen zu wunder Nase und wunder Oberlippe. Patient fühlt sich an der frischen Luft besser. Kehlkopf schmerzt beim Husten.

Antimonium tartaricum (Antimontartrat). Sie können das Rasseln von Schleim in der Brust hören. Große Mühe beim

Ausspucken von Schleim, besonders wenn es sich um ein Kind oder einen älteren Patienten handelt. Patient ist schwach und schläfrig und hat ein verschwitztes blasses Gesicht; ringt oftmals nach Atem. Fühlt sich besser beim Sitzen, schlechter beim Liegen und abends.

Arsenicum (Arsen). Dünne wäßrige Absonderungen aus der Nase reizen die Nasenlöcher und die Oberlippe. Der Schlüssel zu diesem Heilmittel sind brennende Schmerzen, die durch Hitze gemildert werden. Der Hals schmerzt nicht so sehr, wenn heiße Getränke verabreicht werden. Patient fühlt sich drinnen besser, selbst wenn die Nase verstopft ist. Erkältungen des Kopfes gehen gewöhnlich auf die Brust über. Unter Umständen trockener Husten; Symptome nach Mitternacht schlimmer.

Belladonna (Tollkirsche). Beim plötzlichen Ausbruch der Erkältung hat der Patient ein gerötetes Gesicht, Haut, die sich heiß und trocken anfühlt. Fieber setzt oft rasch ein; dazu Unruhe und Lichtempfindlichkeit. Patient leidet an kurzem, trockenem, kitzelndem Husten, der nachts schlimmer ist. Ein weiteres Symptom ist so gut wie kein Durst.

Bryonia (weiße Zaunrübe). Der Bryonia-Patient wird häufig »Brummbär« genannt, da er allein gelassen und vollkommen still liegen möchte; wenn er gestört wird, brummt er. Symptome sind bei geringster Bewegung schlimmer. Hat Durst auf große Mengen kalter Getränke. Die Erkältung greift meist auf die Brust über. Der Husten ist schwer und trocken, oft begleitet von Brustschmerzen und rasenden Kopfschmerzen; wird schlimmer, wenn Patient einen warmen Raum betritt. Lippen und Mund sind trocken, aber der Patient kann wäßrige Absonderungen und eine verstopfte Nase haben.

Dulcamara (Bittersüß). Im Gegensatz zu *Gelsemium* bricht hier die Erkältung aus, wenn das Wetter oder die Temperatur plötzlich von heiß auf kalt umschlägt. Starke wäßrige Absonderungen aus Nase und Augen; die Nase läuft in einem warmen Raum mehr als in einem kalten.

Euphrasia (Augentrost). Im Gegensatz zu *Allium cepa* schmerzen hier die Augen durch starke wäßrige Absonderungen aus Nase und Augen; Nase nicht wund. Die Absonderungen nehmen nachts zu, wenn der Patient liegt. Der Husten dagegen ist tagsüber schlimmer, aber besser, wenn der Patient sich hinlegt.

Ferrum phos. (Eisenoxydphosphat). Wenn eine beginnende Erkältung mit leichtem Fieber verbunden ist, ist häufig *Ferrum phos.* angezeigt. Dieses Heilmittel hat sich in den Frühstadien vieler Infektionen als nützlich erwiesen, doch es ist schwer, feste Richtlinien für seine Anwendung zu finden, da es bei der Erprobung keine charakteristischen Symptome gezeigt hat.

Gelsemium (Gelsemiumwurzel). Warmes feuchtes Wetter bewirkt häufig den allmählichen Ausbruch dieser Erkältung. Der Patient fühlt sich träge, fröstelt und hat dumpfe Kopfschmerzen mit Schweregefühl in den Augen und Gliedern. Möchte allein gelassen werden. Häufiges Niesen und wäßrige Absonderungen, die die Nase reizen. Kaum Durst.

Hepar sulphuris (Kalkschwefelleber). Die Erkältung entwickelt sich wahrscheinlich bei kaltem trockenem Wetter. Hinten im Hals das Gefühl, als würde ein Splitter darin stecken. Die Erkältung erstreckt sich vom Hals zum Ohr. Beim Schlucken ziehen sich Schmerzen bis zu den Ohren. Absonderungen aus der Nase sind gelb. Der Husten verursacht ein rasselndes Geräusch, und der Patient hustet dicken gelben Schleim aus. Der Patient ist äußerst empfindlich gegen Zug, fröstelt und schwitzt; Schweiß riecht sauer.

Mercurius (Quecksilber). Bei einer Erkältung, die mit einem Gefühl des Fröstelns beginnt. Häufiges Niesen, wunde empfindliche Nasenlöcher. Nase und Oberlippe werden durch dicke gelbgrüne oder wäßrige Absonderungen gereizt. Ansammlung von Speichel, da Schlucken Schmerzen verursacht. Der Patient hat Mundgeruch und riecht insgesamt krank.

Natrium muriaticum (Natriumchlorid). Beginnt mit Niesen und Absonderungen aus der Nase, die entweder wäßrig sind oder die Konsistenz von Eiweiß haben; Absonderungen reizen die Nase, die sich verstopft; Verlust von Geruchs- und Geschmackssinn. Es kann Husten auftreten, der in der Brust sticht. Der Patient hat häufig rasende Kopfschmerzen und Fieberbläschen. Ist über Anteilnahme verärgert.

Nux vomica (Brechnuß). Während der Frühstadien einer Erkältung. Patient niest häufig; Nase läuft tagsüber und ist nachts verstopft. Hals ist entzündet, Patient gereizt. Fröstelt bei der geringsten Bewegung, fühlt sich schlechter, wenn er kalter Luft ausgesetzt ist, und kann einen schmerzenden Husten haben.

Pulsatilla (Kuhschelle). Bei »reifer« Erkältung mit dicken cremigen gelben Absonderungen. Die Nase ist nachts und in geschlossenen Räumen verstopft, läuft in frischer Luft. Trotz Fieber ist der Patient nicht durstig. Ist leicht weinerlich und möchte Aufmerksamkeit und Anteilnahme. Verlangt nach frischer Luft; besser bei Bewegung. Die Lippen sind gesprungen und schälen sich.

Wenn Sie als Begleiterscheinung Ihrer Erkältung Kopfschmerzen haben, den betreffenden Abschnitt im Kapitel »Was Homöopathie bei Frauen bewirken kann« durchlesen.

Wir haben das Thema in jenem Kapitel besprochen, da Frauen für Kopfschmerzen anfälliger sind, doch Kopfschmerzen bei Erkältungen betreffen auch Männer.

Linus Pauling ist der Ansicht, daß große Dosen Vitamin C bei der Verhütung einer Erkältung wirksam sind. Andere Forscher stimmen dem nicht zu. Wir kennen die Antwort nicht.

Patienten erzählen uns wiederholt, daß sie Erkältungen und andere Infektionen der Atemwege durch Einnahme hoher Dosen Vitamin C losgeworden sind. Deshalb schlage ich vor, daß Sie alle ein bis zwei Stunden 500 bis 1000 Milligramm Ascorbinsäure (Vitamin C) nehmen.

Durchfall kann anzeigen, daß Sie überschüssige Ascorbinsäure ausscheiden; die Einnahme verringern, und die Symptome verschwinden.

Vitamin A scheint sich wohltuend auf schützende Gewebeschichten und auf die Schleimhäute von Nase und Rachen sowie auf die Harn- und Darmtrakte auszuwirken. Mindestens 20000 oder 25000 Einheiten pro Tag einnehmen.

Um Erkältungen in Zukunft zu verhindern, eines der Gebote holistischer Gesundheit berücksichtigen: Krankheit ist ein Signal, daß ein Bereich Ihres Lebens der Aufmerksamkeit und der Verbesserung bedarf. Wie Edward Bauman, der Herausgeber von *The Holistic Health Handbook* es ausdrückt: »Wir müssen uns die Gelegenheit zur Ruhe, Reflexion und Verjüngung zugestehen – und uns mit dem Verhalten einigen, das ursprünglich für unsere Krankheit verantwortlich gewesen ist.« Sie können vielleicht auch in Betracht ziehen, ob diese Erkältung nicht etwa ein bequemer Fluchtweg ist. Eine junge Freundin bekam des öfteren eine Erkältung, bis sie herausfand, daß diese Erkältung gewöhnlich dann auftrat, wenn sie einer Verpflichtung nicht nachkommen wollte oder wenn sie sich gestreßt fühlte. Selbst wenn Sie sich an eine bestimmte Gelegenheit erinnern, bei der Sie einem höchst ansteckenden Erkältungsvirus ausgesetzt waren, bleibt die Frage: »Waren Sie zu jener Zeit für diesen Virus empfänglich?«

Für die Schmerzen und Beschwerden einer Erkältung ...
Die Hersteller von Aspirin haben uns glauben gemacht, daß bei einer Erkältung Aspirin gut ist. Diese Behauptungen sind laut eines von der *Food and Drug Administration* 1977 vorgelegten Berichts »auf feine Weise irreführend, wenn nicht sogar ausgesprochen trügerisch«.

- Aspirin ist *nicht* für jeden ungefährlich und ist *nicht* harmlos (siehe Kapitel »Frauenbeschwerden«).

In der Werbung angepriesene Medikamente für Erkältungen und Husten enthalten neben Aspirin ein Antihistaminikum, das die nasalen Absonderungen zum Stillstand bringt. Dieser Zusatz ist nach Dr. Sol Katz, Chefarzt der Abteilung für Lungenkrankheiten am Georgetown University Hospital, »wertlos, teuer und schädlich«. Ein führender Arzt für Allergologie, Dr. Ben Feingold, erklärt, daß »Antihistaminika in einigen Fällen die Heftigkeit der Symptome einer ›gewöhnlichen Erkältung‹ beeinflussen können, doch die Ursache bleibt unangetastet, und der Verlauf der Krankheit wird nicht abgekürzt«.

Grippe

Influenza oder Grippe manifestiert Symptome wie Frösteln und Fieber, Kopfschmerzen und allgemeine Schmerzen. Bei unkomplizierten Fällen halten die akuten Symptome gewöhnlich nur wenige Tage an.

Wenn Sie Grippe bekommen, die folgenden Heilmittel in Betracht ziehen:

Arsenicum album (Arsen). Patient ist unruhig, angsterfüllt, gereizt und hat Schmerzen am ganzen Körper. Hat Durst auf kleine Schlucke Wasser und fühlt sich besser durch warme, schlechter durch kalte Getränke. Mag keinen Geruch oder Anblick von Essen. Hat hier und dort brennende Schmerzen und fühlt sich gewöhnlich nach Mitternacht schlechter.

Bryonia (weiße Zaunrübe). Patient hat einen schmerzhaften Husten und Schmerzen. Alles scheint durch die geringste Bewegung schlechter. Patient ist gereizt, ruhig, möchte allein gelassen werden. Ist normalerweise sehr durstig, hat trockenen Mund und trockene Lippen.

Eupatorium perfoliatum (Wasserhanf). Patient hat tiefen Schmerz in den Knochen; besonders die Augäpfel schmerzen. Kann sich »total geschafft« fühlen, die geringste Anstrengung ist undenkbar. Ist gewöhnlich durstig, besonders wenn Frösteln einsetzt.

Gelsemium (Gelsemiumwurzel). Allmähliches Einsetzen von Frösteln, Schmerzen, Mattigkeit und Fieber. Patient ist nicht durstig. Anhaltend apathisch und teilnahmslos am Geschehen. Liegt still, Lider gesenkt.

Nux vomica (Brechnuß). *Nux vomica* ist manchmal angezeigt, wenn eine Erkältung sich zu einer Grippe entwickelt hat. Der Patient ist gereizt, empfindlich gegen Lärm und Gerüche, fröstelt, fühlt sich schlechter durch Kälte oder frische Luft, fühlt sich besser durch Hinlegen und Wärme.

Phosphorus (Phosphor). Oft zeigt sich beim Patienten die Krankheit nicht in ihrer ganzen Schwere. Ein Kind mit einer

Temperatur von 41° C kann beispielsweise fröhlich spielen. Erkältungen, die auf die Brust übergehen und von trockenem festem Husten begleitet sind, sprechen häufig auf *Phosphorus* an. Patient kann sich sehr schwach fühlen. Hat Durst auf erfrischende eiskalte Getränke, kann aber erbrechen, sobald das Wasser im Magen warm ist. Hat Laryngitis mit oder ohne Schmerzen und verliert unter Umständen die Stimme völlig.

Viele Menschen auf der ganzen Welt sind einer Grippe mit der homöopathischen »Erkältungs-Grippe«-Tablette aus dem Weg gegangen.

- Dosis: eine Tablette alle zwei bis vier Wochen während der Grippesaison.

Diese Tablette wird aus den kombinierten Arten Grippeviren von den großen Grippeepidemien seit 1918 hergestellt. Die kombinierten Arten werden homöopathisch aufbereitet und potenziert. Die »Erkältungs-Grippe«-Tablette hat nie schädliche Wirkungen gezeigt, und die Schutzquote ist hoch gewesen. Bei der Grippeepidemie in den USA von 1918 bis 1920 haben die Homöopathen nur 1 Prozent ihrer Patienten verloren, im Gegensatz zu den 30 bis 40 Prozent unter Aufsicht eines allopathischen Arztes. Glücklicherweise ist die allopathische Behandlung heute wirksamer als in den 20er Jahren.

Da Antibiotika auf Viruserkrankungen wie Grippe nicht wirken, hat die Schulmedizin für die Behandlung von Grippe sehr wenig anzubieten. Nach dem unglücklichen Schweineinfluenza-Programm der amerikanischen Regierung zu urteilen, das im Februar 1976 begann und von bürokratischem Durcheinander sowie ernsten Nebenwirkungen einschließlich Todesfällen geprägt war, dürfte es unwahrscheinlich sein, daß die Regierung eine weitere massive Kampagne startet, um die Bevölkerung gegen Grippe zu impfen.

- ÜBER ERSTE HILFE HINAUS: Der Grippevirus schwächt die Abwehrkräfte des Körpers gegen Bakterien, und es besteht die Gefahr, sich eine sekundäre Lungenentzündung zuzuziehen. Wer sich daher von einem Grippeanfall erholt, muß sehr darauf achten, sich nicht zu verkühlen oder sich zu überanstrengen. Wenn die Symptome schlimmer werden oder anhalten, den Arzt aufsuchen.

Husten

Husten ist eine wirksame Methode, Fremdkörper aus den empfindlichen Luftwegen zu entfernen. Das Vorhandensein eines Reizmittels wie Bakterien, Staub oder Pollen in den unteren Teilen des Atmungssystems fördert die Produktion von Schleim, der das unerwünschte Material umschließt und ausschwemmt. Ein derartiger Husten klingt »saftig« und zeigt Ihnen, daß etwas da unten steckt, das ausgehustet werden muß.

Den Husten nicht mit irgendeiner Form von Hustenmedizin unterdrücken. Dadurch blockieren Sie den Schutzmechanismus des Körpers, der versucht, den Schleim auszustoßen, um eine tiefergreifende Infektion zu verhüten.

Folgende Heilmittel mit Hustensymptomen bei Husten in Betracht ziehen:

Aconitum (Eisenhut). Der Husten tritt plötzlich auf, nachdem man kaltem trockenem Wind ausgesetzt gewesen ist. Ein stetiger, kurzer trockener Husten, der heiser und bellend klingt, weckt den Patienten aus dem Schlaf. Patient wacht mit einem Gefühl der Angst auf. Husten steigt aus dem Kehlkopf auf, wenn der Patient einen warmen Raum betritt.

Belladonna (Tollkirsche). Der Betreffende ist gerötet, brennend heiß und hat erweiterte Pupillen. Der Husten beginnt plötzlich und so, als säße ein Stäubchen im Kehlkopf.

Bryonia (weiße Zaunrübe). Ein harter trockener Husten verursacht Schmerzen in der Brust und erfordert, daß der Betreffende sich im Bett aufsetzt. Wie bei *Aconitum* wird der Husten schlimmer, wenn der Patient einen warmen Raum betritt. Schlimmer durch Bewegung; Patient hat Durst auf kalte Getränke; gereizt, möchte allein gelassen werden.

Ferrum phos. (Eisenoxydphosphat). Ein kurzer schmerzhafter Husten durch Reizung oder Kitzeln in der Luftröhre.

Hepar sulph. (Kalkschwefelleber). Dies ist ein weiteres Heilmittel, das bei Überempfindlichkeit – besonders gegen kalte Luft und den geringsten Zug – angezeigt ist. Patient möchte unbedingt in warme Decken gepackt werden; allein die Hand aus dem Bett zu strecken, löst einen Hustenanfall aus. Der Husten ist locker, rasselnd, bellend und heiser; Patient hustet möglicherweise dicken gelben Schleim aus. Manchmal verursacht ein Hustenanfall Würgen und Brechreiz.

Kali bichromicum (Kaliumdichromat). Der stoßweise auftretende Husten hat einen blechernen und trockenen Klang, der von einem Kitzeln tief unten aus der Kehle zu kommen scheint. Der Auswurf besteht aus langen Fäden klebrigen, zähen Schleims, der gelblich sein kann.

Nux vomica (Brechnuß). Ein trockener aufreizender Husten; Kehlkopf und Brust entzündet. Husten kann stoßweise auftreten und mit Erbrechen enden; Husten tritt eher bei kaltem trockenem windigen Wetter auf. Patient häufig fiebrig; fröstelt, wenn er sich bewegt oder unbedeckt ist. Überempfindlich gegen Lärm, Gerüche, Licht oder Musik; leicht beleidigt.

Phosphorus (Phosphor). Dieses Heilmittel ist häufig angezeigt, wenn eine Erkältung vom Kopf auf die Brust übergegangen ist. Ein trockener, kitzelnder und erschöpfender Husten kommt vom Kehlkopf oder von weiter unten in der Brust. Patient kann ein beklemmendes oder drückendes Gefühl auf der Brust haben. Husten wird durch Sprechen oder durch Aufenthalt in frischer Luft verursacht. Patient kann rasende Kopfschmerzen haben. Durst auf eiskalte Getränke und Fruchtsäfte.

Pulsatilla (Kuhschelle). Abends ein trockener Husten, der morgens locker klingt. Patient kann Hustenanfälle mit Brechreiz und Würgen haben und hustet dicken gelblichen Schleim aus. Der Husten wird beim Betreten eines warmen Raums schlimmer; Patient fühlt sich in der frischen Luft besser. Kann ein drückendes Gefühl auf der Brust haben.

Rumex crispus (krauser Ampfer). Eines seiner Symptome ist das Gegenteil von *Aconitum:* Husten tritt auf, wenn man ins Freie geht. Patient hat Anfälle von kurzem trockenem Husten oder hustet ständig trocken und stoßweise.

Spongia (gerösteter Meerschwamm). Patient wacht mit einem Gefühl des Erstickens aus dem Schlaf auf; Atembeschwerden. Angsterfüllt wie bei Krupp. Ein lauter Husten, der sich anhört, als würde man sägen; schlimmer durch Sprechen.

Wie jeder Konzert- oder Theaterbesucher weiß, kann Husten trocken und rasselnd sein oder mit einem Kitzeln hoch oben im Hals beginnen. Zur sofortigen Linderung eine Ulmenpastille, schwarze Johannisbeerpastille oder ein Zitronendrops lutschen. Wenn Sie zu Hause sind, Ihre eigene Hustenmedizin aus gleichen Teilen Honig, Glyzerin und Zitronensaft bereiten; einen halben Teelöffel einnehmen und das Ganze so lang wie möglich im Mund behalten.

Keine Hustendrops mit medizinischen Zusätzen nehmen; sie enthalten Kampfer, Menthol, Eukalyptus oder Chloroform – Substanzen, die ein homöopathisches Heilmittel unwirksam machen.

Wenn Sie sich durch Heilmittel gegen Husten vorübergehend besser fühlen, dann aus dem Grund: Die meisten enthalten Alkohol. Nicht der Alkohol ist so schädlich; es ist die Wirkung des Medikaments, das den Husten unterdrückt. Wie Dr. Ben Feingold es erklärt: »Die Unterdrückung des Hustens verhindert die natürliche Ausscheidung bronchialer Absonderungen.«

Ohrenschmerzen

Gelegentlich geht eine gewöhnliche Erkältung auf die Ohren über. Wärme von einer Wärmflasche oder ein Abstützen des Kopfes kann die Schmerzen lindern.

Die folgenden homöopathischen Heilmittel haben Patienten mit Ohrenschmerzen geholfen:

Aconitum (Eisenhut). Plötzliche Ohrenschmerzen nach einer Erkältung und Aufenthalt im Kalten. Ohr ist rot, heiß und schmerzt, besser durch warme Packungen.

Belladonna (Tollkirsche). Plötzliches Einsetzen, besonders wenn das rechte Ohr betroffen ist. Patient hat ein gerötetes Gesicht; trockene Haut; ist unruhig und hat keinen Durst.

Chamomilla (deutsche Kamille). Patient ist überempfindlich gegen Schmerzen, dadurch äußerst gereizt und grob. Manchmal ist eine Wange rot und heiß, die andere blaß und kalt. Schmerzen werden durch warme Packungen schlimmer.

Ferrum phos. (Eisenoxydphosphat). Am häufigsten angezeigt bei den Frühstadien von Ohrenschmerzen.

Hepar sulph. (Kalkschwefelleber). Patient fühlt sich durch Zug schlechter und möchte gut eingepackt sein. Ist gereizt, klagt über Schmerzen und ist empfindlich gegen Berührung.

Kali muriaticum (Kaliumchlorid). Ohrenschmerzen und verminderte Hörfähigkeit, krachende Geräusche beim Nasenputzen und Schlucken. Das Ohr fühlt sich verstopft an. *Kali mur.* ist auch angezeigt, wenn sich die Hörfähigkeit verschlechtert, nachdem die Ohrenschmerzen abgeklungen sind.

Magnesia phosphorica (Magnesiumphosphat). Dies ist ein Nervenheilmittel. Die Ohrenschmerzen bei diesem Heilmittel entstehen eher durch Aufenthalt in kaltem Wind als durch eine Infektion. Am häufigsten ist das rechte Ohr betroffen. Die stärkste charakteristische Eigenschaft ist Linderung der Schmerzen durch Wärme.

Mercurius (Quecksilber). Ohrenschmerzen bei feuchtem Wetter oder bei Wetterwechsel, nachts schlimmer. Patient schwitzt und riecht krank. Die Zunge weist am Rand Zahnabdrücke auf, reichlich Speichel und schlechter Atem.

Pulsatilla (Kuhschelle). Äußeres Ohr gerötet und geschwollen. Patient hat schwere klopfende Schmerzen, Ohren fühlen sich verstopft an. Schlimmer durch Wärme und Überhitztsein. Patient verlangt nach frischer Luft und ist oft weinerlich.

- ÜBER ERSTE HILFE HINAUS: Ohrenschmerzen können ein Anzeichen für eine Mittelohrentzündung sein, die bei einem Erwachsenen allerdings selten auftritt. Gelegentlich entzündet sich das äußere Ohr und schmerzt. Wenn sich bei Ihnen derartige Symptome zeigen, den Arzt aufsuchen.

Heilmittel bei Erkältungen, Husten und Ohrenschmerzen

- DOSIS: Zwei Tabletten drei- oder fünfmal täglich – oder bei starken Schmerzen alle 30 bis 60 Minuten. Mittel weniger häufig verabreichen, sobald der Patient sich besser fühlt; Absetzen des Mittels bei völliger Beschwerdefreiheit.

Heilmittel	Besondere Indikationen
Aconitum Bei Erkältungen	Anfangsstadien einer Erkältung Häufiges Niesen Klare heiße Flüssigkeit tropft aus der Nase, besonders morgens Brennender Hals, empfindlich gegen Berührung Klopfende Kopfschmerzen Ohrensausen
Bei Husten	Erstes Heilmittel bei Krupp Patient erwacht ängstlich mit bellendem heiserem Husten Stetiges, kurzes trockenes Husten Husten setzt ein, wenn Patient in warmen Raum kommt
Bei Ohrenschmerzen	Äußeres Ohr rot, heiß, schmerzend, geschwollen Warme Packungen lindern Schmerzen Gefühl, als tropfe Wasser im linken Ohr
Allium cepa Bei Erkältungen	Niesen Tränende Augen, tropfende Nase Stetige wäßrige Absonderungen, manchmal nur aus einem Nasenloch Brennender Ausfluß aus der Nase führt zu wunder Nase und wunder Oberlippe Entzündung greift bald auf die Ohren über Kitzelnder Husten, der quälende Schmerzen im Hals verursacht; Patient greift sich an den Hals Rauher Hals, Gefühl erstreckt sich bis in die Brust

Wenn Sie unter Aufsicht eines Homöopathen stehen, *keine Mittel bei akuter Krankheit nehmen ohne vorherige Absprache mit Ihrem Arzt.*

Richtsymptome	Schlechter durch	Besser durch
Einsetzen der Symptome nach Aufenthalt in kaltem trockenem Wind Plötzliches Einsetzen der Symptome Erschreckt Nachts unruhig Durstig Fieber Eine Wange rot, die andere blaß	Abend und Nacht Warmer Raum Liegen auf der betroffenen Seite Musik Tabakrauch Trockener kalter Wind	Frische Luft
Kopfschmerzen, meistens in der Stirn Heiserkeit,beginnende Laryngitis Symptome beginnen auf der linken Seite und greifen auf die rechte Seite über	Abend Warmer Raum	Frische Luft Kalter Raum

Heilmittel	Besondere Indikationen
Antimonium tartaricum Bei Erkältungen	Rasselnder Schleim in der Brust Große Mühe beim Ausspucken des Schleims, besonders bei älteren Patienten und bei Kindern
Arsenicum Bei Erkältungen	Reichlich dünne wäßrige Absonderungen, die Nase und Oberlippe reizen Rote Augen und Nase Häufiges Niesen Erkältungen gehen vom Kopf auf die Brust über Entzündeter Hals, gemildert durch heiße Getränke
Bei Grippe	Schmerzend Abneigung gegen Anblick und Geruch von Essen Neigung zu Durchfall und Erbrechen, besonders nach Essen oder Trinken
Belladonna Bei Erkältungen	Leuchtend roter entzündeter Hals, manchmal schlimmer auf der rechten Seite
Leuchtend roter entzündeter Hals, manchmal schlimmer auf der rechten Seite	Plötzliches und heftiges Einsetzen der Symptome
Bei Husten	Häufiges, kurzes trockenes Husten, nachts schlimmer Husten beginnt, als wäre Stäubchen in den Hals geraten Kitzeln und Brennen im Hals, heftige Hustenkrämpfe
Bei Ohrenschmerzen	Plötzliches Einsetzen der Symptome, besonders wenn die Ohrenschmerzen im rechten Ohr sind Ziehende Schmerzen im Mittelohr und im äußeren Ohr Klopfende Schmerzen tief im Ohr, Geschwindigkeit von Herzschlag Kind schreit im Schlaf laut vor Schmerzen

Richtsymptome	Schlechter durch	Besser durch
Schwach Schläfrig Verschwitztes blasses Gesicht Friert Ringt nach Luft	Abend Hinlegen Wärme Feuchtes kaltes Wetter Saure Nahrung oder saure Flüssigkeiten Milch	Sitzen Kalter offener Raum Ausspucken
Fröstelnd Brennende Schmerzen, die durch Hitze gelindert werden Unruhig Ängstlich Schwach und erschöpft Durstig auf häufige Schlucke Wasser	Liegen auf der rechten Seite Nach Mitternacht Anblick oder Geruch von Essen Kalte Getränke	Kopf höher legen Heiße Getränke Heiße Packungen
Plötzliches und heftiges Einsetzen der Symptome	Hinlegen Bewegung	Bewegung Aufrechtes Sitzen
Hinlegen Bewegung	Bewegung Aufrechtes Sitzen	
Haut rot, trocken, heiß bei Berührung Gerötetes Gesicht Brennendes Fieber Unruhig Augen lichtempfindlich, Pupillen erweitert	Erschütterung Lärm Licht	
Kein Durst		

Heilmittel	Besondere Indikationen
Bryonia Bei Erkältungen	Erkältung vom Kopf geht auf die Brust über Harter, trockener quälender Husten mit schmerzender Brust Wäßrige Absonderungen aus der Nase, Nase verstopft
Bei Husten	Harter, trockener quälender Husten, der Schmerzen in Brust, Magen verursacht Preßt beim Husten Hand auf die Brust Husten verursacht rasende Kopfschmerzen Nachts schlimmer, zwingt den Patienten, sich im Bett aufzusetzen
Bei Grippe	Mit schmerzhaftem Husten Hals und Brust schmerzen
Chamomilla Bei Ohrenschmerzen	Wundsein und schwere Schmerzen Stechende Schmerzen Ohren fühlen sich verstopft an Außer sich vor Schmerzen
Dulcamara Bei Erkältungen	Starke wäßrige Absonderungen aus Nase und Augen Nase verstopft durch kalte Luft und kalten Regen Augen rot und schmerzend Hals entzündet
Eupatorium Bei Grippe	Tiefer Schmerz im Rücken und in den Gliedern, als wären Knochen gebrochen Rasende Kopfschmerzen Angst, sich zu bewegen aufgrund von Schmerzen Augäpfel schmerzend Unstillbarer Durst, gefolgt von Frösteln und Fieber Erbrechen nach vorherigem Durst Kann Galle erbrechen

Richtsymptome	Schlechter durch	Besser durch
Möchte alleingelassen werden Möchte vollkommen still liegen Gereizt Durst auf große Mengen kalter Getränke Lippen und Mund trocken Urin dunkel und spärlich	Leichte Berührung Essen oder Trinken Geringste Berührung Warmer Raum Wärme	Fester Druck Ruhe Kälte Liegen auf der betroffenen Seite, da es Bewegung verhindert
Kann keine Schmerzen ertragen Äußerst gereizt Empfindlich Eine Wange rot, die andere blaß Durstig	Nacht Warme Packungen Hitze Frische Luft, Wind	Getragenwerden Warmes feuchtes Wetter
Einsetzen nach naßkaltem Wetter Einsetzen nachdem man naß geworden ist oder wenn man erhitzt ist und sich verkühlt	Nacht Kälte Regenwetter	Bewegen Wärme von außen
Große Schwäche Wundsein	Zeitweise Enge Kleidung	Unterhaltung

Heilmittel	Besondere Indikationen
Euphrasia Bei Erkältungen	Starke milde Absonderungen aus der Nase Tränende Augen, die durch die Absonderungen schmerzen Absonderungen nachts und beim Liegen schlimmer Aushusten von lästigem Schleim Harter Husten, tagsüber und beim Liegen schlimmer
Ferrum phosphoricum Bei Erkältungen	Anfangsstadien Rote brennende Augen
Bei Husten	Frühstadien Kurzer, schmerzhafter kitzelnder Husten, nachts besser Harter trockener Husten mit schmerzender Brust Bronchitis Anfangsstadien vor Ohrabszessen Klopfende Schmerzen
Gelsemium Bei Erkältungen	Erkältungen im Sommer Häufiges Niesen Wäßrige Absonderungen aus der Nase, die diese reizen Hat das Gefühl, als würde heißes Wasser aus der Nase tropfen Trockener Husten
Bei Grippe	Müdigkeit des ganzen Körpers Kopf, Augenlider, Glieder fühlen sich schwer an Fieber, aber kein Durst Friert, Schauer laufen über den Rücken

Richtsymptome	Schlechter durch	Besser durch
	In geschlossenen Räumen Wärme Licht	Frische Luft Dunkelheit Kaffee
Anfangsstadien sämtlicher Entzündungen Allmähliches Einsetzen von Fieber Blasse Gesichtsfarbe mit roten Wangen Schwacher rascher Puls Heiserkeit Unruhe Schlaflosigkeit	Rechte Seite Berührung Bewegung Erschütterung	Kalte Packungen
Träge, schwerfällig Fröstelnd Müdigkeit und Schmerzen im ganzen Körper Hängende Lider Kopfschmerzen, als wäre ein Band um den Kopf Kopfhaut fühlt sich wund an Leichtes Fieber Kein Durst Möchte alleingelassen werden Apathie, Teilnahmslosigkeit am Geschehen Symptome entwickeln sich einige Tage nach Aufenthalt in feucht-warmem Wetter	Feuchtes Werter Tabakrauch Erwartung, selbst angenehmer Ereignisse Nachdenken über Krankheiten	Fortgesetzte Bewegung Vorbeugen Reichliche Harnausscheidung Frische Luft

Heilmittel	Besondere Indikationen
Hepar sulphur Bei Erkältungen	Erkältung beginnt mit Reizung im Hals Absonderungen aus der Nase, erst wäßrig, dann dick und gelb Infektion zieht sich vom Hals zu den Ohren Gefühl, als säße hinten im Hals ein Splitter
Bei Husten	Trockener heiserer Husten Lockerer, rasselnder und bellender Husten, morgens schlimmer Husten, wenn irgendein Körperteil kalt wird oder unbedeckt ist oder wenn etwas Kaltes gegessen wird Kann dicken gelben Schleim aushusten
Bei Ohrenschmerzen	Stechende Schmerzen vom Hals zu den Ohren beim Schlucken Möchte gut eingepackt werden, Ohren bedeckt
Kali bichromicum Bei Husten	Husten mit blechernem Klang Hustet zähen fadenartigen Schleim aus
Kali muriaticum Bei Ohrenschmerzen	Ohrgeräusche Verschlechterte Hörfähigkeit nach Ohrenschmerzen Zum Reinigen der Eustachischen Röhre
Magnesia phosphorica Bei Ohrenschmerzen	Ohne Infektion der Atemwege »Nerven« schmerzen – scharf, schmerzend, krampfartig oder ziehend Periodische Schmerzen

Richtsymptome	Schlechter durch	Besser durch
Einsetzen nach Aufenthalt in kaltem trockenem Wetter Äußerst empfindlich gegen Zug Fröstelnd Heiser Schwitzt, Schweiß riecht sauer Mürrisch	Liegen auf der schmerzenden Seite Kühle Luft Geringster Zug Berührung	Wärme Kopf umhüllen Nach Essen
Stimme heiser, schlechter am Morgen Dicke fadenartige Absonderungen	Morgen Heißes Wetter Entkleiden	Hinlegen Hitze
	Bewegung Schweres Essen Fett	
Einsetzen nach Aufenthalt in kaltem Wind Müde und erschöpft	Rechte Seite Nacht Kälte Kalte Luft Berührung	Wärme Druck Reiben

Heilmittel	Besondere Indikationen
Mercurius Bei Erkältungen	Beginnt mit Frösteln Häufiges Niesen Dicke grüne oder starke wäßrige Absonderungen aus der Nase Nase und Oberlippe wund durch Absonderungen Scharfer Schmerz in entzündetem Hals Schluckbeschwerden
Bei Ohrenschmerzen	Abszeß am Ohr Stechende Schmerzen, nachts schlimmer
Natrium muriaticum Bei Erkältungen	Beginnt mit Niesen Absonderungen aus der Nase wäßrig oder wie Eiweiß Absonderungen reizen Nase Verstopfte Nase Verlust von Geruchs- und Geschmackssinn Husten mit Stichen in der Brust und rasenden Kopfschmerzen
Nux vomica Bei Erkältungen	Anfangsstadien Häufiges Niesen Nase läuft tagsüber, ist nachts verstopft Entzündeter Hals
Bei Husten	Trockener aufreizender Husten mit entzündetem Hals und entzündeter Brust Husten mit dem Gefühl, als wäre etwas in der Brust losgerissen Hustenanfälle, die in Würgen und Erbrechen enden
Bei Grippe	Kann nicht warm werden Frösteln, besonders nach Trinken Krampfartige Bauchschmerzen, Drang zum Sich-Entleeren Übelkeit »Will und kann nicht«; Drang zum Sich-Entleeren, zum Erbrechen, beides klappt nicht

Richtsymptome	Schlechter durch	Besser durch
Reichliche Speichelabsonderung Belegte Zunge und Mundgeruch Patient riecht krank Keine Erleichterung durch Schwitzen Sehr durstig, selbst wenn der Mund feucht ist Schwach und zittrig	Nacht Liegen auf der rechten Seite Nasses feuchtes Wetter Schwitzen Warmer Raum Warmes Bett	
Frieren Große Schwäche und Müdigkeit Niedergeschlagen Weinerlich Möchte Mitgefühl, ist durch Anteilnahme aber verärgert Heiserkeit Durst auf kaltes Wasser Verlangt nach Salz	Gegen 10 Uhr morgens Hitze Trost Lärm Hinlegen Warmer Raum	Liegen auf der rechten Seite Frische Luft Kaltes Bad Keine regelmäßigen Mahlzeiten
Gereizt Fröstelt bei der geringsten Bewegung Fiebrig Äußerst empfindlich gegen Lärm und Gerüche	Morgen Kalte Luft Frische Luft	Abend Hinlegen Wärme Starker Druck auf die schmerzende Stelle Ungestörtes Schläfchen
	Morgen Kalte Luft Frische Luft	Abend Hinlegen Wärme Starker Druck auf die schmerzende Stelle Ungestörtes Schläfchen

Heilmittel	Besondere Indikationen
Phosphorus Bei Husten	Harter, trockener kitzelnder Husten Heftiges Kitzeln im Hals beim Sprechen Quälender Husten mit Zittern Husten nimmt beim Sprechen oder beim Atmen kalter Luft zu Schmerzen im Hals beim Husten Drückendes Gefühl auf der Brust Süßlicher Geschmack beim Husten
Bei Grippe	Übelkeit Brennende Schmerzen im Magen, in den Därmen
Pulsatilla Bei Erkältungen	»Reife« Erkältung Dicke, cremige gelbe Absonderungen aus der Nase Augenlider kleben morgens zusammen Nase nachts und in geschlossenen Räumen verstopft Nase läuft an der frischen Luft Fieber, aber kein Durst Lippen gesprungen, schälen sich
Bei Husten	Hustenanfälle mit Brechreiz und Ersticken Hustet dicken gelben Schleim aus Trockener Husten am Abend, lockerer Husten am Morgen Muß sich im Bett aufsetzen, um sich Erleichterung zu verschaffen Drückendes Gefühl auf der Brust
Bei Ohrenschmerzen	Äußeres Ohr rot und geschwollen Dicke, gelbe milde Absonderungen Starke klopfende Schmerzen, nachts schlimmer Ohren fühlen sich verstopft an
Rumex Bei Husten	Verursacht durch Wechsel von warm auf kalt, Atmen von kalter Luft Husten schlimmer durch Hinlegen, schlimmer, wenn man die Hand auf den Hals preßt Bedeckt den Mund, um keine kalte Luft einzuatmen, die Hustenreiz bewirkt Aufreizender Husten, der Schlaf verhindert Heftiger, trockener krampfartiger Husten Reichlich zäher, fadenartiger Schleim; Drang auszuhusten, klappt aber nicht

Richtsymptome	Schlechter durch	Besser durch
Scheint trotz hohem Fieber in Ordnung Erkältungen gehen auf die Brust über Fröstelnd Durstig auf kalte Getränke, die erbrochen werden, sobald sie im Magen warm sind Schwach Angsterfüllt Heiser Schwitzt nachts	Abend Berührung Warmes Essen oder warme Getränke Wetterwechsel Bei heißem Wetter naß werden	Frische Luft Schlaf Kaltes Essen Kälte
Weinerlich Möchte Mitgefühl und Aufmerksamkeit Verlangt nach frischer Luft Trockener Mund, kein Durst	Gegen Abend Liegen auf der linken oder auf der schmerzlosen Seite Wärme Überhitztsein	Bewegung Frische Luft Kalte Packungen
	Gegen Abend Liegen auf der linken oder auf der schmerzlosen Seite Wärme Überhitztsein	Bewegung Frische Luft Kalte Packungen
Äußerst empfindlich gegen kalte Luft Heiser	Abend Inhalieren kalter Luft Bloßliegen Linke Seite der Brust	

Heilmittel	Besondere Indikationen
Spongia Bei Husten	Heiserer bellender Husten; hört sich an, als würde ein Brett durchgesägt Husten laut, trocken und bellend Brust trocken; kein Keuchen oder Rasseln Hals empfindlich gegen Berührung Mühe beim Atmen; Gefühl, als wäre Hals verstopft Erwacht mit einem Gefühl des Erstickens, Atembeschwerden

Richtsymptome	Schlechter durch	Besser durch
Angsterfüllt Heiserkeit mit Wundsein und Brennen Warmer Patient Erschöpfung nach leichter Anstrengung	Vor Mitternacht Sprechen Schlucken	Essen oder Trinken, besonders warme Getränke

Heilmittel für Magen- und Darmbeschwerden

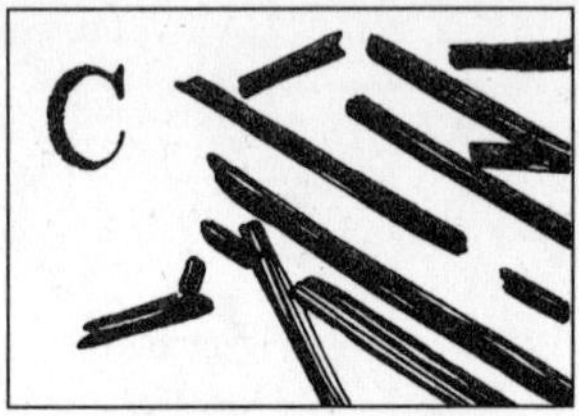

Carbo vegetabilis – Holzkohle

Verdauungsstörungen und unregelmäßiger Stuhlgang sind Beschwerden, mit denen sich heutzutage viele herumplagen. Zu Recht mißtrauen Sie den rezeptfreien Medikamenten, die die Lage noch verschlimmern können, Nebenwirkungen verursachen und schnell zur Gewöhnung führen. In diesem Kapitel lernen Sie homöopathische Heilmittel kennen, die die natürlichen selbstregulierenden Funktionen des Körpers unterstützen und auf diese unschädliche Weise Erleichterung verschaffen, wenn geringfügige Probleme auftreten, sei es durch Streß, ein Essen im Restaurant oder ähnliches.

Wenn Sie allerdings ständig mit diesen Problemen zu kämpfen haben, sollten Sie einen homöopathischen Arzt aufsuchen. Das konstitutionelle Heilmittel, das auf den Menschen als Ganzes abgestimmt wird, macht nicht nur wiederkehrenden Magen- und Darmbeschwerden ein Ende, sondern erhöht die Vitalität und verleiht Wohlbehagen.

Verdauungsstörungen

Fertiggerichte ... das Essen in fünf Minuten auf dem Tisch und auch in fünf Minuten hinuntergeschlungen.

Wenn Ihr Zeitplan keine in Ruhe eingenommene Mahlzeit zuläßt und somit zu Verdauungsstörungen führt, beschränken Sie sich nur auf die Dinge, die unbedingt erledigt werden müssen, und streichen Sie Unwichtiges.

Wenn das nichts nützt und Sie immer noch Beschwerden haben, sollten Sie die folgenden Heilmittel in Betracht ziehen und eines wählen, das zu Ihnen und Ihren Symptomen paßt.

Bryonia (weiße Zaunrübe). Ihr Magen fühlt sich nach dem Essen voll und ist empfindlich gegen Berührung. Sie stoßen bitter auf und erbrechen unter Umständen Galle und Wasser. Sie haben Durst auf große Mengen kaltes Wasser, können aber auf warme Getränke hin brechen. Bei der geringsten Bewegung verschlechtert sich das Gefühl im Magen.

Carbo vegetabilis (Holzkohle). Ihnen bekommt das einfachste Essen nicht; etwa eine halbe Stunde nach dem Essen bekommen Sie Blähungen und müssen aufstoßen. Übermäßiges Essen und Trinken verursacht Kopfschmerzen. Sie haben eine Abneigung gegen Fleisch, Milch und fettes Essen, ein Verlangen nach frischer Luft und müssen nach dem Essen Ihren Gürtel lockern.

Chamomilla (deutsche Kamille). Eine Verdauungsstörung erfolgt nach Ärger und Reizbarkeit. Blähungen und Magenkrämpfe; bitterer Geschmack im Mund. Sie haben gerötete Wangen und eine Abneigung gegen warme Getränke.

Ignatia (Ignatiusbohne). Sie sind angespannt, nervös, erregbar, empfindlich und verlangen nach Essen, das Ihnen nicht bekommt. Die Verdauungsstörung wird dann verursacht, wenn man nach Erhalt schlechter Nachrichten oder nach einem Schock ißt. Die Symptome sind Knurren in den Därmen, saures Aufstoßen. Sie atmen tief oder seufzen häufig.

Nux vomica (Brechnuß). Sie sind der überaktive Typ, der zuviel ißt, zuviel Kaffee und Alkohol trinkt und zuviel raucht. Die Symptome sind Sodbrennen, Aufstoßen, Völlegefühl einige Stunden nach dem Essen. Eventuell leiden Sie auch unter Verstopfung.

Pulsatilla (Kuhschelle). Sie sind mürrisch und wachen morgens mit dem Gefühl auf, als hätten Sie einen Stein im Magen; Ihr Mund ist trocken, Sie haben aber keinen Durst; Sie haben einen schlechten Geschmack im Mund. Einige der Symptome ähneln denen von *Carbo veg.* – Magenbeschwerden eine halbe Stunde nach dem Essen, Abneigung gegen fettes Essen, Lockern der Kleidung am Bauch.

- ÜBER ERSTE HILFE HINAUS: Bauchschmerzen können ein Anzeichen für Blinddarmentzündung oder andere ernste Probleme sein. Wenn derartige Schmerzen daher anhalten und von leichtem Fieber, Übelkeit, Erbrechen oder sogar Appetitverlust begleitet sind, den Arzt aufsuchen.

Übelkeit und Erbrechen

Häufige Ursachen für Erbrechen sind übermäßiges Essen und Trinken oder der Verzehr verunreinigter Nahrung. Die folgenden Heilmittel verschaffen Ihnen hierbei Erleichterung:

Antimonium crudum (schwarzer Spießglanz). Erbrechen wird durch übermäßiges Essen oder Verzehr einer unverdaulichen Substanz verursacht. Patient erbricht direkt nach dem Essen oder Trinken; hat eine weißbelegte Zunge.

Arsenicum (Arsen). Übelkeit, Erbrechen und Durchfall werden durch verdorbene Nahrung verursacht, besonders schlechtes Fleisch oder wäßriges Obst. Brennende Schmerzen im Magen nach dem Essen werden durch warme Getränke gemildert.

Colocynthis (Koloquinte). Der Patient krümmt sich vor quälenden Bauchschmerzen. Druck und Wärme auf dem Bauch verbessern die Situation.

Ipecac (Brechwurz). Übelkeit, drückende Schmerzen in den Därmen, mit oder ohne Erbrechen. Übelkeit durch den Anblick sich bewegender Gegenstände oder durch Lesen in einem fahrenden Wagen. Zunge ist sauber, obwohl Magenverstimmung vorliegt.

Nux vomica (Brechnuß). »Will und kann nicht.« Dies ist ein Hauptsymptom von *Nux*, ob das Leiden nun mit Erbrechen, Durchfall oder starkem Urinieren verbunden ist. Der Patient ist gegen drei Uhr morgens schlaflos, schläft gegen Morgen ein und fühlt sich beim Aufwachen miserabel.

Phosphorus (Phosphor). Starker Durst auf kaltes Wasser, das erbrochen wird, sobald es im Magen warm wird. Dieses Heilmittel hilft auch bei ernsten Fällen, die Erbrechen von Blut mit sich bringen.

Veratrum album (weiße Nieswurz). Erbrechen und Durchfall wechseln sich ab. Auf der Stirn bricht kalter Schweiß aus, vielleicht am ganzen Körper. Kollaps ist möglich. Weitere Symptome sind Krämpfe in den Extremitäten und fortgesetztes Erbrechen.

Blähungen

Wenn Sie Ihre Nahrung nicht richtig verdauen, bildet sich Luft oder Gas im Magen und in den Därmen. Dies kann

Bauchschmerzen verursachen, Völlegefühl, knurrende rumpelnde Geräusche, Aufstoßen und Blähungen – und große Verlegenheit. Wie Verdauungsstörungen sind Blähungen gewöhnlich das Ergebnis zu schnellen Essens; sie treten auch auf, wenn man bei seelischer Verstimmung ißt. Manche Menschen allerdings schlucken auch Luft; sie »essen« beim Sprechen oder Essen Luft.

Das Verdauungssystem ist ein Apparat, bei dem alles wunderbar aufeinander abgestimmt ist; jeder Teil spielt eine bestimmte Rolle.

Wenn wir unsere Nahrung nicht gründlich kauen, kann der Magen, der ja keine Zähne hat, sie nicht so zerkleinern, daß die Verdauungssäfte diese Stücke völlig durchdringen können; somit gelangt die Nahrung teils unverdaut in die Därme. Ein Teil dieser unverdauten Nahrung gärt und verursacht unangenehm riechende Darmgase sowie Unbehagen.

Die folgenden homöopathischen Heilmittel verschaffen bei diesem Zustand Erleichterung:

Carbo veg. (Holzkohle). Der Magen füllt sich mit Darmgas, ganz gleich, was Sie essen. Die Folge: wiederholtes Aufstoßen.

China (China). Der Magen fühlt sich an, als sei er voll von Darmgas; Blähungen oder Aufstoßen scheinen unmöglich. Mittlerer Abschnitt fühlt sich aufgebläht an.

Lycopodium (Bärlapp). Völlegefühl, sogar bevor Sie zu essen aufhören oder nach einer leichten Mahlzeit. Gürtel scheint zu fest zu sitzen; Blähungen mit rumpelnden Geräuschen und leichten Absonderungen.

■ PRAKTISCHE MASSNAHMEN: Wie man allgemein annimmt, gehören zu den Nahrungsmitteln, die Blähungen verursachen, Zwiebeln, gekochter Kohl, rohe Äpfel, gebackene Bohnen und Gurken. Wenn eines dieser Nahrungsmittel oder andere Ihnen derartige Beschwerden verursachen, sie aus Ihrer Ernährung streichen. Kein Medikament, ob homöopathisch oder allopathisch, sollte regelmäßig genommen werden. Wenn Sie häufig unter Magenbeschwerden zu leiden haben, Ihre Eßgewohnheiten ändern. Die Nahrung gründlich kauen; um gut aufgenommen zu werden, muß die Nahrung im Mund in verdauliche Teilchen zerkleinert und mit den im Speichel vorhandenen Verdauungsenzymen vermischt werden. Wenn Sie in Eile essen müssen, leicht verdauliche Nahrungsmittel wie Hüttenkäse oder Joghurt wählen.

Ein kaltes Getränk nippen – nicht hinunterstürzen. Die Magenschleimhaut ist von Blutgefäßen durchzogen; ein großer Schluck kalte Flüssigkeit kann den Magen verkühlen und einen Krampf verursachen.

Eine weitere vernünftige Regel: Nicht essen, wenn Sie keinen Hunger haben oder wenn Sie verärgert oder übermüdet sind. Sie haben vielleicht bemerkt, daß ein Hund sein Fressen verweigert, wenn er sich fürchtet oder von einer Jagd erschöpft ist. Wenn Sie müde sind, teilt Ihr Magen Ihre Müdigkeit; sich vor dem Essen mindestens eine Viertelstunde entspannen.

Antazida sind gesundheitsschädlich

Wenn Sie hin und wieder beim Essen über die Stränge schlagen, nicht zu einem von der Werbung angepriesenen Antazidum greifen. Antazida »neutralisieren« die Magensäure, doch in gemäßigten Mengen ist Magensäure kein Übeltäter; sie ist für die Verdauung notwendig. Während der Verdauung wird die komplexe Struktur unserer Nahrung in einfachere Substanzen aufgelöst, die vom Körper aufgenommen und verwendet werden können. Die Magensäure tötet oder inaktiviert viele in unserer Nahrung vorhandene Bakterien; daher ist es wünschenswert, *etwas* Säure im Magen zu haben.

Das Neutralisieren von Säure hat eine unerwünschte Nebenwirkung: Säurereaktion, d. h. erhöhte Absonderungen von Magensäure, die noch andauern, wenn die Wirkung des Antazidums bereits aufgehört hat. Folglich müssen die säureproduzierenden Zellen des Magens schwerer arbeiten, um für eine gleichbleibende Säurezufuhr zu sorgen. Das Ergebnis: überschüssige Säure im Magen.

Die Verwendung von Antazida ist mit Brucellose, auch Wellenfieber genannt, in Verbindung gebracht worden. Man kann sich die Krankheit durch das Trinken nichtpasteurisierter infizierter Milch zuziehen. In einem medizinischen Artikel warnt Dr. Robert Steffen von der *University of California* Reisende, die möglicherweise nichtpasteurisierte Molkereiprodukte essen, vor der übermäßigen Verwendung von Antazida. Die Brucellabakterien sind gegen Magensäure äußerst empfindlich, vermerkt dieser Forscher, und gastrische Subazidität (verminderter Gehalt an Salzsäure des Magensaftes) ist mit Durchfall bei Reisenden sowie ernsteren Leiden in Zusammenhang gebracht worden.

- Wie viele allopathische Medikamente können auch Antazida schädlich sein.

Eine Einnahme dieser Präparate über einen längeren Zeitraum hinweg kann entweder Verstopfung oder Durchfall mit Übelkeit verursachen. Natriumbicarbonat (doppeltkohlensaures Natrium), ein Hauptbestandteil von Antazida, kann zur Steinbildung im Harntrakt führen und auch zu wiederkehrenden Blaseninfektionen beitragen. Antazida, die

Magnesium enthalten, können ernste Reaktionen bewirken einschließlich Lethargie, Koma, Kreislaufkollaps und Atemlähmung. Alle Antazida sind gefährlich für Menschen mit Bluthochdruck, Nierenkrankheiten oder Krankheiten, bei denen es zu Harnsteinen oder Magen-Darm-Blutungen kam.

Verstopfung

Die Art und Weise, wie der Körper sich seiner Abfallprodukte entledigt, ist wunderbar konzipiert. Nachdem die Nahrung verdaut worden ist, ziehen die Muskeln des Dickdarms sich wellenähnlich zusammen – man nennt dies Peristaltik –, wodurch der Darminhalt zum Mastdarm transportiert wird. Dabei saugt der Dickdarm überschüssige Flüssigkeit von der Masse an Substanzen auf, die vom Dünndarm kommt. Wenn Sie nicht genügend Flüssigkeiten getrunken haben, wird der Stuhl trocken und ist nur mühsam auszuscheiden.

Verstopfung ist kein »modernes« Problem. Die alten Ägypter verwendeten die *Aloe vera*-Pflanze als Purgativum. Nordamerikanische Indianer brauten aus den Blättern der Sennapflanze einen Trank, wenn sie ein Abführmittel benötigten. Durch die Anwendung von Laxativa legen wir unseren armen Dickdarm aber lahm. Wie in einem britischen Ärztejournal angeführt: »Die langfristige Anwendung von Laxativa führt letzten Endes zu zunehmender Verstopfung und zum Gebrauch noch stärkerer Abführmittel.« Schwere chronische Verstopfung kann den Dickdarm zum Ausdehnen bringen, wodurch er seine Fähigkeit zur Kontraktion immer mehr verliert.

Verstopfung kann durch organische Ursachen entstehen, beispielsweise die Verengung des Darms und Versperrung durch Wucherungen, doch in der Mehrzahl der Fälle liegen einer Verstopfung einfach zu bestimmende Ursachen zugrunde.

Dies sind:
- Eine Ernährung, der es an Faser- und Ballaststoffen mangelt.
- Mangelnde körperliche Bewegung.
- Negative Gemütszustände wie nervöse Spannung, Sorgen und Beklemmungen, die die Peristaltik und Erschlaffung analer Schließmuskeln hemmen. Viele Menschen, die zu Hause regelmäßigen Stuhlgang haben, leiden auf einer Reise an Verstopfung.
- Nichtbeachten der Anzeichen für Stuhlgang. (Denken Sie auch an bewährte Mittel wie Pflaumen- oder Zitronensaft in heißem Wasser eine halbe Stunde vor dem Frühstück.)

Sie können Verstopfung vorbeugen, indem Sie die erwähnten Gewohnheiten ändern; wenn Sie aber sofortige Hilfe bei Verstopfung benötigen, ein homöopathisches Heilmittel wählen, das eine Normalisierung bewirkt.

■ Wenn Sie von Laxativa abhängig sind, hilft *Nux vomica,* den Teufelskreis zu durchbrechen.

Beim Zubettgehen – noch besser einige Stunden vor der Schlafenszeit – eine Dosis nehmen; *Nux* wirkt am besten, wenn Geist und Körper ruhen. Einige Tage lang braucht man vielleicht eine tägliche Dosis, aber *Nux* auf keinen Fall als ständigen Ersatz Ihrer früheren Laxativa verwenden. Wenn Sie über einen langen Zeitraum wiederholte Dosen benötigen, heilen Sie die Verstopfung nicht, sondern verschaffen sich nur Erleichterung. In diesem Fall benötigen Sie eine konstitutionelle Behandlung.

■ Wenn es aufgrund einer Rektalfissur (einem Riß in der Schleimhaut des Mastdarms) schmerzhaft ist, Stuhl auszuscheiden, hilft *Sulphur,* den Mastdarm wieder herzustellen. Abwechselnd mit Durchfall haben Sie möglicherweise

Stuhldrang mit Brennen am Anus. Die Exkremente sind hart, dunkel und trocken, und es können Hämorrhoiden auftreten.

- Wenn Sie Schwierigkeiten haben, Stuhl auszuscheiden, obwohl Ihr Stuhl so weich und klebrig ist, daß sie Unmengen von Toilettenpapier benötigen, *Alumina* in Betracht ziehen. Homöopathische Erprobungen von *Alumina* haben vor vielen Jahren stattgefunden, und die Versuchspersonen haben von Schwierigkeiten beim Ausscheiden weichen klebrigen Stuhls berichtet. Eine wiederholte Einnahme kleiner Mengen Aluminiums kann dieses Symptom herbeiführen; wenn Sie beim Kochen also Aluminiumtöpfe verwenden, ist dies vielleicht die Ursache Ihrer Darmbeschwerden.
- Ein großer, harter und trockener Stuhl, dunkel, als wäre er verbrannt, kann ein Bedürfnis nach *Bryonia* anzeigen. Der Stuhl wird wegen verminderter Darmabsonderungen und schlechtem Muskeltonus mit großer Mühe ausgeschieden. Der Betreffende ist gereizt und schlecht gelaunt. Kinder, die an Verstopfung leiden, benötigen häufig *Bryonia.*
- Ein Hauptsymptom von *Natrium mur.* ist harter, krümeliger Stuhl, der Blutungen im Mastdarm, stechende Schmerzen und Wundsein verursacht. Es kommt zu einer Kontraktion des Anus, Blutungen und Schmerzen.
- Wenn kein Stuhldrang besteht, *Graphites* (aus dem Mineral Graphit) in Betracht ziehen.

Sie haben vielleicht tagelang keinen Stuhlgang, und wenn es schließlich zu Ausscheidungen kommt, nimmt der Stuhl die Form von Bällen an, die mit Schleim zusammenkleben und schmerzhaft auszuscheiden sind. Weitere Symptome sind Fissuren oder Risse in der Schleimhaut des Mastdarms und Hämorrhoiden, die brennen und jucken. Der Anus schmerzt nach dem Ausscheiden von Stuhl und wird vom

Abwischen wund. Wer *Graphites* benötigt, ist oft trübsinnig und fettleibig.

- Ein Anzeichen für *Silicea* ist ein »verschämter« Stuhl; der Stuhlgang beginnt und hört auf. Diese Schwierigkeit beruht auf ungenügender Abführkraft des Mastdarms und spasmodischem Zustand der Schließmuskeln, die den Anus umgeben und zusammenziehen. Der Anus ist wund, und häufig kommt es zu einem Aussickern von Schleim.

Laxativa machen Ihren Körper »lax«

Vor allem die chronische Anwendung von Laxativa vermeiden. Die beiden Hauptarten üben eine künstliche Wirkung zur Stimulierung der Peristaltik aus. Eine Art, das Reizmittel, tut dies durch die Stimulierung der Nervenenden in der Wand des Dickdarms. Die andere, das salinische Abführmittel, »entzieht« der Darmschleimhaut Feuchtigkeit, und das große Flüssigkeitsvolumen reizt daraufhin die Peristaltik. Mineralöl, das den Stuhl gleitfähig macht und daraufhin die Ausscheidung erleichtert, hat den Nachteil, unangenehmes Auslaufen zu verursachen; fortgesetzte Anwendung verringert auch die Absorption von Vitaminen.

Sämtliche Laxativa, ganz gleich wie sie wirken, übernehmen eine Arbeit, die der Körper verrichten sollte. Machen Sie sich nicht vor, daß Sie durch die Einnahme eines Kräuterlaxativums etwas Natürliches tun. Alle Laxativa, ob auf Kräuterbasis oder synthetisch, verursachen eine träge Darmtätigkeit und sind gewöhnungserzeugend.

Meiner Erfahrung nach muß jemand, der mit Verstopfung zu kämpfen hat, sämtliche Laxativa absetzen und sich auf praktische Maßnahmen verlassen – falls nötig, mit zusätzlicher Unterstützung durch ein homöopathisches Heilmittel –, um die Darmfunktion wieder zu normalisieren. Bei Därmen, die durch scharfe Purgativa angegriffen worden sind, dauert eine Normalisierung natürlich länger.

Durchfall

Durchfall – häufige und übermäßige Absonderungen wäßrigen Stuhls – ist meistens ein akutes Leiden, das durch den Verzehr einer dem Körper unbekannten Substanz verursacht wird, beispielsweise Nahrung, die stark gewürzt oder verdorben ist.

Durchfall ist unangenehm, doch wenn er das nächste Mal auftritt, denken Sie daran, was für eine wirksame Art dies für Ihren Körper ist, unerwünschte Substanzen loszuwerden.

Die folgenden homöopathischen Heilmittel mildern die Unannehmlichkeiten von Durchfall, ohne seine reinigende Wirkung zu beeinträchtigen.

Arsenicum (Arsen). Der Magen fühlt sich schwer an; Patient leidet an Übelkeit und Erbrechen; Schwächegefühl. Verursacht durch den Verzehr verdorbener Nahrung oder übermäßiger Mengen Obst, besonders Melonen. *Arsenicum* beeinträchtigt die Ausscheidung giftiger Substanzen nicht, bewirkt aber eine Normalisierung des gereizten Darmtrakts, so daß Durchfall nicht länger notwendig ist.

Cuprum arsenicosum (Kupferarsenit). Symptome sind brennende, krampf- und kolikartige Schmerzen in den unteren Därmen, begleitet von Erbrechen und Durchfall, dazu Krämpfe und Kollapsgefühl.

Gelsemium (Gelsemiumwurzel). Durchfall infolge von Erwartung – selbst wenn es sich um Vorfreude auf eine gesellige Einladung handelt – oder Furcht vor einer schweren Prüfung. Kann auch nach einem Schreck eintreten.

Podophyllum (Podophyllum). Durchfall – gelber wäßriger Stuhl, der herausspritzt – tritt frühmorgens oder nach dem Essen auf. Patient kann Krämpfe haben, die durch Wärme und Zusammenkrümmen gemildert werden. Nach Stuhlgang Schwächegefühl im Bauch und »total erledigt«.

Sulphur (Schwefel). Stuhl ist veränderlich; manchmal ist er gelb und wäßrig, dann wieder schleimig mit unverdauter Nahrung. Dringendes Bedürfnis, sich zu entleeren, treibt den Patienten als erstes morgens aus dem Bett.

Veratrum album (weiße Nieswurz). Symptome ähneln den von *Arsenicum,* doch zusätzlich hat der Patient kalte Schweißausbrüche und fühlt sich am Rand eines Kollapses.

Ich habe erlebt, wie *Veratrum alb.* Wunder gewirkt hat im Fall einer jungen Frau namens Ellen, die wegen ihrer Scheidung einen seelischen Schock erlitt. Ellen rief mich eines Tages an. »Ich muß heute morgen vor Gericht erscheinen«, sagte sie schwach, »und ich habe Durchfall und muß gleichzeitig brechen.« Sie habe auch kalte Schweißausbrüche, sagte sie, und das Gefühl, als würde sie jeden Moment zusammenbrechen. Ich riet ihr, *Veratrum alb.* zu nehmen und mich in einer halben Stunde wieder anzurufen. Sie berichtete, daß Durchfall und Erbrechen aufgehört hätten, und sie fühlte sich stark genug, die Nervenprobe durchzustehen.

- Praktische Maßnahmen: Durch reichliche Aufnahme von Flüssigkeiten wie Wasser, Tee und klare Suppen das Flüssigkeitsgleichgewicht im Körper wiederherstellen, Milch meiden. Wenn der Durchfall nachläßt, mit Tee und Toast beginnen und anschließend milde Kost zu sich nehmen.

■ ÜBER ERSTE HILFE HINAUS: Die Hauptgefahr bei Durchfall ist die, daß der Betreffende dehydriert werden kann oder daß es – wird das Leiden chronisch – zu Anämie und Untererernährung kommen kann. Sollte der Durchfall länger als ein paar Tage anhalten, den Arzt aufsuchen.

Wenn Ihr Durchfall schwer ist und Sie nicht das notwendige homöopathische Heilmittel haben, hilft vorübergehend eine Kaolin-Pektin-Mischung. Diese Kombination verhindert die Absorption bakterieller Toxine, indem sie auf der Darmwand einen Film bildet und selbst einige dieser Toxine aufnimmt.

Hämorrhoiden

Hämorrhoiden sind vergrößerte Venen oder Krampfadern in der Gegend des Mastdarms, einem äußerst empfindlichen Gebiet. Diese Adern können sich so erweitern, daß sie sich vorwölben, reißen und bluten.

Einigen Schätzungen zufolge leidet die Hälfte aller Amerikaner an Hämorrhoiden. Glücklicherweise kann die Homöopathie diesem häufigen Übel abhelfen und hat dies auch seit über 150 Jahren getan. Zur Linderung schmerzhafter Hämorrhoiden mindestens zweimal täglich ein warmes Sitzbad von zehn bis fünfzehn Minuten nehmen.

■ Dann *Aesculus*- und *Hamamelis*-Salbe auftragen. *Aesculus* wird homöopathisch aus der Gemeinen Roßkastanie *(Aesculus hippocastanum)* hergestellt, und *Hamamelis virginica* wird aus dem Zaubernußstrauch gewonnen.

Dieses Präparat mildert Jucken, Schmerzen und Entzündungen und unterstützt die Heilung. Wenn angezeigt, erleichtern innerliche homöopathische Heilmittel (Tabletten und Pulver) ebenfalls das Unbehagen und fördern gleichzeitig die Heilung. Wer *Aesculus* benötigt, spürt ein brennendes Gefühl im Mastdarm, einen dumpfen Schmerz im unteren Teil des Rückens und starke, nach oben schießende Schmerzen. Die Schleimhaut des Mastdarms scheint geschwollen und versperrt den Durchgang. Die Hämorrhoiden sehen hierbei fast wie ein Henkel violetter Trauben aus.

Der britische Homöopath Dr. A. C. Gordon Ross schreibt in seinem Buch *Homeopathic Green Medicine:* »Dies ist eines der besten homöopathischen Heilmittel bei Hämorrhoiden, und ich habe ganze Familien als Patienten auf Lebenszeit gewonnen, nur weil einige Dosen *Aesculus hippocastanum*-Pulver Großvaters Hämorrhoiden innerhalb von einer Woche geheilt haben.«

- *Arnica,* das zerstörte Gewebe heilt, ist bei Hämorrhoiden nützlich, die sich nach einer Geburt entwickeln. Während der Geburt können durch den Druck des Babykopfes Wunden in Geweben entstehen. Ich habe gesehen, wie riesig angeschwollene, schlimm aussehende Hämorrhoiden bei einer jungen Mutter auf *Arnica* angesprochen haben.

Bei *Collinsonia* (Grießwurzel) tritt ein Gefühl von Stichen im Mastdarm auf; der Patient hat gewöhnlich Verstopfung. Wenn *Nitricum acidum* (Salpetersäure) angezeigt ist, fühlen sich die Hämorrhoiden wie Nadeln oder Splitter im Mastdarm an. *Nux vomica* wird durch Jucken charakterisiert; die Hämorrhoiden werden durch kühles Baden besser. *Sulphur* ist das Heilmittel bei Jucken und Brennen am Anus, das durch Baden schlimmer wird, ein ungewöhnliches Symptom bei Hämorrhoiden. Der Zustand verschlechtert sich auch durch Reiben und Stehen und ist nachts schlimmer.

Gelegentlich erweist sich ein Heilmittel, das bei Hämorrhoiden nicht angezeigt ist, als nützlich. Einer meiner Patienten, ein Farmer, zerrte sich den Rücken, und ich gab ihm *Arnica.* Einige Tage später rief seine Frau an: »War in diesen Pillen irgend etwas gegen Hämorrhoiden? Mein Mann hat sich seit Jahren damit herumgeärgert, und seit Sie seinen Rücken behandelt haben, geht es ihm viel besser.«

- PRAKTISCHE MASSNAHMEN: Hämorrhoiden werden im allgemeinen durch Überanstrengung während des Stuhlgangs verursacht, der die Adern herausdrückt. Wenn Ihre Hämorrhoiden auf Verstopfung zurückzuführen sind, sehen Sie die Liste der im Abschnitt »Verstopfung« erwähnten Ursachen durch, und versuchen Sie, diese Gewohnheiten zu ändern. Zusätzlich hilft ein warmes Bad mehrmals täglich, die den Anus umgebenden Muskeln zu entspannen.

- ÜBER ERSTE HILFE HINAUS: Schwere Schmerzen können bedeuten, daß Sie eine perianale Thrombose haben. Sofortige Erleichterung verschafft ein geringfügiger operativer Eingriff, bei dem der Chirurg die Haut der Ader einschneidet, wodurch das Blutgerinnsel »herausspringt«. Wenn es zu Mastdarmblutungen kommt, Ihren Arzt aufsuchen, um sich zu vergewissern, daß nichts Ernsteres vorliegt.

Heilmittel bei Magen- und Darmbeschwerden

- DOSIS: Zwei Tabletten drei- oder viermal täglich – oder bei starken Schmerzen alle 30 bis 60 Minuten. Mittel weniger häufig verabreichen, sobald der Patient sich besser fühlt; Absetzen des Mittels bei völliger Beschwerdefreiheit.

Wenn Sie unter Aufsicht eines Homöopathen stehen, *keine Mittel bei akuter Krankheit nehmen ohne vorherige Absprache mit Ihrem Arzt.*

Magen- und Darmbeschwerden

Heilmittel	Indikationen	Schlechter durch	Besser durch
Aesculus Bei Hämorrhoiden	Brennendes Gefühl Dumpfer Schmerz im unteren Rücken Schleimhaut des Mastdarms scheint geschwollen und versperrt Durchgang Aussehen: wie ein Henkel violetter Trauben Scharfe, nach oben schießende Schmerzen	Jede Bewegung Aufwachen Stuhlgang Stehen Gehen	Kühle, frische Luft
Aesculus- und *Hamamelis*-Salbe Bei Hämorrhoiden	Mildert: Jucken Schmerzen Entzündung		
Alumina Bei Verstopfung	Jucken und Brennen am Anus Stuhl hart, trocken, knotig, mit Schleim bedeckt Stuhl lehmig, klebt am Anus Große Anstrengung selbst beim Ausscheiden weichen Stuhls	Nachmittag Zeitweise Verzehr von Kartoffeln	Feuchtes Wetter
Antimonium crudum Bei Erbrechen	Tritt beim Essen oder Trinken auf Durch unverdauliche Substanz Durch übermäßiges Essen Ständiges Aufstoßen Weiß belegte Zunge	Abend Säuren Waschen Wasser Wein	Während Ruhe Frische Luft
Arnica Bei Hämorrhoiden	Nach Geburt	Geringste Berührung Bewegung Ruhe	Hinlegen Kopf nach unten

Magen- und Darmbeschwerden

Heilmittel	Indikationen	Schlechter durch	Besser durch
Arsenicum Allgemein	Kann Anblick oder Geruch von Essen nicht ertragen Durstig auf häufige kleine Schlucke Brennende Schmerzen Unruhig	Rechte Seite Kalte Getränke Essen Kälte Stark gewürzte Speisen Verdorbene Speisen Zuviel wäßriges Obst	Kopf erhöht Hitze Warme Getränke
Bei Durchfall	Nach Essen oder Trinken Gefolgt von großer Schwäche Unangenehmer Geruch Schmerzhafte Krämpfe Stuhl blutig, wäßrig oder dunkel Schweregefühl im Magen		
Bei Erbrechen	Nach Essen oder Trinken Mit Übelkeit und Erbrechen Erbrechen von Blut, Galle, braunschwarzem blutigem oder grünem Schleim Rohes, wundes Gefühl im Magen Gefolgt von großer Erschöpfung		
Bryonia Allgemein	Schlecht gelaunt Gereizt Durstig auf große Mengen kaltes Wasser Stechende, ziehende Schmerzen	Morgen Essen Bewegung Berührung Warme Getränke	Liegen auf der schmerzfreien Seite Essen Fester Druck Ruhe
Bei Verstopfung	Bei Kindern Mühe beim Ausscheiden durch schlechten Muskeltonus Verringerte Darmabsonderungen Großer, harter, trockener Stuhl, wie verbrannt		

Magen- und Darmbeschwerden

Heilmittel	Indikationen	Schlechter durch	Besser durch
Bryonia Bei Verdauungsstörungen	Bitteres Aufstoßen Magen fühlt sich nach Essen schwer an Magen empfindlich gegen Berührung Erbrechen von Galle oder Wasser Erbrechen von warmen Getränken		
Carbo vegetabilis Allgemein	Kälte Ein fröstelnder Patient mit Hunger auf Luft	Abend Hinlegen Wein	Aufstoßen Zufächeln von Luft Kälte
Bei Verdauungsstörungen	Abneigung gegen Fleisch, Milch und fettes Essen Patient krümmt sich vor krampfartigen Schmerzen Blähungen und Aufstoßen eine halbe Stunde nach Essen Einfachstes Essen bekommt nicht, verursacht Blähungen Möchte Kleidung locker um den Bauch Bauch aufgebläht		
Chamomilla Allgemein	Extreme Unruhe Eine Wange heiß, die andere blaß und kalt Bissig; bittet um etwas, wirft es dann weg Überempfindlich gegen Schmerzen	Hitze Ärger Frische Luft Nacht	Warmes feuchtes Wetter
Bei Verdauungsstörungen	Bauch aufgebläht Bitterer Geschmack Krämpfe im Bauch Nach Ärger oder Gereiztheit Schwitzt nach Essen oder Trinken		

Magen- und Darmbeschwerden

Heilmittel	Indikationen	Schlechter durch	Besser durch
China Bei Verdauungs-störungen	Darmgase »sitzen fest« Aufstoßen verschafft keine Erleichterung Schwere-, Völlegefühl im Magen	Nacht Geringste Berührung Alle zwei Tage Essen Zug	Krümmen Harter Druck Frische Luft Wärme
Collinsonia Bei Hämorrhoiden	Gefühl scharfer Stiche im Mastdarm Chronische schmerzhafte Blutungen Verstopfung	Geringste Aufregung Kälte	Hitze
Colocynthis Bei Erbrechen	Schwere schneidende Bauchschmerzen Patient krümmt sich vor Schmerzen	Ärger Unwille	Druck Wärme
Cuprum arsenicosum Bei Durchfall	Kollapsgefühl Bauch gespannt, heiß, empfindlich Intensive, brennende, krampfartige Schmerzen in unteren Därmen, Bauch, Fingern, Waden, Füßen Stuhl schleimig und braun Erbrechen	Berührung	Nacht Liegen auf der betroffenen Seite Druck Wärme
Gelsemium Allgemein	Schauer laufen über den Rücken Schwere Glieder und Lider Zittern	10 Uhr morgens Nachdenken über Krankheit Erwartung	Vorbeugen Starkes Urinieren Fortgesetzte Bewegung
Bei Durchfall	Cremefarben oder braungrün Durch seelische Aufregung, Furcht, schlechte Nachrichten Unfreiwillig Keine Schmerzen		

Magen- und Darmbeschwerden

Heilmittel	Indikationen	Schlechter durch	Besser durch
Graphites Allgemein	Fröstelnd Trübsinnig Fettleibig	Nacht Während und nach der Mensis Wärme	Essen Heiße Speisen und Getränke
Bei Verstopfung	Anus schmerzt nach Stuhlgang Anus wund vom Abwischen Anus juckt Kein Stuhldrang Stuhl: große runde Bälle, die mit zähem schmierigem Schleim zusammenkleben		
Bei Hämorrhoiden	Brennen Jucken		
Ignatia Allgemein	Erregbar Nervös Empfindlich Häufiges Seufzen Atmet tief ein Angespannt	Morgen Bewegung Weinbrand Kaffee Starke Gerüche Tabakrauch	Liegen auf der schmerzenden Seite Wärme Gehen
Bei Verdauungs-störungen	Nach Erhalt schlechter Nachrichten oder nach Schock Verlangt nach Nahrung, die nicht bekommt Rumpeln in den Därmen Saures Aufstoßen		
Ipecac Bei Erbrechen	Ständige Übelkeit Saubere Zunge Starker Speichelfluß Quälende Schmerzen in den Därmen Eingeleitet durch Übelkeit	Hinlegen Kalbfleisch	Geringste Bewegung

Magen- und Darmbeschwerden

Heilmittel	Indikationen	Schlechter durch	Besser durch
Lycopodium Bei Verdauungs-störungen	Völlegefühl, selbst bevor man zu essen aufgehört hat oder nach leichter Mahlzeit Aufgeblähter Magen und Bauch; muß Kleidung lockern Reichliche abgehende Blähungen mit rumpelnden Geräuschen und leichten Absonderungen Unvollständiges brennendes Aufstoßen, bleibt halb im Hals stecken und brennt dort stundenlang Sodbrennen Verlangen nach Süßigkeiten	Rechte Seite 16 bis 20 Uhr Kalte Getränke Heißer oder warmer Raum	Nach Mitternacht Warmes Essen oder warme Getränke Bewegung Frieren Bloßliegen
Natrium muriaticum Allgemein	Haßt Getue Gereizt Weinerlich	Lärm Warmer Raum Hinlegen An der See Geistige Anstrengung Hitze	Frische Luft Kaltes Baden Keine regelmäßigen Mahlzeiten Enge Kleidung
Bei Verstopfung	Anus blutet, ist zusammengezogen und aufgerissen Brennende Schmerzen nach Stuhlgang Unregelmäßiger, trockener, krümliger Stuhl		
Nitricum acidum Bei Hämorrhoiden	Blutet leicht Gefühl, als wären Nadeln im Mastdarm Große Schmerzen nach Stuhlgang, die Stunden anhalten	Abends und nachts Während Schwitzen Beim Aufwachen Gehen	Autofahrt

Magen- und Darmbeschwerden

Heilmittel	Indikationen	Schlechter durch	Besser durch
Nux vomica Allgemein	Überaktiver Typ Gereizt Überempfindlich gegen äußere Reize: Lärm, Gerüche, Licht usw. »Will und kann nicht«	Morgen Nach Essen Kälte Narkotika Gewürze Reizmittel Frische Luft	Abend Starker Druck Ungestörtes Schläfchen Wärme
Bei Verstopfung	Zur Abgewöhnung von Laxativa Häufiger Wunsch, sich zu entleeren, wirkungslos		
Bei Hämorrhoiden	Jucken Durch kühles Baden gemildert		
Bei Verdauungsstörungen	Aufstoßen: sauer, bitter Aufgeblähter Bauch einige Stunden nach Essen Sodbrennen Ißt zuviel, trinkt zuviel Kaffee und Alkohol, raucht zuviel		
Bei Erbrechen	Mit Übelkeit Häufiges Erbrechen		
Phosphorus Bei Erbrechen	Von Blut Von kaum geschluckter Nahrung Großer Durst auf kaltes Wasser, das erbrochen wird, sobald es im Magen warm wird Saurer Geschmack, saures Aufstoßen	Abend Berührung Warme Speisen oder Getränke	Liegen auf der rechten Seite Kälte Kaltes Essen Frische Luft Schlaf

Magen- und Darmbeschwerden

Heilmittel	Indikationen	Schlechter durch	Besser durch
Podophyllum Bei Durchfall	Gefolgt von Schwäche im Bauch Häufige Koliken Stuhl gelb, wäßrig, mit geleeartigem Schleim Blähungen Herausschießend, reichlich Keine Schmerzen Unangenehmer Geruch Gurgeln im Bauch, dann plötzlich starker Durchfall Während des Badens oder Gewaschenwerdens	Früher Morgen Zahnen Heißes Wetter	
Pulsatilla Allgemein	Trockener Mund Kein Durst Mürrisch Weint leicht	Dämmerung Liegen auf der linken oder schmerzfreien Seite	Bewegung Frische Luft Kalte Speisen und Getränke, obwohl nicht durstig Kalte Packungen
Bei Verdauungs-störungen	Abneigung gegen fettes Essen, warmes Essen und warme Getränke Aufstoßen Trockener Mund mit bitterem Geschmack Blähungen Sodbrennen Magenschmerzen etwa eine Stunde nach dem Essen Möchte Kleidung locker um den Bauch Gefühl, als wäre ein Stein im Magen, besonders beim Aufwachen	Schweres fettes Essen Nach Essen Warmer Raum	

Magen- und Darmbeschwerden

Heilmittel	Indikationen	Schlechter durch	Besser durch
Silicea Allgemein	Fröstelnd Angsterfüllt Nachgiebig	Morgen Während der Mensis Kälte	Wärme
Bei Verstopfung	»Verschämter Stuhl«; Stuhlgang beginnt und hört auf Große Anstrengung, aber keine Ausscheidung		
Sulphur Bei Verstopfung	Brennender Anus mit Jucken Schmerzen beim Stuhlgang durch Fissur des Mastdarms Wirkungsloser Stuhldrang, der mit Durchfall abwechselt »Etwas zurücklassen« Stuhl hart, trocken, dunkel Stuhl groß und schmerzhaft, durch Schmerzen zurückgehalten	Baden Stehen Wärme des Betts	Liegen auf der rechten Seite
Bei Hämorrhoiden	Brennen Jucken		
Bei Durchfall	Wechselnder Stuhl; einmal gelb und wäßrig, dann schleimig mit unverdauter Nahrung Morgendlicher Durchfall treibt den Patienten aus dem Bett		

Magen- und Darmbeschwerden

Heilmittel	Indikationen	Schlechter durch	Besser durch
Veratrum album Allgemein	Frieren Kalter Schweiß Kalter Schweiß auf der Stirn Kollaps	Trinken Geringste Bewegung	Wärme
Bei Durchfall	Reichlich Erschöpfung Schmerzhaft Gefolgt von großer Schwäche Gewaltsam ausgeschieden Wäßrig		
Bei Erbrechen	Abwechselnd mit Durchfall Krämpfe in den Extremitäten Starkes Erbrechen, starke Übelkeit Durst auf kaltes Wasser, das erbrochen wird, sobald es geschluckt wird		

Ein glücklicheres Baby dank homöopathischer Fürsorge

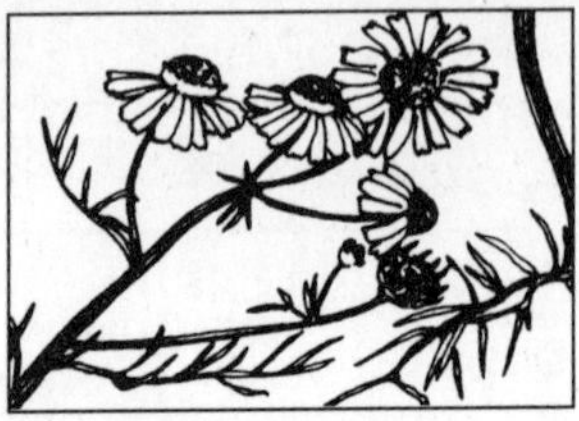

Chamomilla –
Deutsche Kamille

»Mein Baby schrie vor Kolikschmerzen. Da wir im tiefsten South Dakota wohnten, hatte ich niemanden, an den ich mich wenden konnte. Wir hatten kein Telefon, mein Mann hatte den Wagen. Unser nächster Nachbar wohnte fünf Meilen entfernt.«

Jane konnte über viele derartige Ereignisse mit ihrem ersten Baby berichten. Glücklicherweise wußte Jane, was sie bei Kolik und anderen akuten Kinderkrankheiten tun mußte. Sie und ihr Mann Tom hatten vor ihrem Umzug nach South Dakota Homöopathie studiert. Sie hatten einen Kollegen von mir in Indianapolis konsultiert und sich mit einem homöopathischen Heilköfferchen ausgerüstet. Heute hat das Paar drei Kinder (vier, fünf und neun Jahre alt) und lebt in einem gleichermaßen entlegenen Gebiet in Minnesota. Im Winter sind sie manchmal tagelang eingeschneit. Als ich über dieses Kapitel nachdachte, rief ich Jane an und fragte sie, welche Heilmittel ihr am meisten geholfen hatten, als ihre Kinder Babys waren.

»*Aconitum, Belladonna* und *Chamomilla*«, sagte sie und berief sich dabei auf das, was Dr. John H. Clarke, ein englischer Homöopath, das Abc der Kindheit nannte. Diese Heilmittel haben bei unzähligen Babys das Wohlbefinden wiederhergestellt, ohne sie der Gefahr allergischer Reaktionen oder den Nebenwirkungen von Medikamenten auszusetzen. »Als Jane, unsere Älteste, eine Kolik hatte, war sie so schlecht gelaunt, daß ich nicht wußte, was ich mit ihr machen sollte. Ich gab ihr eine Dosis *Chamomilla,* und die Krämpfe hörten auf.

Als meine Kinder zahnten, hatten sie oft Fieber«, fuhr Jane fort. »Tommys Gesicht war so rot und heiß, daß es sich wie Feuer anfühlte. *Belladonna* wirkte Wunder. Als aber Jennifer, unsere Jüngste, zahnte, war nur eine Wange rot und warm und die andere kühl. Und sie war so reizbar, daß ich wußte, sie brauchte *Chamomilla.* Ich gab ihr eine Dosis, und ihr ging es wieder prima.«

Was *Aconitum* anbelangt, zu dessen seelischen Symptomen Todesfurcht gehört, schilderte Jane einen Vorfall, bei dem dieses Heilmittel der ganzen Familie zugute kam.

»Wir waren gerade nach South Dakota gezogen, als ein Tornado über unsere Gegend fegte. Wir rannten ins Freie und suchten in einem Graben knietief im Schlamm Schutz. Wir waren zu Tode erschrocken – wir konnten nicht sprechen – es kam kein Wort heraus. Meine älteste Tochter war besonders durcheinander; sie stotterte, die Augen vor Angst weit aufgerissen. Sobald wir ins Haus zurückkehrten, gab ich jedem eine Dosis *Aconitum,* das uns alle beruhigte.«

Nun wohnen Sie vielleicht nicht so geografisch isoliert wie Jane und ihr Mann, doch in unserer unpersönlichen städtischen Gesellschaft kann eine junge Mutter oder ein junger Vater an einem schrecklichen Gefühl der Isolation leiden. Häufig gibt es keine Tante oder Großmutter in der Nähe, die Rat weiß oder das Baby übernimmt, wenn der Elternteil vollkommen erledigt zu sein scheint. Babys haben es so an sich, mitten in der Nacht krank zu werden, und selbst wenn Sie einen Hausarzt haben, möchten Sie ihn vielleicht doch nicht gerade zu dieser Zeit stören, es sei denn, Sie sind der Meinung, daß es ein echter Notfall ist.

In diesem Kapitel lernen Sie eine Reihe von Heilmitteln

kennen, die es Ihnen ermöglichen, mit den akuten Krankheiten Ihres Babys fertig zu werden. Legen Sie dies aber bitte nicht als Aufforderung aus, Ihrem Baby beim geringsten Unbehagen ein Heilmittel zu geben.

Ein homöopathisches Heilmittel verursacht zwar keine Nebenwirkungen, doch jede Dosis ist ein Signal für den Abwehrmechanismus. Den Organismus mit einem Signal nach dem anderen zu bombardieren, muß in Durcheinander enden. Heben Sie aus diesem Grund Ihr homöopathisches Heilmittel für die Zeiten auf, wo es wirklich benötigt wird.

Erwarten Sie nicht, auf Anhieb das richtige Mittel zu verordnen. Wie Jane es ausdrückte: »Wenn Sie Homöopathie anwenden wollen, müssen Sie sich unterrichten, gewillt sein, zu lesen und die richtige Anwendung des Heilmittels zu lernen. Und der Lohn ist es wert. Mit meinem homöopathischen Wissen fühle ich mich nie hilflos, wenn die Kinder krank werden.«

Babys sind gewöhnlich gesund und benötigen selten irgendeine Medizin. Es gibt allerdings Zeiten, wenn ein Baby quenglig ist, und das belastet natürlich den ganzen Haushalt. Erschöpfte Eltern mit geröteten Augen fragen sich, ob sie den nächsten Tag durchstehen.

Es ist ungemein tröstend, zu wissen, daß Sie ein ungefährliches und wirksames Heilmittel auswählen können, das nicht nur Ihrem Baby Erleichterung verschafft, sondern daß Sie das Problem bewältigen können, das dem Kind soviel Kummer bereitet.

Schlechte Schlafgewohnheiten

Wenn Ihr Baby nicht gut schläft, dann läuft gewöhnlich alles schief. Sie sind erschöpft und leicht aufbrausend. Je früher

Sie daher die Ursache der Schlaflosigkeit bestimmen können, desto besser.

Wenn Ihr Baby wegen einer Kolik keinen Schlaf findet, lesen Sie den Abschnitt über Kolik in diesem Kapitel durch. Wenn Zahnen das Problem ist, sollte der Abschnitt über Zahnen nützlich sein.

Manchmal werden die schlechten Schlafgewohnheiten eines Babys durch Überfütterung, Verdauungsstörungen, zu viele Bettdecken oder einen zu warmen Raum verursacht. Überprüfen Sie diese Ursachen, die alle leicht zu beheben sind. Ein weiterer Faktor ist die bekannte Trennungsangst, die bei den meisten Babys irgendwann auftritt. Wenn Sie verschwinden, weiß Ihr Baby nicht, ob Sie zurückkommen oder ob Sie noch existieren, und weint vielleicht, um sich zu vergewissern, daß Sie da sind.

Viele Jahre lang haben Eltern ihren Kindern Phenobarbital oder andere Sedativa gegeben. Diese Medikamente lassen das Baby zwar einschlafen, haben aber keine Wirkung auf das eigentliche Problem. Und sie bergen ein hohes Risiko in sich. Die Überdosis eines Sedativums kann tödlich sein.

- ÜBER ERSTE HILFE HINAUS: Wenn Ihr Baby statt zu schlafen mit dem Kinderbett über den Boden rutscht oder mit dem Kopf rhythmisch gegen die Seite des Betts oder gegen die Matratze schlägt, zeigt das Kind vielleicht Anzeigen einer intrakraniellen Drucksteigerung. Dieser Zustand ist gewöhnlich eine Nachwirkung des Geburtstraumas. Während des Geburtsprozesses überlappen sich die Schädelknochen ein wenig, wodurch die Größe des Kopfes verringert wird; dies erleichtert den Durchgang durch den Geburtskanal. Wenn der Kopf des Babys herauskommt und der Druck gemildert wird, gehen die Knochen im allgemeinen in ihre richtige Lage über. Manchmal allerdings schließen sie sich nicht wieder vollkommen zusammen.

Robert C. Fulford, Doktor der Chiropraktik und jetzt im Ruhestand, ist ein Pionier auf dem Gebiet kranieller Chiropraktik gewesen. Dr. Fulford erklärt, daß die Zirkulation der lebenswichtigen Cerebrospinalflüssigkeit, die Gehirn und Nervenzentren befeuchtet, durch falsche Verhältnisse in der Lage der Schädelknochen behindert werden kann. Ein vorsichtiges Zurechtrücken der Schädelknochen kann die Drucksteigerung senken und die Funktionsfähigkeit des Gesamtkörpers des Babys beträchtlich verbessern.

Wenn Sie mit derartigen Problemen konfrontiert sind, fragen Sie am besten Ihren Arzt nach der Adresse eines auf kranielle Techniken spezialisierten Chiropraktikers.

Allergien

Allergieprobleme ergeben sich häufig während des ersten oder zweiten Lebensjahres. Babys sind oft allergisch gegen Kuhmilch, Hausstaub oder Hundehaare. Eine Allergie kann durch dunkle Ringe unter den Augen angezeigt werden, durch eine anhaltende Erkältung oder durch solch unterschiedliche Symptome wie Kolik, Durchfall oder Hautausschlag.

Die schulmedizinische Behandlung bei einer Allergie umfaßt das Herausfinden und Beseitigen der die Allergie verursachenden Substanz.

Wenn der Missetäter zum Beispiel Hausstaub ist, setzt man den Patienten dem Staub weniger aus und gibt ihm wiederholt Injektionen einer Reihe unterschiedlicher Verdünnungen von Hausstaub.

Diese Behandlung nennt man Desensibilisierung. Manchmal lindert sie die Symptome, manchmal nicht. Wenn die Symptome nicht nachlassen, muß die Behandlung auf unbestimmte Zeit wiederholt werden.

Ein homöopathisches Heilmittel andererseits mildert nicht nur die Symptome, sondern bringt den Organismus auch wieder ins Gleichgewicht – und beseitigt dadurch die Allergie. Hierfür ist konstitutionelles Verordnen notwendig.

- ÜBER ERSTE HILFE HINAUS: Wenn Sie vermuten, daß Ihr Baby eine Allergie hat, einen Homöopathen aufsuchen. Mit der häuslichen Anwendung eines Heilmittels beseitigen Sie zwar ein Symptom, machen aber gleichzeitig die Indikationen undeutlich, auf deren Grundlage ein homöopathischer Arzt seine Verordnungen trifft.

Erkältungen

Ein Baby mit einer Erkältung ist so wehrlos. Das Kind fühlt sich nicht wohl, kann nicht zur gleichen Zeit essen und atmen und hat nicht gelernt, wie man durch den Mund atmet. Homöopathische Heilmittel können bei diesem Unbehagen Erleichterung verschaffen.

Im allgemeinen genügt eine Dosis von zwei Tabletten dreimal täglich. Bei einigen Leiden ist häufigeres Verabreichen nötig, bei anderen genügen wenige Dosen. Je schwerer die Krankheit, desto häufiger wird eine Dosis benötigt.

Als aufmerksamer Beobachter und Verordnender lernen Sie die Dosis den Bedürfnissen des Babys anzupassen. Vergessen Sie nicht: Ein homöopathisches Heilmittel ist kein Penicillin, das Sie zehn Tage lang viermal täglich einnehmen. Sie versuchen nicht, für eine bestimmte Konzentration eines Medikaments im Blutkreislauf zu sorgen oder Bakterien zu töten. Sie versuchen den Abwehrmechanismus anzukurbeln, damit der Körper Ihres Babys sich selbst heilen kann – ohne Anwendung eines starken Medikaments.

Über *Aconitum* als Heilmittel bei plötzlicher starker Furcht haben wir bereits gesprochen. *Aconitum* hat aber wie so viele homöopathische Heilmittel mehrere Anwendungsbereiche. Es ist ein gutes Heilmittel für eine Erkältung, die plötzlich auftritt, besonders nachdem man kaltem Wind oder Zug ausgesetzt worden ist. Vielleicht haben Sie das Baby an einem kalten Tag im Kinderwagen spazierengefahren, es gut eingepackt, damit es warm genug ist, dabei aber nicht bemerkt, wie windig es ist. Bald darauf bekommt das Baby eine Erkältung, die sich rasch in der Brust festsetzt; das Atmen des Kindes klingt rauh. *Aconitum* verabreichen. Anfangs sind möglicherweise häufige Dosen notwendig – bisweilen stündlich, wenn die Symptome heftig sind –; verabreichen Sie das Mittel aber nicht öfter als für eine Besserung nötig.

Eine *Belladonna*-Erkältung tritt ebenfalls plötzlich auf, häufig nachdem man den Kopf der Kälte ausgesetzt oder die Haare gewaschen hat. Sie bringen Ihr Baby eines Abends zu Bett, und es geht ihm ausgezeichnet; in der Nacht wacht es gerötet und unruhig auf, und seine Haut fühlt sich heiß an. Es blinzelt und wimmert, wenn Sie das Licht anmachen; wenn Sie näher hinschauen, sehen Sie, daß seine Pupillen erweitert sind und es daher empfindlicher gegen Licht ist. Dies könnte eine Halsentzündung oder der Beginn einer Erkältung des Kopfes sein. Wenn Ihr Baby diese Hauptsymptome zeigt – rotes Gesicht, heiße Haut, kalte Extremitäten und Unruhe –, ist *Belladonna* das Heilmittel. Bis jetzt haben wir über zwei Heilmittel, *Aconitum* und *Belladonna,* für Erkältungen gesprochen, die plötzlich auftreten.

- Die *Gelsemium*-Erkältung überrascht ihr Opfer leise. Wenn Sie Ihr Baby zu Bett gebracht haben, ist es ruhiger als gewöhnlich und scheint teilnahmslos; es hat kein Fieber, daher kommen Sie zu der Überzeugung, daß es einfach müde ist. Am Morgen sieht das Kind matt aus, und seine Augenlider sind schwer. Es hat schwaches Fieber, möchte aber nichts zu trinken. Während des Tages steigt die Temperatur, und das Kind scheint sich im allgemeinen nicht wohl zu fühlen. Fühlen Sie seinen Puls – er ist weich und fließend im Gegensatz zu dem des Kindes, das *Belladonna* benötigt, dessen Puls hart und sprunghaft ist.

Es ist ein guter Gedanke, den Puls zu fühlen, wenn Ihr Baby gesund ist, damit Sie mit den durch eine Krankheit verursachten Änderungen vertraut werden.

- *Pulsatilla* ist für die »reife« Erkältung mit dickem, cremigen milden Schleim.

Neulich bekam ich einen Anruf von einer Patientin, deren Baby diese Art Erkältung hatte. »Er ist weinerlich, er möchte gehätschelt werden, und er ist so wankelmütig; in der einen Minute scheint es ihm prima zu gehen, in der nächsten geht es ihm schlecht.« Ich fragte sie: »Fühlt er sich besser drinnen oder wenn Sie ihn ausfahren?« »Oh, draußen geht es ihm viel besser; sobald ich ihn ins Haus bringe, wird er verdrießlich.« Eines der Symptome von *Pulsatilla* ist das Verlangen nach frischer Luft. Dies genügt an sich nicht, ein Heilmittel zu verordnen, doch in diesem Fall deuteten alle Symptome auf *Pulsatilla.*

Manchmal hört sich eine Erkältung schlimmer an, als sie es in Wirklichkeit ist. Vor kurzem sah ich ein sechs Monate altes Mädchen, das beim Atmen oder Husten einen rasselnden Laut von sich gab; seine Mutter befürchtete, daß es eine Brustinfektion hatte. Ich untersuchte das Mädchen und stellte fest, daß die Lungen klar waren. Das rasselnde Geräusch wurde durch Schleim verursacht, der in den größeren Lufttrakten hin- und herrollte. Das Baby schwitzte, war äußerst gereizt, und ständig lief ihm gelber Schleim aus einem Nasenloch. Diese ganzen Symptome zeigten *Hepar sulph.* an, das den Zustand in zwei Tagen wesentlich verbesserte.

- *Hepar sulphuris* ist ein ausgezeichnetes Mittel für Babys mit Erkältungen und gehört in jedes homöopathische Heilköfferchen. Das Baby, das *Hepar sulph.* benötigt, schwitzt, hustet leicht, hat eine rasselnde Atmung und zeigt eine ungewöhnliche Wetterindikation: Der Patient fühlt sich bei feuchtem Wetter besser und bei trockenem kalten Wetter schlechter.
- Wenn Ihr Baby eine Halsentzündung und geschwollene Halsdrüsen hat, an *Mercurius vivus* denken.

Ihr Kind kann Ihnen über einen entzündeten Hals nichts sagen, aber Sie können wahrscheinlich die geschwollenen Drüsen entdecken. Beide Seiten des Halses leicht berühren; sie fühlen eine Vergrößerung der Lymphknoten, die kleine Filter sind, die die Unreinheiten des Bluts aus den betroffenen Stellen abseihen. Das Baby, das *Mercurius* benötigt, schwitzt, riecht krank und kann zusammen mit der Erkältung Durchfall haben. Dem Kind geht es nachts schlechter; es zittert und sabbert mehr als gewöhnlich.

Mercurius wird aus potenziertem reinen Quecksilber hergestellt; man wendet es zur Behandlung geringfügiger und ernster Krankheiten an. Quecksilber im Thermometer ist in Wasser unlöslich. Hahnemann verwandelte das Metall in einen aktiven medizinischen Wirkstoff, indem er es mit Laktose, Milchzucker, stundenlang in einem Mörser zerrieb.

- Das *Bryonia*-Baby, das bei einer Erkältung dieses Heilmittel benötigt, hat eine trockene verstopfte Nase und trockene Lippen. Es ist gereizt, will unbedingt etwas haben und lehnt es dann ab und mag nicht bewegt werden. Es ist äußerst durstig; Sie bieten dem Kind Wasser an, und es schlürft dieses gierig. Es neigt zu Verstopfung; der Stuhl ist hart und trocken. Der *Bryonia*-Husten ist leicht zu erkennen; im Gegensatz zum lockeren rasselnden Husten von *Hepar sulph.* ist es ein trockener rauher Husten. Denken Sie an diesen Husten, wenn Sie *Bryonia* in Betracht ziehen, versuchen Sie aber nicht, ein Heilmittel nur auf ein Symptom hin zu verordnen. Eine homöopathische Verordnung ist wie ein dreibeiniger Stuhl; auf ein Bein – oder Symptom – kann sie sich nicht stützen.

- *Dulcamara* hat ein Hauptsymptom – Überempfindlichkeit gegen kaltes, insbesondere naßkaltes Wetter.

Wenn Ihr Baby sich also an dem Tag, als Sie beide vom Regen überrascht wurden, verkühlt und eine Erkältung geholt hat, dieses Heilmittel in Betracht ziehen. *Solanum dulcamara* ist das Bittersüß, ein kletterndes Nachtschattengewächs. Seit dem 13. Jahrhundert ist es als Arznei verwendet worden. Hahnemann erprobte es 1811 an sich und anderen und stellte fest, daß er und seine Kollegen vor allem in naßkaltem Wetter litten.

- Als letztes haben wir Nux *vomica,* ein Heilmittel für viele Alltagsleiden. Das *Nux*-Baby hat Schnupfen; tagsüber läuft die Nase, nachts oder draußen ist sie verstopft. Es stößt häufig auf und hat Verstopfung; es strengt sich an, Stuhl auszuscheiden, doch mit wenig Erfolg. Häufig geht es dem Baby morgens um vier schlechter.

Wie Sie sehen können, ist das Verordnen für eine Erkältung kein Schnellverfahren; Zeit und Überlegung sind notwendig, und auch dann kann man noch Fehler machen. Hinsichtlich Erkältungen habe ich mich am meisten »blamiert«, als ich das *Himalayan Institute* in Chicago besuchte. Während der Visite untersuchten Chefarzt Dr. Rudolph Ballentine, sein Kollege Dr. Dennis K. Chermin und ich ein Kind mit einer chronischen Erkältung. Die beiden Ärzte fragten mich, was für ein Heilmittel ich vorschlagen würde, und ich sagte: *»Gelsemium.«* Das Kind scheint so lethargisch, erklärte ich. Es hat schwere Lider, leichte wäßrige Absonderungen aus der Nase und keinen Durst. Ich konnte erkennen, daß Rudy mir nicht zustimmte, aber er war sehr höflich. »Nun, geben wir ihm eine Dosis *Gelsemium*«, sagte er, »und dann wollen wir sehen, wie es dem Kleinen morgen geht.« Am nächsten Tag ging es dem Kind zu meinem Kummer nicht besser. Die beiden Ärzte empfahlen daraufhin *Mercurius,* das ich überhaupt nicht in Betracht gezogen hatte. Offensichtlich war es das richtige Heilmittel; am folgenden Tag war bei dem Kind eine erstaunliche Besserung zu verzeichnen. (Über Erkältungen siehe auch Seite 136–165.)

- ÜBER ERSTE HILFE HINAUS: Was wie eine Erkältung aussieht, kann bisweilen eine Allergie sein. In diesem Fall einen homöopathischen Arzt aufsuchen.

Ohrenschmerzen

Das Baby, das sich eine Ohrinfektion zuzieht, schreit schrill und durchdringend. Gewöhnlich können Sie feststellen, wo es weh tut; das Kind wirft den Kopf hin und her und schlägt auf ein Ohr oder zieht daran. Sein Gesicht ist wahrscheinlich gerötet und seine Ohren sind rot.

- Wenn die Symptome plötzlich einsetzen, wenn das Kind unruhig ist und wenn es sich bei dem fraglichen Ohr um das rechte handelt, ist *Belladonna* Ihr Heilmittel.

Belladonna ist unerklärlicherweise ein Heilmittel für die rechte Seite. Wir wissen dies von den Erfahrungen von Versuchspersonen, die *Belladonna* erprobt haben, fast alle ihre Symptome zeigten sich auf der rechten Seite.

Weitere Heilmittel für Babys mit Ohrenschmerzen sind:

Aconitum (Eisenhut). Plötzliches Einsetzen, nachdem man kaltem Wind oder Zug ausgesetzt gewesen ist.

Chamomilla (deutsche Kamille). Rasend vor Schmerzen, äußerst gereizt; möchte herumgetragen werden und fühlt sich durch Wärme schlechter. Manchmal ist eine Wange rot, die andere blaß.

Dulcamara (Bittersüß). Einsetzen nach Wechsel zu kaltem feuchtem Wetter; nachts schlechter.

Ferrum phos. (Eisenoxydphosphat). Wie bei *Belladonna* hat das Baby ein gerötetes Gesicht; es ist empfindlich gegen Berührung und Lärm und kann keine Erschütterung ertragen. Die Symptome setzen allerdings allmählich ein. Dieses Heilmittel ist bei beginnenden Ohrenschmerzen nützlich, wenn *Belladonna* nicht paßt.

Hepar sulphuris calcareum (Kalkschwefelleber). Stechende Schmerzen, die vom Hals zu den Ohren ziehen; empfindlich gegen Zug; schlimmer durch den geringsten Zug oder durch Kälte.

Magnesia phos. (Magnesiumphosphat). Ohrenschmerzen sind auf der rechten Seite stärker; durch Kälte und nachts schlimmer. Besser durch Wärme und Druck.

Pulsatilla (Kuhschelle). Ohrenschmerzen werden durch Hitze schlimmer. Baby fühlt sich in der frischen Luft wohler; hat keinen Durst; ist weinerlich und möchte viel Aufmerksamkeit.

Verbascum thapsus (kleinblütige Königskerze). Ein kaum bekanntes Heilmittel, bei dem sich die Symptome auf der linken Seite zeigen. Wird von Kräuterkundlern noch wegen seiner lindernden Eigenschaften verwendet. Bei Ohrenschmerzen im linken Ohr an *Verbascum* denken. Baby ist heiser und hat einen tief klingenden Husten.

Kolik

Kolik ist ein allgemeiner Begriff und bedeutet krampfartige Schmerzen im Bauch. Beim Säugling versteht man darunter gewöhnlich eine Verdauungsstörung, die sich durch Weinen und Schreien zeigt, Zusammenkrümmen wie bei Schmerzen und Abgehen von Darmgasen mit vorübergehender Erleichterung.

Eine Kolik ist kein ernstes Problem – bei den meisten Säuglingen legt es sich nach drei bis vier Monaten –, doch das leidende Baby beunruhigt alle. Zum Glück kann die Homöopathie helfen.

Debbie wurde nur mit sieben Monaten von ihrer Großmutter gebracht, die für sie sorgte, während Debbies Mutter arbeitete. Man hatte Debbie seit der Geburt eine Reihe von Milchpulverpräparaten gegeben, von denen ihr keines bekommen war; anschließend war man bei ihrer Ernährung zu fester Kost übergegangen. Wie ihre Großmutter berichtete, war Debbie sehr schlecht gelaunt und krümmte sich ständig und schrie vor blähenden Schmerzen. »Das einzige, was ihr Erleichterung verschaffte, war, wenn ich die Hand auf ihren kleinen Bauch legte.«

- Das Hauptsymptom von *Colocynthis* ist, daß das Kind bei festem Druck auf den Bauch Erleichterung verspürt.

Einer der großen Homöopathen, Dr. F. B. Nash, sagte: »Kein Heilmittel erzeugt schwerere Koliken als dieses, und kein Heilmittel heilt schneller.« Ich gab Debbie *Colocynthis,* und nach einigen Tagen begann sie ihre Nahrung besser zu verdauen; die Kolikschmerzen verschwanden. Innerhalb von zwei Wochen vertrug sie jede Nahrung.

Es gibt ein anderes gutes Heilmittel für Koliken, das mir als Mutter eine große Hilfe war. Unsere Tochter Anne fühlte sich mit zwei Monaten elend und war schlecht gelaunt. Nahezu jeden Abend zog sie die Knie an und schrie. Es verschaffte ihr Erleichterung, wenn ich sie auf der Schulter hielt oder sie auf eine Wärmflasche über den Schoß legte. Wir gaben ihr *Magnesia phos.,* das ihr Unbehagen rasch linderte.

- Warum dieses spezielle Heilmittel für eine Kolik? Eine der zwingenden Indikationen für *Magnesia phos.* ist Erleichterung durch Wärme und sanften Druck auf den Bauch. Das Hauptsymptom von *Colocynthis* ist Erleichterung durch festen Druck und Zusammenkrümmen.

Das Baby mit Kolik, das *Bryonia* benötigt, zeigt ein anderes Bild. Unlängst bekam ich einen Anruf von einer meiner jungen Mütter. Ihr Baby schrie vor Bauchschmerzen, aber sie konnte nichts tun, um ihm zu helfen. »Sie will nicht getragen werden«, sagte sie. »Sie will etwas trinken, und wenn ich es bringe, will sie es nicht mehr. Als ich eine Wärmflasche auf ihren Bauch legte, schrie sie und stieß sie weg.«

- Diese Symptome passen auf *Bryonia* – gereizt und schlimmer durch die geringste Bewegung oder Erschütterung; will auf keinen Fall getragen werden.

Das Baby mit Kolik, das *Chamomilla* benötigt, ist ebenfalls eine Plage für die Eltern. Wie eine Mutter es schilderte: »Er will ständig getragen werden, aber das hilft nicht. Er schreit nach Wasser, will es dann nicht. Er quengelt nach einem Spielzeug, wirft es dann weg. Er ist unmöglich!« Abgesehen davon, daß das *Chamomilla-Baby* sehr schlecht gelaunt ist, ist bei ihm häufig eine Wange rot, die andere blaß.

- Wie ein erfahrener Homöopath sagte: »Man kann das Kind, das *Chamomilla* benötigt, nicht zufriedenstellen – man kann ihm keine Erleichterung verschaffen. Ihm nur das Heilmittel geben, und seine Laune bessert sich.«

Durchfall

Durchfall kann bei einem Säugling ein ernster Zustand sein. Ein größerer Anteil des Körpergewichts eines Säuglings ist – im Gegensatz zu einem Erwachsenen – Wasser. Wenn der Durchfall reichlich ist und längere Zeit andauert, verliert das Baby proportional zuviel Körperflüssigkeit; es kommt zu einer Dehydrierung.

Die Dehydrierung, Verlust von Flüssigkeit aus Geweben und Blut, kann den Kreislauf schädigen. Wenn Ihr Baby an einem Tag mehrmals wäßrigen Stuhl ausscheidet, bedeutet dies nicht, daß es lebensnotwendige Flüssigkeit verliert; seien Sie sich aber dieser Möglichkeit bewußt.

Hier ist eine Liste der Heilmittel gegen Durchfall:

Aconitum (Eisenhut). Nachdem man kaltem Wind ausgesetzt worden ist.

Arsenicum album (Arsen). Durchfall als Folge von verdorbener Nahrung oder zuviel Obst. Häufiger dunkler unangenehmer Stuhl; Unruhe, Durst auf häufige kleine Schlucke Wasser, Schwäche.

Chamomilla (deutsche Kamille). Grünlicher schleimiger Stuhl während des Zahnens.

Colocynthis (Koloquinte). Schwere Krämpfe; wenn auf jeden Bissen Nahrung Durchfall erfolgt.

Nux vomica (Brechnuß). Durchfall als Folge von Überfütterung, besonders wenn das Baby sich ohne Erfolg anstrengt, Stuhl auszuscheiden, oder wenn es bei jedem Versuch nur eine geringe Menge ausscheidet.

Podophyllum (Podophyllum). Wäßriger unverdauter Stuhl, der gewaltsam ausgeschieden wird, unmittelbar nach Essen oder Trinken oder Gebadetwerden; tritt meistens am frühen Morgen auf.

Erbrechen

Wenn Ihr Baby nach jeder Fütterung spuckt, muß man sich darüber gewöhnlich keine Sorgen machen. Während einer Mahlzeit füllt es seinen Magen, trinkt aber weiter, um seine Saugbedürfnisse zu stillen. Wenn es zuviel trinkt, spuckt es das Überschüssige aus.

Spucken funktioniert wie der Überlaufmechanismus in einem Spülbecken. Es unterscheidet sich von Erbrechen, bei dem der Mageninhalt mit gewisser Kraft ausgestoßen wird.

Wenn dies der Fall ist, als erstes die Ursache suchen. Vielleicht hat das Kind irgend etwas gegessen, das ihm nicht bekommt. (Fast jede Familie kann eine Geschichte über ein Baby erzählen, das etwas Ungenießbares verdaut hat; in unserer Familie handelte es sich um die Umschlagseite von Vaters Rechtsjournal.) Wenn das Erbrechen allerdings den Beginn einer akuten Krankheit anzeigt, lindert das richtige Heilmittel das Unbehagen des Babys und beschleunigt die Genesung.

Ipecac, das bekannteste der Heilmittel bei Erbrechen, wird bei Erste-Hilfe-Behandlung in Form von *Ipecac*-Sirup angewendet, um das Erbrechen herbeizuführen, wenn ein Kind Gift geschluckt hat. Ein Homöopath, der ja weiß, daß ein Medikament das heilen kann, was es verursacht, verwendet potenziertes *Ipecac,* um unkontrollierbarem Erbrechen oder anhaltender Übelkeit zu begegnen.

Hier ist eine Liste von Heilmitteln, die bei Erbrechen in Betracht zu ziehen sind:

Aconitum (Eisenhut). Bei Erbrechen durch nervöse Verstimmung oder Furcht.

Arsenicum (Arsen). Bei Erbrechen durch verdorbene Nahrung oder durch den Verzehr von zuviel Obst.

Bryonia (weiße Zaunrübe). Bei Erbrechen durch schweres oder fettes Essen; Baby ist gereizt, möchte allein gelassen werden.

Ipecac (Brechwurz). Bei Erbrechen besonders nach Essen; anhaltende Übelkeit mit sauberer Zunge.

Phosphorus (Phosphor). Großer Durst auf kaltes Wasser, das erbrochen wird, sobald es im Magen warm ist.

Wundsein

Warum wird Ihr Baby wund, während Ihre Nachbarin, die die Windeln doch genauso wäscht wie Sie, mit ihrem Baby keine derartigen Probleme hat? Dies ist nur ein weiteres Beispiel dafür, daß kein Baby dem anderen gleicht. Trägt Ihr Baby Papierwindeln? Sie könnten eine andere Marke versuchen, um zu sehen, ob es die Sache ändert. Vielleicht verursachen – oder verschlimmern – Plastikhöschen den Zustand.

Wasserdichte Höschen verhindern die Verdunstung von Körperflüssigkeit und halten dadurch die Windelfläche ständig feucht, was wiederum das Wachstum von Bakterien fördert. Eine bessere Lösung sind die speziell behandelten Baumwolleinlagen.

Lassen Sie Ihr Baby mehrmals täglich mit nacktem Po herumkrabbeln (an einem sicheren Ort). Auch kurzes Eintauchen in die Badewanne zwischen dem Windelwechseln hilft.

- Als lindernde Heilsalbe empfiehlt sich *Calendula*-Salbe auf der Basis von Lanolin.

In ihrem Buch *Homeopathy for the First Aider* rühmt die verstorbene Dorothy Shepherd die guten Eigenschaften von *Calendula*-Salbe als linderndem Heilpräparat. »Sie ist von viel größerem Wert als die allgegenwärtigen Bor-, Zink- und Kalaminsalben«, schreibt sie. Ich stimme Dr. Shepherd zu. So oft bringt eine meiner Mütter ein Baby mit wundem Po in die Praxis. »Ich habe alle Salben ausprobiert, aber der Po ist immer noch wund.« Sie probiert *Calendula*-Salbe und berichtet bald, daß es mit dem Wundsein vorbei ist.

Zahnen

»Der kleine Patient ist böse, mürrisch und quenglig oder halsstarrig und garstig. Er ist mit nichts zufriedenzustellen. Er heult, wenn er etwas abgeschlagen bekommt, von dem er meint, er wolle es haben, und wirft es ärgerlich auf den Boden, wenn es angeboten wird. Wenn man das Kind berührt oder auch nur anschaut, zeigt es seinen Groll durch Kreischen, Gejammer oder zornige Schreie. Es ist erst ruhig, wenn man es herumträgt.«

- Dies ist die Beschreibung eines Babys, das während des schwierigen Zahnens *Chamomilla* benötigt.

Sie entspricht meiner Erfahrung. Neulich rief mich eine Mutter an. »Ich weiß nicht, was mit Billy los ist. Er ist so schlecht gelaunt – nichts paßt ihm. Er will getragen werden, schreit dann, damit ich ihn absetze. Er will ein Getränk, schiebt es dann weg.« Es hörte sich an, als würde Billy zahnen, da er an seiner Faust kaute, stark sabberte und leichtes Fieber hatte.

Ich verordnete *Chamomilla* – alle zwei Stunden zwei Tabletten –, bis sich bei ihm eine Besserung zeigte. Am nächsten Tag rief Billys Mutter mich wieder an. Nach der zweiten Dosis war er eingeschlafen, und beim Aufwachen war er wieder munter und vergnügt.

- Das Baby, das *Belladonna* benötigt, ist gereizt, aber nicht so schlecht gelaunt wie das *Chamomilla*-Baby. Es ist gerötet, unruhig, fiebrig und kann sogar Fieberphantasien haben, es schlägt um sich oder beißt.
- Ein weiteres Heilmittel bei Zahnen ist das aus Austernschalen hergestellte *Calcarea carbonica.* Das Baby, das *Calcarea carb.* benötigt, kann aufgrund von Schwierigkeiten bei der Aufnahme von Kalzium an Kalziummangel leiden; deshalb hilft eine Erhöhung der Kalziumzufuhr nicht. *Calcarea carb.* unterstützt die Kalziumaufnahme.
- *Calcarea phosphorica* hat ähnliche Symptome – verzögertes Zahnen, verzögertes Schließen der Fontanellen (der von Membranen bedeckten Knochenlücken).

Wenn Sie zwischen den beiden Heilmitteln wählen, ist der Körperbau Ihres Babys ein entscheidender Faktor. Das *Calcarea carb.*-Baby ist häufig hellhaarig und rundlich mit verschwitztem Kopf, während das *Calcarea phos.*-Baby eher dünn ist und dunkle Haare und Augen hat. Wie kam dieser Unterschied zustande? Bei Versuchspersonen, die rundlich und hellhaarig waren, zeigten sich beim Erproben von *Calcarea carb.* eindeutige Symptome, während schlankere und dunkelhaarigere Personen auf *Calcarea phos.* ansprachen. Das hört sich rätselhaft an, aber es ist nicht so seltsam, wenn wir bedenken, daß der Körperbau ein anderer Ausdruck von Individualität ist.

- Das aus Sand gewonnene *Silicea* ist ebenfalls ein nützliches Heilmittel beim Zahnen.

Das *Silicea*-Baby hat eine Haut von feiner Beschaffenheit, feines sandfarbenes Haar, schwitzt am Kopf und Hals sowie an Füßen und Händen und verträgt keine Milch. Dieses Baby ist besonders lebhaft und klug, kann aber »schwierig« sein und nimmt ein Eingreifen übel. Ich begegnete diesem *Silicea*-Typ in meiner eigenen Familie, als unsere Enkelin Kathy mitten im schwierigen Zahnen war. Als ihr älterer Bruder mit dem gleichen Problem zu kämpfen hatte, hatte ich ihm *Calcarea carb.* gegeben. In einer nachlässigen Art, die für das Verordnen innerhalb der Familie typisch ist, gab ich Kathy dasselbe Heilmittel, das ihr überhaupt nicht half. Dann stellte ich fest, daß Kathy in das *Silicea*-Bild paßte. Wir gaben ihr eine Dosis, und innerhalb weniger Wochen hatte sie ihre ersten sechs Zähne.

Heilmittel für ein glücklicheres Baby

- DOSIS: Zwei Tabletten drei- oder viermal täglich – oder bei starken Schmerzen alle 30 bis 60 Minuten. Mittel weniger häufig verabreichen, sobald der Patient sich besser fühlt; Absetzen des Mittels bei völliger Beschwerdefreiheit.

Heilmittel	Besondere Indikationen
Aconitum	Anfangsstadien einer Erkältung
Bei Erkältungen	Setzt sich rasch in der Brust fest
	Atmen klingt rauh
Bei Krupp	Trockener, heiserer bellender Husten
	Lautes schweres Atmen
	Greift sich beim Husten an den Hals
Bei Durchfall	Wäßriger Stuhl
	Weint; schlaflos, unruhig
Bei Ohrinfektionen	Schmerzendes äußeres Ohr, heiß, rot, geschwollen
Bei Erbrechen	Durch nervöse Verstimmung oder Furcht
	Starkes Schwitzen
	Erhöhte Harnausscheidung
Arsenicum album	Durch verdorbene Nahrung
Bei Durchfall	Durch zuviel Obst
	Häufiger, dunkler unangenehmer Stuhl
	Nach Essen und Trinken
Bei Erbrechen	Durch verdorbene Nahrung
	Durch zuviel Obst
	Nach Essen und Trinken
	Übelkeit
Belladonna	
Bei Erkältungen	
Bei Ohrinfektionen	Durch eine Erkältung des Kopfes oder durch Naßwerden
	Gewöhnlich rechtes Ohr
Bei Zahnen	Gereizt
	Rasend: kann beißen oder zuschlagen
Bei Halsentzündung	Leuchtend rot
Bei Erbrechen	Durch Furcht
	Durch Nervosität

Richtsymptome	Schlechter durch	Besser durch
Symptome treten plötzlich auf Einsetzen nach Aufenthalt in kaltem trockenem Wind Unruhe Ängstlichkeit, Furcht	Nacht Warmer Raum Liegen auf der schmerzenden Seite	Frische Luft
Unruhe Schwäche Durstig auf häufige kleine Schlucke Brennende Schmerzen	Rechte Seite Nach Mitternacht Essen und Trinken Kälte An der See	Hitze Warme Getränke
Plötzliches und heftiges Einsetzen Rotes Gesicht, heiße trockene Haut Fiebrig Augen rot, lichtempfindlich; Pupillen erweitert Puls hart und klopfend	Nachmittag Hinlegen Berührung Erschütterung Lärm	Halbaufrechtes Sitzen

Heilmittel	Besondere Indikationen
Bryonia Bei Erkältungen	Trockene verstopfte Nase Trockene Lippen Rauher trockener Husten
Bei Koliken	Schlechter durch Bewegung und Wärme
Bei Erbrechen	Durch fettes Essen Durch schweres Essen
Calcarea carbonica Bei Koliken	Milchunverträglichkeit
Bei Zahnen	Verzögertes Zahnen Schlechte Absorption von Kalzium
Calcarea phosphorica Bei Zahnen	Verzögertes Zahnen
Calendula-Lösung Bei geringfügigen Schnitt- und Schürfwunden	Lindert Schmerzen Fördert Heilung
Calendula-Salbe Bei Wundsein	Lindert Schmerzen Fördert Heilung
Chamomilla Bei Koliken	Zieht die Beine an Aufgeblähter Bauch
Bei Durchfall	Grünlicher schleimiger Stuhl während des Zahnens
Bei Ohrinfektionen	Starke Schmerzen; rasend vor Schmerzen
Bei Zahnen	Mürrisch Schlaflos, obwohl müde Grünlicher Durchfall
Colocynthis Bei Koliken	Krümmt sich, zieht Knie an Preßt auf den Bauch
Bei Durchfall	Geleeartiger Stuhl Schwere Krämpfe Auf jeden Bissen Nahrung erfolgt Durchfall

Richtsymptome	Schlechter durch	Besser durch
Möchte alleingelassen werden Gereizt; ruft nach etwas, weist es dann zurück Durst auf große Getränke Verstopfung, harter trockener Stuhl	Jede Bewegung Berührung Wärme	Ruhe Stille
Milchunverträglichkeit Hellhaarig, rundlich Schwitzender Kopf Verzögertes Schließen der Fontanellen	Kälte in jeder Form Körperliche oder geistige Anstrengung Nasses Wetter	Liegen auf der schmerzenden Seite Trockenes Wetter
Dunkles Haar und dunkle Augen, dünn Verzögertes Schließen der Fontanellen	Feuchtes kaltes Wetter Schmelzender Schnee	Sommer Warmes trockenes Wetter
Möchte getragen werden Eine Wange rot, die andere blaß Gereizt; bittet um etwas, wirft es dann weg Schlaflosigkeit, obwohl schläfrig	Nacht Hitze Frische Luft Ärger	Getragenwerden Warmes nasses Wetter
Bauch aufgebläht Gereizt	Ärger Essen oder Trinken, selbst wenig	Krümmen Wärme Fester Druck

Heilmittel	Besondere Indikationen
Dulcamara Bei Durchfall	Schwere Krämpfe Unmittelbar nach Essen Grüner, wäßriger, schleimiger, blutiger Stuhl
Bei Ohrinfektionen	Stechende Schmerzen Summen im Ohr
Ferrum phos. Bei Ohrinfektionen	Anfangsstadien, vor Ohrabszessen Klopfende Schmerzen
Gelsemium Bei Erkältungen, Grippe	
Hepar sulphuris Bei Erkältungen	Ständige Absonderungen Absonderungen gelb, von einem Nasenloch Rasselnder Atem Lockerer rasselnder Husten
Bei Ohrinfektionen	Stechende Schmerzen, die sich vom Hals zu den Ohren ziehen
Bei Halsentzündung	Stechende Schmerzen, die sich vom Hals zu den Ohren ziehen
Ipecac Bei Erbrechen	Nach Essen Unkontrollierbar
Magnesia phosphorica Bei Ohrenschmerzen	Schwere neuralgische Schmerzen

Richtsymptome	Schlechter durch	Besser durch
Einsetzen nach Aufenthalt in naßkaltem Wetter Überempfindlich gegen Kälte	Nacht Naßkaltes Wetter	Wärme von außen Bewegen
Allmähliches Einsetzen Fieber Blasse Gesichtsfarbe, rote Wangen Unruhig Schlaflos	Rechte Seite Berührung Bewegung Erschütterung	Kalte Packungen
Lethargisch Augen gesenkt, schwere Lider Fieber Schauer laufen über den Rücken Weicher und fließender Puls Kein Durst Symptome entwickeln sich einige Tage nach Aufenthalt in feuchtem Wetter	10 Uhr morgens Feuchtes Wetter Aufregung	Frische Luft Fortgesetzte Bewegung Starkes Urinieren
Empfindlich gegen Zug Gereizt Schwitzt	Trockenes kaltes Wetter	Feuchtes Wetter Wärme Nach Essen
Saubere Zunge Anhaltende Übelkeit	Feuchter warmer Wind Hinlegen	
Rechte Seite Kälte Nacht	Wärme Druck	

Heilmittel	Besondere Indikationen
Mercurius vivus Bei Erkältungen	Mit Durchfall
Bei Durchfall	Grünlicher, blutiger schleimiger Stuhl »Nie fertig«-Gefühl
Bei Halsentzündung	Halsdrüsen geschwollen
Nux vomica Bei Erkältungen	Nase tropft tagsüber Nase nachts und draußen verstopft
Bei Verstopfung	Strengt sich mit wenig Erfolg an auszuscheiden
Bei Durchfall	Durch Überfütterung Strengt sich mit wenig Erfolg sehr an oder scheidet kleine Mengen aus
Phosphorus Bei Erbrechen	Durst auf kaltes Wasser, das erbrochen wird, sobald es im Magen warm ist
Podophyllum Bei Durchfall	Nach Baden, Essen oder Trinken Gewaltsam ausgeschiedener Stuhl Unverdaute Nahrung Wäßrig
Pulsatilla Bei Erkältungen	Bei »reifen« Erkältungen Dicke, cremige milde Absonderungen
Bei Verstopfung	Schmerzender aufgeblähter Bauch
Bei Durchfall	Durch Überfütterung Strengt sich mit wenig oder keinem Erfolg an auszuscheiden
Bei Ohrinfektionen	Äußeres Ohr geschwollen und rot Dicke, gelbe milde Absonderungen; unangenehmer Geruch Schmerzen durch Hitze schlimmer

Richtsymptome	Schlechter durch	Besser durch
Sabbert mehr als gewöhnlich Schwitzt Kranker Geruch Schwäche, Zittern	Nacht Feuchtes Wetter Schwitzen Liegen auf der rechten Seite Warmer Raum Warmes Bett	
Gereizt Aufstoßen	4 Uhr morgens Essen Berührung	Abend Ungestörtes Schläfchen Fester Druck Feuchtes Wetter
	Abend Berührung Trinken Warmes Essen	Kälte Frische Luft Kaltes Essen Schlaf
	Früher Morgen Heißes Wetter Zahnen	
Verlangt nach frischer Luft Möchte Aufmerksamkeit Wandelbar Weinerlich Kein Durst	Hitze Nach Essen	Frische Luft Bewegung Kalte Packungen

Heilmittel	Besondere Indikationen
Silicea Bei Zahnen	Schmerzend Verzögert
Verbascum Bei Ohrinfektionen	Gewöhnlich im linken Ohr Schlechtes Hören

Richtsymptome	Schlechter durch	Besser durch
Gereizt, nimmt Eingreifen übel Schwitzt an Füßen, Händen, am Kopf, Hals Milchunverträglichkeit Haut von feiner Beschaffenheit; feines sandfarbenes Haar Lebhaft, aufgeweckt	Morgen Liegen auf der linken Seite Hinlegen Waschen Kälte	Wärme Kopf eingehüllt
Heilmittel für die linke Seite	9 Uhr morgens bis 16 Uhr nachmittags Kräftiges Beißen Temperaturwechsel Reden Niesen	

Ihr heranwachsendes Kind

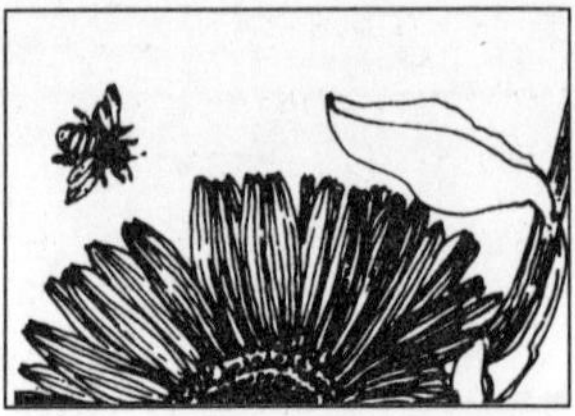

Apis mellificia – Honigbiene

Das Kleinkind

Eine Kapazität, die im Umgang mit Babys und Kindern bewandert ist, beschreibt das Kleinkinderalter als »Kampf um Unabhängigkeit und Selbstherrschaft«. Dies ist eine Belastungszeit für die Eltern, die ihren sehr kleinen Kindern zugestehen müssen, ihre Welt zu erforschen, sie gleichzeitig aber vor ständig gegenwärtigen Gefahren schützen müssen.

Alles, was ein Kleinkind in die Hand bekommt, wandert in den Mund, was Eltern mit gutem Grund in Sorge hält, daß das Kind sich vergiften oder ersticken könnte. Dem kleinen Forscher, der sich in einer fremden neuen Welt bewegt, bleibt ein gesundes Maß an Beulen und blauen Flecken nicht erspart, und er läuft dauernd Gefahr, sich zu verbrennen.

Während der Körper des Kleinkindes Widerstand gegen Krankheiten lernt, ist das Kind selbst anfällig für Ohrenschmerzen, Fieber und Krupp. Homöopathische Heilmittel können hier Schmerzen lindern und die Heilung beschleunigen.

Vergiftungen

Dem *National Planning Council* zufolge sind jedes Jahr 500 000 bis 2 Millionen Kinder Opfer unfreiwilliger Vergiftungen. Bei 90 Prozent aller berichteten Fälle sind Kinder unter fünf Jahren betroffen.

Von allen Medikamenten ist Aspirin die häufigste Ursache unfreiwilliger Vergiftungen bei Kindern. Wenn Sie dieses giftige Medikament nehmen müssen, bewahren Sie es außer Sicht- und Reichweite von Kleinkindern auf – selbst wenn der Behälter einen »Sicherheitsverschluß« hat.

Arzneien niemals »Süßigkeiten« nennen und – da Kinder von Natur aus gern alles nachahmen – Medikamente nicht einnehmen, während Ihr Kind zusieht. Wenn es allein gelassen wird, findet es vielleicht die Flasche und ißt oder trinkt deren Inhalt.

Homöopathische Medikamente sind ungiftig; selbst wenn Ihr Kind den Inhalt einer ganzen Flasche schluckt, erleidet es keinen Schaden. Es ist jedoch wichtig, ihm beizubringen, daß die Einnahme von Medikamenten jeglicher Art tabu ist; wenn Sie das Kind deshalb »auf frischer Tat« ertappen, empfehle ich, daß Sie ein Erbrechen herbeiführen, indem Sie die Rückwand seines Halses mit einem Löffelstiel kitzeln. Ihr Kind verbindet die unerlaubte Einnahme von Medikamenten rasch mit dieser unerfreulichen Bestrafung.

Wenn das Medikament, das das Kind geschluckt hat, giftig ist, den Arzt anrufen. Die Telefonnummer (auch für Babysitter) stets greifbar haben.

- Je nach Art der toxischen Substanz, die das Kind verdaut hat, ist es ratsam, *Ipecac*-Sirup zu verabreichen, das einzig verläßliche Mittel, ein so starkes Erbrechen herbeizuführen, das bei einem Fall von Vergiftung auch hilft.

Für ein Kind von einem Jahr oder älter ist die Normaldosis ein Eßlöffel *Ipecac*-Sirup, in einer Tasse Wasser vermischt. Erfolgt in 15 Minuten kein Erbrechen, Dosis wiederholen.

Sogar nach dem Erbrechen kann das Kind genügend Gift aufgenommen haben, um Symptome zu entwickeln, die von leichtem Unbehagen bis zu akuten Beschwerden reichen.

Neben dem eben erwähnten *Ipecac*-Sirup gibt es eine Reihe von Heilmitteln in Ihrem Heilköfferchen, die die Wirkung vieler Gifte auf ungefährliche und wirksame Weise aufheben können. Wie bei allen homöopathischen Verordnungen muß man die Symptome des Patienten auf die Symptome des Heilmittels abstimmen.

Dr. med. D. M. Gibson, ein britischer Homöopath, liefert in seinem Buch *Homeopathy First Aid in Accidents and Ailments* eine kurze Beschreibung dieser homöopathischen Heilmittel für Vergiftungen.

Eine Vergiftung in Verbindung mit starkem Erbrechen und Entschlacken und extremer Erschöpfung mit Unruhe verlangt nach Arsenicum album ... Bei ähnlichen Symptomen mit kaltem Schweiß auf der Stirn und Kollaps Veratrum album verabreichen. Bei deutlichem Kollaps mit Hunger auf Luft und dem Wunsch, zugefächelt zu bekommen, Carbo vegetabilis geben. Sollte heftiges Brennen, brennender Schmerz beim Harnausscheiden und Gesichtsblässe auftreten, ist Cantharis angezeigt. Bei unruhigem Hin- und Herwerfen und großer Angst sind ein oder zwei Dosen Aconitum angeraten.

Weitere häufige Ursachen unfreiwilliger Vergiftungen bei Kindern sind neben Medikamenten Haushaltsmittel, Insektensprays, Kerosin, Feuerzeugflüssigkeit, einige Möbelpolituren, Terpentin, Farben, Lösungsmittel und Produkte, die Lauge und Säuren enthalten. Einige dieser Substanzen können tödlich sein; andere, wie etwa starke Ätzmittel, können die Speiseröhre eines Kindes zerstören.

Wenn Sie der Meinung sind, daß Sie ohne einige dieser stark giftigen Stoffe in Ihrem Haushalt nicht auskommen, sie in den Originalbehältern aufbewahren, und zwar vorzugsweise in einem hohen verschlossenen Schrank, an dem das Kind nicht hochklettern kann.

- Über Erste Hilfe hinaus: Sollte Ihr Kind ein starkes Ätzmittel (Lauge, Abflußreiniger oder ähnliches) oder ein Kerosin oder Gasolin enthaltendes Gift schlucken, *kein Erbrechen durch Verabreichen von Ipecac-Sirup herbeiführen;* diese Substanzen können mehr Schaden anrichten, wenn sie hochkommen, statt im Magen zu bleiben. Das Kind schnellstmöglich in die Notaufnahme des nächsten Krankenhauses bringen.

Ersticken

Ersticken ist die Hauptursache von Tod durch Unfall zu Hause bei Kindern unter sechs Jahren. Süßigkeiten gehören zu den Dingen, an denen Kinder am häufigsten ersticken, aber jede eßbare oder unverdauliche Substanz kann zum Tod führen.

Machen Sie sich mit dem Heimlich-Manöver und nachfolgender homöopathischer Behandlung vertraut (siehe Kapitel »In Notfällen«). Damit Ihr Kleinkind nicht an Nahrung erstickt, unbedingt die folgenden Punkte beachten:

Das Kind während des Essens nicht herumrennen lassen.

Ihm beibringen, nicht mit vollem Mund zu sprechen oder zu lachen.

Das Fleisch in kleine Stücke schneiden und das Kind zum langsamen Kauen ermutigen.

Bei Fleisch, Fisch, Geflügel usw. vor dem Auftragen sämtliche Knochen oder Gräten entfernen.

Stürze und blaue Flecke

Das typische Kleinkind fällt ständig hin, purzelt Treppen hinunter und schlägt sich den Kopf an einer scharfen Tischkante an. Manchmal genügt eine tröstende Liebkosung; manchmal ist die Verletzung so schwer, daß Ihr Kind einen Schock erleidet und tagelang schmerzende blaue Flecke hat.

- Für diese schmerzhaften Unfälle *Arnica* parat haben.

»*Arnica* sollte in jedem Haushalt sein, und jeder sollte seine Anwendungen kennen«, bemerkt Margaret Tyler, die bekannte britische Homöopathin. Eine weitere britische Ärztin, Dr. Margery G. Blackie, Ärztin Ihrer Majestät Königin Elizabeth, stimmt dem zu. »Was macht man ohne *Arnica* im Haus?« schreibt sie. »Sobald ein Kind herumzulaufen beginnt, ist es anfällig für blaue Flecke, Beulen und geringfügige Verletzungen, und man kann ruhig sagen, daß *Arnica* ein Haushaltsheilmittel ist, das Schmerzen und Schwellungen lindert und bei Rißwunden hilft.«

Eine andere britische Homöopathin, die verstorbene Dorothy Shepherd, erinnerte sich, daß »man potenziertes *Arnica* stets verabreicht, wenn ein Kind an den Wirkungen einer Verletzung, eines Sturzes, Schlages, Schnittes usw. leidet. *Arnica* hilft immer erstaunlich rasch: Schwellungen gehen zurück, Schmerzen werden gelindert, und die Zeit, in der das Kind unter Schock steht und bewußtlos ist, wird verkürzt«.

Dr. A. C. Gordon Ross, ebenfalls ein britischer Homöopath, erinnert sich, daß sein Sohn im Alter von zwei Jahren aus seinem Schaukelstuhl fiel und mit der Stirn auf den Fliesenboden schlug. »Fast sofort zeigte sich auf der Stirn des Jungen eine Schwellung.« Sein Vater gab ihm zwei *Arnica*-Tabletten *und* legte eine kalte Kompresse mit *Arnica*-Tinktur auf die Schwellung. »Am nächsten Tag war der Junge völlig in Ordnung; die Stelle, wo die Stirn angeschwollen war, war nur noch leicht verfärbt und ein wenig empfindlich.«

Ich höre die gleichen begeisterten Berichte über *Arnica* von Patienten, die kleine Kinder haben. Neulich rief Dee Ann, Teilnehmerin an einer homöopathischen Studiengruppe, in der Praxis an, um mir zu erzählen, daß ihre Zweijährige auf dem Bürgersteig gestolpert war. »Sie riß sich die Oberlippe auf, die einige Minuten blutete. Ich gab ihr *Arni-*

ca, das die Schmerzen nahm, und beruhigte sie. Dann bepinselte ich ihre Lippe mit *Calendua*-Lösung.« (*Calendula* hat eine antiseptische und heilende Wirkung.) Ich habe von dieser Art Vorfall so oft gehört, daß ich die Folgen voraussehen kann: »Die Blutung hörte auf, die Prellung heilte ohne schwarze und blaue Flecke, und es blieb keine Narbe zurück.«

Donald, ein alleinstehender Vater, berichtete mir von einem Unfall, der besonders erschreckend war, da er und sein Sohn Tommy auf dem Land leben. Eines Tages sprang der fünfjährige Tommy auf dem Bett herum und fiel in den Bettkasten. »Er war über und über mit Blut beschmiert. Die Augen rollten zurück, so daß man nur das Weiße sah, die Zunge hing heraus. Ich hatte kein Telefon, und mein Haus liegt über eine Meile von der Straße entfernt. Ich gab ihm *Aconitum* gegen die Furcht, wartete fünf Minuten und gab ihm *Arnica* gegen den Schock und zur Heilung von Quetschungen und Geweben.« Nachdem Donald die Schnittwunden des Kindes vorsichtig mit Wasser gewaschen und *Calendula*-Lösung als Antiseptikum aufgetragen hatte, gab er ihm eine weitere Dosis *Arnica* und fuhr damit drei Stunden lang alle dreißig Minuten fort, für den Fall, daß innere Verletzungen vorlagen. Ein Arzt untersuchte den Jungen am nächsten Tag, sagte Donald, und war von der Schnelligkeit des Heilungsprozesses beeindruckt.

Selbst bei einem schweren Unfall, der professioneller Behandlung bedarf, kann *Arnica* eine enorme Hilfe sein.

Eines Abends spielte unser zweijähriger Enkel John Taylor im Badezimmer, während seine Mutter badete. Anne machte sich keine Sorgen, daß er aus dem Bad entwischen könne, da er noch nicht gelernt hatte, wie man eine Tür öffnet. Beim Klang der Stimme seines Vaters beherrschte John Taylor plötzlich den Trick mit dem Türknauf. Er rannte aus dem

Badezimmer, stürzte kopfüber die Treppe hinunter und brach sich das Bein. Anne gab ihm mehrere Dosen *Arnica* in Abständen von 15 Minuten. *Arnica* kann keinen Rißbruch der Femur (Oberschenkelknochen) in Ordnung bringen, aber es half, den Schock zu beseitigen, beruhigte das erschrockene Kind und ließ später die Schwellung im Gipsverband auf das Mindestmaß zurückgehen.

- *Arnica*-Tinktur ist ebenfalls hilfreich bei der Heilung von Prellungen oder Verstauchungen.

Die geprellte Stelle leicht mit der Tinktur einreiben. Allerdings *nicht anwenden, wenn die Haut verletzt ist,* da *Arnica*-Tinktur eine Reizung verursacht. Wenn die Haut verletzt ist, die verletzte Stelle nach der Reinigung mit Wasser (Seife und Wasser, wenn die Wunde schmutzig ist) mit *Calendula*-Lösung tränken. Anschließend zum Schutz der Verletzung *Calendula*-Salbe auftragen. Diesen Vorgang – Tränken mit Lösung und Auftragen von Salbe – wiederholen, bis die Wunde verheilt ist. Wenn die Wunde tief ist, mit Lösung behandeln, mit Salbe einreiben, einen leichten Verband anlegen und diesen einige Tage in Ruhe lassen.

Verbrennungen

Die ganz Jungen und die ganz Alten sind die häufigsten Opfer der jährlich 2 Millionen Verbrennungen in den Vereinigten Staaten. Die Sterblichkeitsziffer durch Feuer und Verbrennungen ist am höchsten bei Personen mit 65 Jahren oder älter und *bei Kindern unter 5 Jahren.* Die meisten Verbrennungen finden zu Hause statt, etwa zwei Drittel der Todesfälle durch Feuer in Wohnblocks. (Siehe S. 88–93 für Anweisungen über die Behandlung von Verbrennungen.)

Die häufigste Ursache von Verbrennungen in den Vereinigten Staaten ist heißes Wasser. 80 Prozent der Kinder, die Verbrühungen erleiden, drehen das heiße Wasser auf, während sie unbeaufsichtigt in der Badewanne sitzen (wobei anzumerken ist, daß die Heißwasserboiler in den USA derart heißes Wasser abgeben, daß es in weniger als fünf Sekunden zu einer schweren Verbrennung kommen kann). Um Verbrühungen zu verhindern, ein Kind nie für einige Sekunden unbeaufsichtigt in der Wanne lassen, um ein Telefongespräch entgegenzunehmen oder nach anderen Kindern zu sehen. Wenn etwas Wichtiges Ihre Aufmerksamkeit in Anspruch nimmt, das Kind aus der Wanne nehmen.

Eine weitere häufige Ursache von Verbrühungen bei Kleinkindern sind kochende Flussigkeiten wie Wasser, Suppe, Kaffee und Fett. Tun Sie Ihr möglichstes, diese Verbrennungen zu verhindern, indem Sie Ihr Kind nicht an den Ofen oder Tisch lassen, wenn sie heiße Flüssigkeiten eingießen. In vielen Haushalten verwendet man lieber Sets statt Tischdecken, um nicht Gefahr zu laufen, daß das Kind am Tischtuch zieht und dadurch ein Gefäß mit heißem Kaffee oder Tee umwirft.

Dr. Bill Gray, ein homöopathischer Arzt in Fairfax, Kalifornien, erzählte von einer Dreijährigen, die er während seiner Arbeit in der Notaufnahme eines Krankenhauses wegen Verbrennungen behandelt hatte. Das kleine Mädchen hatte eine Kanne Kaffee umgeworfen, und sein ganzer rechter Arm und seine rechte Schulter waren bis aufs rohe Fleisch verbrannt.

»Es schrie wie am Spieß, was es mir unmöglich machte, es zu behandeln«, sagte Dr. Gray. »Ich legte ihr zwei *Cantharis*-Tabletten auf die Zunge. Sofort beruhigte sich das Kind und schlief ein, während ich seine Wunden behandelte. Als ich die Kleine 24 Stunden später sah, hatte die Haut auf ihrem Arm eine vollständige äußere Schicht gebildet. Sie war rosa und gereizt, doch sie hatte von selbst zu heilen begonnen.«

- *Causticum,* ein Mineralpräparat, ist ein weiteres wirksames innerliches Heilmittel bei Verbrennungen. (Nehmen Sie das, was Sie gerade zur Hand haben.)

Dorothy Shepherd erinnert sich in ihrem Buch *Homeopathy for the First-Aider* an die Behandlung eines zweijährigen Jungen, der eine Tasse kochendheißen Tee über dem rechten Arm verschüttet hatte. »Ich hörte seine Schmerzensschreie, als ich die Treppe zu seinem Zimmer hinaufeilte; seine Ärmel waren abgerissen worden und mit ihnen ein Teil der Haut. Er wollte nicht zulassen, daß ich ihn berührte. Als erstes gab ich ihm eine Dosis *Causticum;* in sieben Minuten ... hörten die Schreie auf, und er erlaubte, daß ich an der verbrühten Stelle einen mit *Hypericum*-Tinktur getränkten Verband anlegte. Der Mullverband blieb eine Woche um den Arm und wurde nur mit *Hypericum* angefeuchtet, wenn er trocken wurde, ungefähr vier- oder fünfmal während des Tages. Alle vier Stunden wurde *Causticum* verabreicht. Die Verbrennung ... heilte ohne Sepsis in zehn Tagen; es kam zu keiner Kontraktion der Haut, nur die übliche leichte Pigmentierung der Haut trat ein.«

- Wie Dr. Shepherd rät, benötigen Sie *Hypericum*-Tinktur für eine äußere Anwendung. Wenn eine Verbrennung einen Verband erfordert, ist es wichtig, diesen feucht zu halten, damit er nicht anklebt. Für eine mildernde Lotion, mit der man den Verband anfeuchtet, einen halben Teelöffel *Hypericum*-Tinktur in eine Tasse frischem Wasser verrühren.
- Bei einer Verbrennung, die eine schützende Salbe verlangt, *Urtica urens*-Salbe verwenden.

Urtica urens wird aus der Kleinen Brennessel gewonnen, die rasch die brennenden stechenden Schmerzen lindert, die sie verursacht. Die britische Homöopathin Margaret L. Tyler schreibt: »Einen Aufguß bereiten, indem man kochendes Wasser über Brennesseln gießt, und die Verbrennung mit sauberem, darin getränktem Leinen bedecken...« *Urtica urens*-Salbe ist eine einfachere Möglichkeit, dies zu tun, doch das homöopathische Prinzip ist das gleiche.

Nicht alle Heilmittel für Verbrennungen sind in Flaschen oder Tuben erhältlich. Es gibt ein Heilmittel, das stets frisch, steril, dekorativ und unmöglich zu verlegen ist.

- Dies ist die wegen ihrer Heilwirkungen bekannte *Aloe vera*-Pflanze, die in jeder Küche stehen sollte.

Die Aloe ist eine fleischige Pflanze, die zur Lilienfamilie gehört; es ist eine hauptsächlich in Südafrika beheimatete perennierende Pflanze. Jedes Blatt enthält eine geleeartige Substanz, die Verbrennungen heilt und deren Schmerzen lindert. Die unteren Blätter für Heilzwecke verwenden; das Blatt an beiden Enden etwa zweieinhalb Zentimeter vom Stiel einschneiden, dann abbrechen.

Wenn Ihr Kind eine leichte Verbrennung erleidet, folgendes tun:

1. Sofort *Arnica* gegen den Schock geben.
2. Das Blatt einer *Aloe vera*-Pflanze der Länge nach halbieren; das Gel abkratzen und auf die Verbrennung auftragen.
3. Wenn Sie keine *Aloe vera*-Pflanze haben, *Hypericum*-Lösung über die Verbrennung gießen. Diese aus *Hypericum*-Tinktur bereiten – ein halber Teelöffel auf eine Tasse frisches Wasser.
4. Falls nötig, alle zehn bis fünfzehn Minuten *Cantharis* verabreichen, um Schmerzen zu lindern. Jedesmal wiederholen, wenn die Schmerzen wiederkehren.

Ohrenschmerzen

Manche Kinder ziehen sich als Nachwirkungen einer Erkältung Ohrenschmerzen zu; bei anderen kommen die Ohrenschmerzen plötzlich, nachdem sie ohne Mütze im Freien gespielt oder eine Autofahrt bei offenem Fenster gemacht haben. Versuchen Sie die Ursache der Ohrenschmerzen Ihres

Kindes zu bestimmen. Dies hilft Ihnen, das richtige Heilmittel zu wählen. (Siehe Abschnitt über »Ohrenschmerzen« im Kapitel »Ein glücklicheres Baby«.)

- ÜBER ERSTE HILFE HINAUS: Bei Kleinkindern kann eine Ohrinfektion in Meningitis übergehen (Entzündung der Hirnhäute und der Rückenmarkhaut). Aus diesem Grund verschreiben Ärzte gewöhnlich ein Antibiotikum, wenn ein Kind sich eine Ohrinfektion zuzieht. In zwanzig Jahren Praxis habe ich ein Antibiotikum wahrscheinlich weniger als zwanzigmal verschrieben. Ich behalte mir allopathische Medikamente für die seltene Krise vor, bei der ich Zeit gewinnen muß.

Wenn die Ohrenschmerzen Ihres Kindes nicht umgehend auf die Verabreichung eines homöopathischen Heilmittels ansprechen, sofort ärztliche Hilfe suchen.

Fieber

Dieser Zustand ist für junge Eltern beunruhigend, doch nach einiger Erfahrung mit homöopathischen Methoden lernen sie, Fieber nicht als Feind, sondern als Freund anzusehen. Eine erhöhte Körpertemperatur beweist, daß der Abwehrmechanismus eine Schlacht gegen irgendeinen Eindringling führt. Das Fieber dient als nützlicher Anzeiger des Verlaufs der Schlacht, wenn es nicht mit einem fiebersenkenden Mittel bekämpft wird.

Wenn Ihr Kind Fieber hat, es aufmerksam beobachten und das Heilmittel wählen, dessen Symptombild dem des Kindes am meisten entspricht. (Heilmittel, die häufig bei fiebrigen Leiden angezeigt sind, siehe S. 188ff.)

Widerstehen Sie der Versuchung, Ihrem Kind Aspirin zu geben. Die Unterdrückung eines Fiebers arbeitet den natürlichen Bemühungen des Körpers entgegen, sich selbst zu heilen. Durch künstliches Senken der Körpertemperatur beeinflussen Sie den Anzeiger, der den Zustand Ihres Kindes angibt, und Sie haben keine Möglichkeit, das wahre Ausmaß der Krankheit zu erkennen.

In den frühen 70ern waren drei Kinderärzte aus Philadelphia über die Tatsache verblüfft, daß ein Dutzend Kinder, die ins St. Christopher's Hospital for Children aufgenommen waren, Magenblutungen hatten. Jedes Kind wurde einige Tage behandelt und unterzog sich umfassender diagnostischer Tests, die keine Ursache für die gastrointestinale Blutung aufdeckten. Die Ärzte stießen schließlich auf den Missetäter – alle Kinder hatten unlängst Aspirin »in allgemein akzeptierten therapeutischen Dosierungen« erhalten. Die Verbindung zwischen Aspirin und gastrointestinalen Blutungen bei Erwachsenen ist weithin bekannt, doch diese Ärzte hatten vor dieser Studie nicht gewußt, daß Kinder an derselben Nebenwirkung litten. Sie warnen Eltern, Kindern, die gastrointestinale Symptome wie Schmerzen und Übelkeit zeigen, kein Aspirin zu geben.

- ÜBER ERSTE HILFE HINAUS: Wenn die Temperatur Ihres Kindes ungewöhnlich ansteigt – sagen wir auf 40 oder 41° C –, sich mit Ihrem Arzt in Verbindung setzen. Während Sie auf seine Anweisungen warten, den Körper Ihres Kindes mit einem Schwamm mit lauwarmem Wasser abwischen und jede Stelle abtrocknen, bevor Sie die nächste abwischen.

Krupp

Krupp ist eine Entzündung des Larynx (Kehlkopf), der Trachea (Luftröhre) und manchmal der Bronchien (Luftgänge zwischen der Luftröhre und der Lunge). Gewöhnlich befällt er Kinder zwischen zwei und vier Jahren.

Das Kind hat anfangs eine leichte Infektion der oberen Atemwege, gefolgt von der für Laryngitis charakteristischen Heiserkeit. Normalerweise wacht das Kind dann nachts mit lautem trockenem, bellendem Husten auf. Homöopathen haben drei gute Heilmittel gegen Krupp, die dieses Leiden erleichtern – *Aconitum, Spongia tosta* und *Hepar sulphuris.* Dr. Boenninghausen, ein bekannter, 1843 geborener deutscher Arzt, behandelte Krupp ausschließlich mit diesem Heilmittel-Trio. »Kaum eines von hundert Kindern bekam alle drei Heilmittel«, schreibt sein Biograph, und der Arzt behandelte über 400 Fälle mit Erfolg.

- Bei Einsetzen von Krupp als erstes *Aconitum* verabreichen. Hier ist der Husten trocken, laut und bellend, und das Kind ist überaus unruhig und ängstlich. Dies ist genau das Bild von *Aconitum.* Wenn die Symptome nach einer Stunde noch bestehen, eine zweite Dosis *Aconitum* verabreichen. Gewöhnlich ist das alles, was man benötigt.
- Wenn allerdings nach einer weiteren Stunde die Atmung Ihres Kindes rauh und hart ist und der bellende laute Husten anhält, *Spongia tosta* verabreichen. Dieses Heilmittel wird aus geröstetem Meerschwamm hergestellt.
- In diesem Augenblick schläft Ihr Kind wahrscheinlich ruhig, wenn es aber gegen Morgen weiterhustet und die Atmung immer noch nicht glatt und ruhig ist, *Hepar sulphuris* verabreichen. Hier ist der Husten locker und rasselnder und hat einen tieferen Ton.

Bei der Behandlung von Krupp benötigen wir selten mehr als *Aconitum.* Ich gebe allen Eltern eines Kleinkindes ein Päckchen, das diese drei Heilmittel enthält. Wenn ein Elternteil nachts anruft und von beginnendem Krupp berichtet, rate ich, eine *Aconitum*-Tablette in einem halben Teelöffel Wasser aufzuweichen und sie dem Kind zu geben. Ich bitte, daß man mich zurückruft, wenn es dem Kind innerhalb einer Stunde nicht besser geht. In solch einem Fall empfehle ich dann, das zweite Heilmittel, *Spongia,* auf die gleiche Weise zu verabreichen, aber ich bekomme selten einen zweiten Anruf.

Das Kind im Schulalter

Der Schulbesuch setzt Ihr Kind nicht nur einer Folge faszinierender Erfahrungen aus, sondern auch einer Reihe von Krankheiten. Wenn Sie also nicht sehr viel Glück haben, können Sie Erkältungen erwarten, möglicherweise Mandelentzündung und früher oder später eine oder mehrere Kinderkrankheiten. Mit Warzen dürften Sie nicht rechnen, aber aus irgendeinem Grund entstehen sie häufig bei älteren Kindern. Zusätzlich wird in dieser Altersgruppe Bettnässen als Problem angesehen, und es können seelische Schwierigkeiten auftauchen. Die Homöopathie kann in all diesen verschiedenen Situationen helfen.

Erkältungen

Wenn Ihr Kind sich eine Erkältung holt, können Sie mit einem gut ausgesuchten homöopathischen Heilmittel seinen Zustand erleichtern und seine Genesung beschleunigen. Die Liste der Heilmittel für Erkältungen im Kapitel »Ein glücklicheres Baby ...« durchsehen. Sämtliche Symptome aufmerksam beobachten, um das Heilmittel zu wählen, das bei der bestimmten Art von Erkältung Ihres Kindes hilft.

Ernährung ist einer der vielen Faktoren, die ein Homöopath bei der Behandlung eines Kindes mit wiederholten Erkältungen in Betracht zieht. Es geht uns nicht so sehr um eine laufende Nase oder um einen entzündeten Hals, sondern wir zielen darauf ab, die Funktionsfähigkeit des Körpers zu verbessern, die ihrerseits die Widerstandskraft des Kindes gegen Krankheiten einschließlich Erkältungen verbessert.

Eine richtige Ernährung besteht aus viel Obst, Gemüse, magerem Fleisch – den schützenden Nahrungsmitteln, nicht aus einer übermäßigen Menge Zucker und Stärke. Laut eines Naturheilkundlers, G. E. Poesnecker, Direktor der *Clymer Health Clinic* in Quakertown, Pennsylvania, »entstehen die meisten Atembeschwerden in der Kindeit durch eine falsche Ernährung, und eine echte Heilung kann nur durch eine bleibende Änderung der kindlichen Ernährung erzielt werden«.

Geben Sie trotz Ihrer Besorgnis um die rasche Genesung Ihres Kindes von einer Erkältung ihm keine Medikamente – ob rezeptpflichtig oder rezeptfrei.

Die gewöhnliche Erkältung wird durch Virusempfänglichkeit verursacht, und gegen Viren hat sich kein Antibiotikum als wirksam erwiesen. Zudem können Antibiotika nichts tun, um die Fähigkeit des kindlichen Organismus zu verbessern, Antikörper zu erzeugen und somit krankheitsresistent zu werden. Dennoch haben Ärzte bis vor kurzem bei geringfügigen Infektionen Penicillin und andere Antibiotika verschrieben.

Eines der Hauptbestandteile von Medikamenten gegen Erkältungen und Husten ist ein Antihistamin, das bei der Vorbeugung gegen oder bei der Behandlung einer Erkältung nutzlos ist und störende Symptome nur überdeckt. (Für eine ausführlichere Erörterung siehe Kapitel »Wie man Erkältungen, Husten und Ohrenschmerzen vorbeugt und behandelt«.) Nasentropfen bringen die nasalen Absonderungen zum Stillstand – die Art der Natur, Schleim voller Bazillen auszuscheiden. Hustensirup unterdrückt den Husten – eine weitere physiologische Art, Gifte auszuscheiden und dabei gleichzeitig die Luftwege zu säubern. Außerdem enthalten die meisten Hustensäfte reichlich Alkohol.

Mandelentzündung

Die Mandeln sind zwei Klümpchen lymphatischen Gewebes,

eines auf jeder Seite des Rachens nahe der Basis der Zunge. Die Polypen aus ähnlichem Gewebe liegen im Rachen hinter dem weichen Gaumen.

Diese Gewebe befinden sich an einer Stelle, wo das Blut, voll von Bazillen tötenden weißen Blutkörperchen, am nächsten an die Oberfläche kommt. Sie wirken als natürliche Fallen für eindringende Bakterien, und bei dem Prozeß der bakteriellen Zerstörung werden sie größer und entzünden sich.

Bei einer gewöhnlichen Mandelentzündung lindern die folgenden Heilmittel die Beschwerden und beschleunigen die Genesung:

Apis mellifica (Honigbiene). Angezeigt bei stechenden Schmerzen und rosafarbener Rötung der geschwollenen Mandeln. Auf den Mandeln sehen Sie vielleicht kleine Flächen, wo sich weißliche Absonderungen sammeln. Das Kind hat keinen Durst und eine Abneigung gegen Berührtwerden.

Baryta carbonica (Baryumcarbonat). Eines der am häufigsten angezeigten Heilmittel. Es hilft bei einfachen Fällen, die eintreten, nachdem das Kind Kälte oder Wind nur wenig ausgesetzt gewesen ist, sowie dann, wenn Erkältungen leicht in Mandelentzündung übergehen. Die Mandeln werden wegen wiederholter Entzündungsanfälle chronisch größer.

Belladonna (Tollkirsche). Eignet sich für die Kinder, deren Mandelentzündung plötzlich und heftig auftritt. Morgens geht es dem Kind noch gut, doch am Nachmittag hat es hohes Fieber und einen entzündeten Hals mit geschwollenen, leuchtend roten Mandeln. Wie bei allen *Belladonna*-Leiden ist das Kind unruhig und hat keinen Durst, obwohl es brennend heiß ist. Die Augen sind lichtempfindlich.

Calcarea phosphorica (Calciumphosphat). Eignet sich für das Kind mit blassen, schlaff aussehenden Mandeln, die chronisch vergrößert sind. Die Hörfähigkeit ist beeinträchtigt.

Ferrum phosphoricum (Eisenoxydphosphat). Hilft in Fällen, wo die Mandeln sanft geschwollen und gerötet sind; hinzu kommen leichtes Fieber und eine chronische Vergrößerung.

Hepar sulphuris (Kalkschwefelleber). Nützlich in Fällen, in denen es notwendig ist, eine Entzündung zu lokalisieren; stechende Schmerzen, als säßen Splitter im Hals, der äußerst empfindlich gegen Berührung ist. Die Schmerzen schießen beim Schlucken in die Ohren. Das Kind fröstelt wahrscheinlich, ist empfindlich gegen Zug, gereizt und schwitzt.

Kali muriaticum (Kaliumchlorid). Hilft, wenn der Rachen grau aussieht und mit weißen Pünktchen bedeckt ist. Die Mandeln sind dick geschwollen; viel Schleim.

Mercurius vivus (Quecksilber). Wird manchmal benötigt, wenn die gesamte Mandelfläche tiefrot ist. Erhöhter Speichelfluß; das Kind hat sehr schlechten Atem.

- Über Erste Hilfe hinaus: Dem Kind, das häufig Mandelentzündung hat, wird eine konstitutionelle Behandlung durch einen homöopathischen Arzt nützen.

Nun, da die Medizin die Schutzfunktion von Mandeln und Polypen erkannt hat, ist die Mandeloperation kein Ritus mehr, dem sich ein Kind bei Schuleintritt unterziehen muß. Nichtsdestotrotz werden jährlich noch fast 1 Million Mandeloperationen durchgeführt, und annähernd 600 Kinder sterben jedes Jahr an Blutungen und anderen Komplikationen bei diesem Verfahren. Eine Mandel- oder Polypenoperation ist dann gerechtfertigt, wenn aufgrund der

Blockierung der Eustachischen Röhren eine chronische beeinträchtigte Atmung oder ein nachhaltiger Verlust der Hörfähigkeit vorliegt. Wo es jedoch keine Dringlichkeit gibt, sind viele Ärzte der Ansicht, daß eine Entfernung der Mandeln dem Kind einen Teil des körperlichen Abwehrmechanismus nimmt. Wir fördern lieber die Widerstandskraft des Kindes mit guter Ernährung und konstitutioneller Behandlung und umgehen eine Operation. Wenn Ihr Kinderarzt zu einer Mandel- und/oder Polypenoperation rät, ist es vielleicht klug, die Meinung eines zweiten Arztes einzuholen.

Kinderkrankheiten

Mit Ausnahme von Scharlach, das eine Streptokokkenerkrankung (Bakterienerkrankung) ist, sind die meisten Kinderkrankheiten Virusinfektionen, die für die Infektion spezifische Antikörper erzeugen und somit gewöhnlich eine lebenslange Immunität gegen dieselben Infektionen garantieren. Da Antibiotika Viren nicht zerstören, sind sie bei der Behandlung dieser Leiden nutzlos, ausgenommen in den Fällen, in denen sich bakterielle Leiden entwickeln wie etwa eine Mittelohrentzündung bei Masern.

Ich habe selten, wenn überhaupt, bei einer Kinderkrankheit, die homöopathisch behandelt worden ist, Komplikationen gesehen.

Masern (Sieben-Tage-Masern)

Ein Kind, das sich Masern zuzieht, hat Fieber von 39 bis 40° C. Symptome sind wäßrige, rote Augen, Lichtempfindlichkeit und ein harter trockener Husten. Das Kind hat kaum Appetit und eine belegte Zunge sowie schlecht riechenden Atem. Am vierten oder fünften Tag bricht ein roter juckender Ausschlag aus, der vier bis sieben Tage dauert.

Bei Auftreten des Ausschlags beginnt das Fieber zu fallen. Natürliche Masern (durch vorhergehende Immunisierung nicht verändert) dauern etwa zehn Tage. Zwar sind Masern zwei bis vier Tage, bevor der Ausschlag auftritt, höchst ansteckend, doch Sie sollten Ihr Kind fünf Tage nach Ausbrechen des Ausschlags isoliert halten. Es gibt viele homöopathische Heilmittel für Kinder mit Masern, unter ihnen die folgenden:

Aconitum (Eisenhut). Kind ist unruhig; Augen schmerzen im Licht. Augen tränen, Nase läuft; harter, heiserer bellender Husten. Dieses Heilmittel hilft nur in den Frühstadien der Krankheit.

Belladonna (Tollkirsche). Dieses Heilmittel eignet sich für das Kind, das unruhig und gerötet ist und keinen Durst hat; es hat einen entzündeten Hals und empfindet Lärm, Licht und Erschütterung als Störungen.

Bryonia (weiße Zaunrübe). Wenn der Ausschlag langsam ausbricht oder sich nicht voll entwickelt, läßt *Bryonia* den Ausschlag zutage treten und mildert die Symptome. Der Husten ist trocken und schmerzhaft und wird durch Bewegung verschlimmert. Das Kind hat Durst auf große Mengen kaltes Wasser in langen Zeitabständen.

Dulcamara (Bittersüß). Dieses Heilmittel wird oft benötigt, wenn der Krankheitsbeginn auf einen plötzlichen Wechsel zu regnerischem kaltem Wetter hin erfolgt.

Euphrasia (Augentrost). Augen sind lichtempfindlich; es strömen Tränen aus roten geschwollenen Augen und reizen die Wangen. Wäßrige nasale Absonderungen reizen Nase und Oberlippe *nicht.* Rauher Husten; Kind klagt möglicherweise über Kopfschmerzen.

Ferrum phos. (Eisenoxydphosphat). Ein weiteres Heilmittel für die Anfangsstadien. Symptome ähneln denen von *Aconitum.* Kind ist unruhig und ängstlich.

Gelsemium (Gelsemiumwurzel). Kind ist lethargisch; möchte nicht gestört werden. Fröstelt, obwohl es leichtes Fieber hat, klagt über Schmerzen. Hat einen rauhen kruppartigen Husten, Heiserkeit, wäßrige nasale Absonderungen, die Nase und Oberlippe reizen. Heftiges Jucken, wenn der Ausschlag ausbricht.

Kali bichromicum (Kaliumbichromat). Wenn der Ausschlag am vierten und fünften Tag auftritt, fällt das Fieber gewöhnlich, und der Husten ist tagsüber lockerer. Es kann sich eine Laryngitis mit heiserem blechernem Husten entwickeln. Das Unbehagen wird häufig durch Ohrschmerzen und Übelkeit verstärkt. Augen tränen und Augenlider kleben zusammen.

Pulsatilla (Kuhschelle). Symptome ähneln denen von *Kali bichromicum,* sind aber milder. Der Husten ist nachts trocken, tagsüber lockerer. Symptome sind bei Dämmerung schlimmer.

Röteln

Im Gegensatz zu Masern sind Röteln gewöhnlich eine leichte Krankheit. Symptome sind leichtes Fieber, leichte Schmerzen und Empfindlichkeit der Knoten auf der Rückseite des Halses. Das Kind hat möglicherweise Kopfschmerzen und eine laufende Nase. Der Ausschlag erscheint am ersten oder zweiten Tag der Krankheit und dauert nur ein bis drei Tage.

Wir haben eine kleine Gruppe von Heilmitteln für Röteln:

Aconitum (Eisenhut). Symptome treten plötzlich auf; das Kind hat Fieber und ist unruhig. Dieses Heilmittel ist selten nützlich, wenn es nach dem ersten Tag verabreicht wird.

Belladonna (Tollkirsche). Symptome ähneln denen von *Aconitum;* nach dem ersten Tag oder dann verabreichen, wenn *Aconitum* nicht geholfen hat.

Ferrum phos. (Eisenoxydphosphat). Symptome setzen allmählich ein; Fieber, rosarote Flecken auf den Wangen, keine allgemeine Rötung. Das Kind fröstelt und schwitzt häufig, möchte aber den Kopf kühl gehalten haben. Hat einen weichen raschen Puls und ist mäßig durstig.

Pulsatilla (Kuhschelle). Das Kind fühlt sich an der frischen Luft besser. Ist wahrscheinlich ein wenig weinerlich, möchte Gesellschaft und Anteilnahme und ist gereizt, wenn es nicht genug Aufmerksamkeit bekommt.

Eine Schwangere, die keine Röteln gehabt hat und in Kontakt mit einem an Röteln erkrankten Kind steht, sollte einen homöopathischen Arzt aufsuchen, der ihr ein innerliches prophylaktisches Heilmittel verschreibt.

Windpocken

Windpocken sind eine leichte Krankheit, aber gelegentlich kann ein Kind sehr stark daran erkranken. Fieber und Unwohlsein sind leicht; es kommt zu Appetitlosigkeit und Gereiztheit. Mehrere Tage lang erscheinen schubweise rote Flecken auf dem Körper, die sich zu Papeln vergrößern und zu Bläschen umwandeln, die zu Krusten eintrocknen.

Das Jucken kann sehr ärgerlich sein. Die Inkubationszeit beträgt zwei bis drei Wochen nach Ansteckung, länger also als bei den meisten Kinderkrankheiten. Die Krankheit bleibt einige Tage vor Ausbruch bis zu dem Zeitpunkt übertragbar, wo das letzte Bläschen eintrocknet.

Einem Kind mit Windpocken können diese homöopathischen Heilmittel helfen:

Antimonium crudum (schwarzer Spießglanz). Der Patient ist gereizt und möchte nicht berührt, gebadet oder auch nur angesehen werden. Das Kind weist eine weißbelegte Zunge auf.

Antimonium tartaricum (Antimontartrat). Der Patient ist gereizt und weinerlich und möchte Gesellschaft. Die Flecken nehmen die Form großer Bläschen an.

Pulsatilla (Kuhschelle). Ein weinerliches, aber nicht so gereiztes Kind, das trotz des Fiebers keinen Durst hat.

Rhus tox. (Giftraute). Aller Wahrscheinlichkeit nach angezeigt, wenn das Jucken extrem ist. Äußerste geistige und körperliche Unruhe kennzeichnen den Patienten.

Sulphur (Schwefel). Wie bei *Rhus tox.* ist der Ausschlag höchst ärgerlich. Das Kind hat großen Durst und Hunger, nimmt sich aber mehr, als es essen kann.

Mumps

Dies ist eine weitere Kinderkrankheit, die normalerweise leicht ist, bei älteren Kindern und Erwachsenen aber ernst sein kann. Symptome sind schmerzhafte Schwellung am Unterkiefer auf einer oder beiden Seiten und oft Kopfschmerzen.

Die einfache Schwellung von Halsknoten wird häufig fälschlicherweise für Mumps gehalten, aber wenn das Ohrläppchen vorgeschoben ist, handelt es sich wahrscheinlich um Mumps.

Sie können das Unbehagen des Mumps-Patienten mit einem der folgenden homöopathischen Heilmittel lindern:

Apis (Honigbiene). Die Schwellung ist weich und dick, rosafarben und empfindlich. Der Patient hat keinen Durst.

Belladonna (Tollkirsche). Der Patient ist unruhig, hat ein rotes heißes Gesicht und lichtempfindliche Augen. Die Haut fühlt sich zwar brennend an, doch das Kind hat keinen Durst.

Bryonia (weiße Zaunrübe). Harte Schwellung mit Empfindlichkeit. Die leichteste Bewegung schmerzt. Das Kind ist gereizt; die Lippen sind trocken und unter Umständen gesprungen; hat Durst auf große Mengen kalten Wassers.

Ein Erwachsener, der Mumps noch nicht gehabt hat und in Kontakt mit einem daran erkrankten Kind steht, sollte prophylaktisch drei Dosen *Rhus tox.* im Abstand von acht Stunden nehmen.

Scharlach

Scharlachsymptome sind entzündeter Hals, Frösteln, Fieber und Erbrechen. Der Ausschlag ist eine diffuse rosafarbene Rötung, die auf Druck hin blaß wird; dazu kommen beträchtliche Blässe um den Mund und eine erdbeerfarbene Zunge. Der Ausschlag kann den ganzen Körper bedecken; er tritt am zweiten Tag auf und dauert vier bis zehn Tage.

Das Kind ist während der vierundzwanzig Stunden, bevor die Symptome bemerkt werden, und zwei bis drei Wochen danach höchst ansteckend, es sei denn, man hat Penicillin verabreicht.

Im Gegensatz zu den Kinderkrankheiten, die wir besprochen haben, wird Scharlach von der gleichen Art Bakterien verursacht, die auch Streptokokkenhalsentzündung verursachen, und spricht auf Penicillin an.

- Wenn Ihr Kind gegen dieses Medikament allergisch ist oder wenn Sie seine Anwendung für eine Krise vorbehalten möchten, verkürzt *Belladonna*, sofern angezeigt, den Verlauf der Krankheit. Ein Großteil der Scharlachpatienten weist das klassische *Belladonna*-Bild auf: gerötetes Gesicht, Fieber mit Durst, Haut fühlt sich trocken und brennend an, Unruhe, Licht- und Lärmempfindlichkeit. Wer mit einem Scharlachkranken in Kontakt kommt, sollte *Belladonna* in der prophylaktischen Dosis nehmen: drei Tage lang täglich einmal. Absetzen, wenn ungewöhnliche Symptome auftreten, und einen homöopathischen Arzt aufsuchen.

Warzen

Warzen kommen bei älteren Kindern häufig vor. Eine Warze ist eine Wucherung, die erhöht und hart oder weich und fleischig sein kann. Sie erscheint auf Hand, Finger, Zehe, manchmal in Streifen oder in Gruppen im Gesicht.

Warzen werden durch einen Virus hervorgerufen, der durch jeden kleineren Riß in der Haut in den Körper eindringen kann. Dort bewirkt er, daß Hautzellen zu einem kleinen Knoten wachsen.

Es gibt verschiedene homöopathische Heilmittel, die Warzen als hervorstechendes Symptom haben.

Causticum ist für die schmerzende Warze in der Nähe eines Fingernagels oder einer Fingerspitze.

Dulcamara hilft bei der Warze, die hart, glatt und abgeflacht ist.

Derjenige mit einer großen, eingerissenen Warze, der stechende Schmerzen hat, benötigt *Nitricum acidum* (potenziert).

Die weiche fleischige Warze, die auf einem Stiel zu sitzen scheint, ist eine Indikation für *Thuja occidentalis,* das aus dem Lebensbaum gewonnen wird.

Warzen hängen mit einer Schwäche im Immunsystem des Menschen zusammen; daher ist es nicht verwunderlich, daß eine homöopathische Behandlung, die auf die Mobilisierung körperlicher Abwehrkräfte abzieht, denjenigen hilft, die von diesen Verletzungen betroffen sind. Manchmal sind die Ergebnisse so aufsehenerregend, zumindest für Neulinge auf dem Gebiet der Homöopathie, daß wir Homöopathen als »Warzendoktoren« bekannt werden.

Ich erhielt diesen unverdienten Ruf durch die Behandlung von Peter, einem zwölfjährigen Jungen mit einer Warze auf dem rechten Zeigefinger, die geschwollen und entzündet war und ihm jedesmal weh tat, wenn er die Hand gebrauchte. Seine Mutter erzählte mir, daß die Warze erst so aussah, seit ein Arzt versucht hatte, sie durch Vereisen mit flüssigem Stickstoff zu entfernen. Zu diesem Zeitpunkt konnte Peter weder schreiben noch einen Ball werfen. Da die Warze nahe der Fingerspitze saß und schmerzte, verschrieb ich *Causticum.* Peters Mutter rief einige Tage später an. Die Schwellung war zurückgegangen, und die Warze war kleiner. Nach zwei Wochen war die Warze vollständig verschwunden.

Verätzen oder die operative Entfernung von Warzen – einst die Standardbehandlung – verliert nach und nach an Beliebtheit. Wie der Dermatologe Dr. med. Lawton C. Gerlinger aus Centerville, Ohio, es erklärte: »Ich behandle Warzen nicht gern operativ, da Narben bleibend sind und Warzen nicht.«

Enuresis (Bettnässen)
Ein Kind, das Bettnässer ist, macht sehr viele Qualen und Ängste durch, selbst mit den verständnisvollsten Eltern, für die die Situation auch frustrierend ist. Diejenigen, die das Problem untersuchen, finden eine Fülle von Theorien und im Widerspruch stehender Meinungen hinsichtlich der Ursache und Behandlung von Enuresis, dem medizinischen Begriff für Bettnässen. Einige Sachverständige sind der Meinung, daß Bettnässen durch eine organische oder nervöse Störung hervorgerufen wird, während andere entweder strenge Toilettengewohnheiten oder überbesorgte Eltern dafür verantwortlich machen. Hier sind einige allgemein akzeptierte Schlußfolgerungen.

Enuresis wird erst dann zu einem Problem, wenn das Kind ins Schulalter kommt, bei Mädchen gewöhnlich im Alter ab fünf und bei Jungen ab sechs.

Jungen neigen eher zum Bettnässen als Mädchen.

Es gibt einen starken Erbfaktor; in über 50 Prozent der Fälle waren ein oder beide Elternteile Bettnässer.

Bettnässen ist selten ein Zeichen tiefsitzender psychologischer Probleme. Häufiger sind derartige Probleme das Ergebnis elterlicher Reaktionen auf anhaltendes Bettnässen.

Das Kind auszuschimpfen, zu beschämen oder körperlich zu bestrafen hilft kaum und verlängert die Gewohnheit.

Die Homöopathie bietet verschiedene Heilmittel an, die sofern richtig gewählt, viele Fälle von Bettnässen heilen. Wenn Ihr Kind ständiger Bettnässer ist, lassen Sie es von einem Arzt untersuchen, um sich zu vergewissern, daß kein organisches Problem vorliegt. Dann das Heilmittel auswählen, das am genauesten mit allen Symptomen übereinstimmt. Das Mittel nicht mehr so häufig verabreichen, wenn es dem Kind bessergeht; bei völliger Beschwerdefreiheit absetzen.

Belladonna hilft dem Kind, das so fest schläft, daß es nicht aufwachen kann. Das *Belladonna*-Kind ist empfindlich gegen Erschütterung – wenn zum Beispiel jemand gegen das Bett stößt –, gegen Wetterwechsel oder gegen Frösteln; Schwitzen kann bei diesem Kind zum Bettnässen führen. Übrigens gaben Indianer aus der Gegend der Rocky Mountains Kindern, die nachts das Bett naßmachten, kleine Dosen Tollkirsche, aus der *Belladonna* hergestellt wird.

Das Kind, das *Causticum* benötigt, macht das Bett im ersten Schlaf naß; bei trockenem, klarem Wetter geht es ihm schlechter. In verschiedenen Teilen des Körpers hat das Kind ein Schwächegefühl und Krämpfe; jedesmal wenn das Kind hustet, kann Harn herausspritzen.

Equisetum, das aus dem Schachtelhalm hergestellt wird, wurde in der Mitte des 19. Jahrhunderts erprobt. Viele Testpersonen erwähnten Bettnässen. *Equisetum* eignet sich häufig für das Kind, das beim Urinieren träumt oder Alpträume hat.

Kreosotum, das aus einem Buchenholzdestillat gewonnen wird, ist häufig bei dem Kind wirksam, das so fest schläft, daß es nicht aufwachen kann. Das Kind, das *Kreosotum* braucht, träumt vom Urinieren oder hat Alpträume, in denen Feuer vorkommt oder in denen es verfolgt wird.

Pulsatilla nützt dem Kind, das schüchtern, empfindlich, weinerlich und liebevoll ist. Solch ein Kind ist durch plötzlichen Wetterwechsel verstimmt. Dr. Margery Blackie, Ärztin Ihrer Majestät Königin Elizabeth II., sagt, daß sie das Kind, das Bettnässer ist, an einen Chiropraktiker überweist, damit dieser das untere Rückgrat zurechtrückt, und dann *Pulsatilla* verabreicht, wenn die Symptome passen. Dr. Blackie berichtet von einer hohen Erfolgsquote.

Sepia eignet sich für viele Kinder, die das Bett in ihrem ersten Schlaf naßmachen. Dies ist auch ein Symptom von *Causticum,* und daher ist es schwierig, die beiden Heilmittel zu unterscheiden. Im allgemeinen liebt das Kind, das *Sepia* benötigt, aktiven Sport und Tanz und ist empfindlich gegen kalte Luft.

Heilmittel gegen Bettnässen müssen wie jedes andere auch mit Rücksicht auf das Individuum gewählt werden. Vor einiger Zeit kam eine frühere Patientin meines Vorgängers zu mir zur Behandlung. Nach ihrem Termin sagte sie: »Ich weiß nicht mehr, was ich mit meinem Stiefsohn machen soll. Genau wie es bei meiner Tochter der Fall war, macht er das Bett naß. Könnten Sie mir dasselbe Heilmittel geben, das der Doktor ihr verordnet hat?« Als ich im Krankenblatt der Tochter nachsah, stellte ich fest, daß *Equisetum* das Problem gelöst hatte, und da ich unter Zeitdruck stand, gab ich meiner Patientin mehrere Dosen des gleichen Heilmittels. Einige Wochen später berichtete sie, daß ihr Stiefsohn noch immer das Bett naß machte; ich bat sie also, ihn in die Praxis zu bringen. Bei der Untersuchung des Jungen bemerkte ich seine charakteristischen Eigenschaften – sanft, freundlich, häufig den Tränen nahe, spielte gern draußen, verabscheute alle Arten von Fett. Kein Wunder, daß *Equisetum* nicht angeschlagen hatte. Seine Symptome deuteten auf *Pulsatilla,* das sein Bettnässen hinterher heilte.

Auf Anraten ihres Arztes hin haben Eltern die Flüssigkeitsaufnahme des Kindes nach dem Abendessen eingeschränkt, es nachts aus dem Bett gehoben, damit es im Bad urinieren konnte, bestimmte Nahrungsmittel wie Milch, Schokolade und Colagetränke aus dem Speiseplan gestrichen.

Laut des Verfassers eines Artikels in einem kinderärztlichen Journal ist keine spezifische Therapie – keine außer Beruhigung und gemeinsamer Beratung – erfolgreich gewesen.

Viele Ärzte behandeln Bettnässer mit Medikamenten, wovon das beliebteste Imipraminhydrochlorid ist, ein Antidepressivum, das, wie man vermutet, durch Kontrolle der zu den Blasenmuskeln führenden Nerven die Blase an der Ausschüttung hindert. Wie auch die Funktion sein mag, die Ergebnisse sind fragwürdig. Zwei Kinderärzten, die ihren Befund auf 2000 Fälle stützen, zufolge: »Kinder haben auf Imipramin nicht gut angesprochen.« Die häufigsten Nebenwirkungen von Medikamenten dieser Art sind Nervosität, Schlafstörungen und leichte gastrointestinale Störungen. Zu den weniger häufigen Nebenwirkungen gehören Verstopfung, Krämpfe, Angst, emotionelle Instabilität, Ohnmacht und Kollaps. Das *Physician's Desk Reference* warnt, daß »eine Überdosis in beliebiger Menge als ernst und eventuell tödlich anzusehen ist«.

Furcht und Angst

Nicht jede Furcht von Kindern sitzt so tief, daß professionelle Hilfe notwendig ist. Ihr Kind ist vielleicht durch ein unerwartetes Ereignis emotionell verstimmt – ein Spielkamerad, der wegzieht, die Gefahr eines neuen Babys in der Familie, ein Tadel von einem Lieblingslehrer.

Manchmal kann plötzlicher Ärger eine Magenverstimmung oder eine andere geringfügige Verdauungsstörung bei einem Kind auslösen. Eines Tages stürmte unsere Enkelin Kathy, damals acht, von der Schule heim. »Ein Mädchen hat mein Federmäppchen gestohlen!« Beim Essen aß sie ohne großen Appetit und klagte später über Magenweh.

- Wir gaben ihr eine Dosis *Nux vomica,* das ihre Gedanken wie auch ihren Magen wieder »in die Reihe brachte«.
- Wenn ein Kind durch eine akute Gemütsverstimmung bekümmert ist oder Angst hat oder sich fürchtet, hilft *Ignatia.*

David, elf Jahre alt, der sich danach sehnte, in der Fußballmannschaft seiner Schule zu spielen, war am Boden zerstört als er erfuhr, daß man ihn nicht gewählt hatte. Als seine Mutter mir erzählte, daß David seit Tagen niedergeschlagen war, empfahl ich ihr, ihm eine Dosis *Ignatia zu* geben. Bald darauf vergaß er seine Enttäuschung und fand, daß seine leichtathletischen Fähigkeiten besser auszubauen waren.

Es ist tröstend, diese beiden Selbsthilfemittel zu haben, die dem Kind mit plötzlicher Gemütsverstimmung Erleichterung verschaffen können.

Diese akuten Heilmittel *nicht* bei jeder momentanen gedrückten Stimmung verabreichen, sondern sie für den Zeitpunkt aufbewahren, wenn Ihr Kind durch ein Ereignis überwältigt ist.

Dies ist auch ein Gebiet, auf dem der homöopathische Arzt mit konstitutionellem Verordnen eine große Hilfe sein kann. Der Homöopath betrachtet den Patienten als Individuum und trennt geistige Symptome nicht von den körperlichen; alle werden als Teil des Gesamtausdrucks der Störungen angesehen, und alle werden bei der Wahl eines konstitutionellen Heilmittels in Betracht gezogen.

- ÜBER ERSTE HILFE HINAUS: Wenn Sie irgendeine Änderung im Verhalten Ihres Kindes feststellen, die wiederholt auftritt oder über einen beliebigen Zeitraum hinweg andauert, kann dies ein chronisches seelisches Problem signalisieren. Setzen Sie sich mit Ihrem Arzt in Verbindung.

Der Jugendliche

Die Adoleszenz, die Zeit des Heranwachsens, ist belastend, aufregend, enttäuschend ... Wenn Sie Eltern eines Teenagers sind, hängt Ihre Wahl des Adjektivs davon ab, an welchem Tag – oder zu welcher Stunde – Sie sich dies durch den Kopf gehen lassen. Jeder Jugendliche ist anders, doch die körperlichen Veränderungen, die jeder durchmacht, bewirken ähnliche Verhaltensweisen. Mädchen begrüßen die Menstruation vielleicht als greifbares Zeichen dafür, eine Frau zu werden, können aber dennoch über relativ unbedeutende Symptome bedrückt sein. Akne ist ein ständiger Kummer. Mononucleosis kann das Schul- und Privatleben zum Stehen bringen, und Probleme seelischer Art treten während des Heranwachsens häufig auf.

Einige dieser Dinge erfordern die Dienste eines homöopathischen Arztes. Andere Situationen können Sie mit einem sorgfältig gewählten homöopathischen Heilmittel und gesundem Menschenverstand selbst in den Griff bekommen.

Menstruation

Die meisten Mädchen haben während ihrer Periode nur kleinste Beschwerden – dumpfe Kopfschmerzen, ziehende Rückenschmerzen, Krämpfe am ersten oder zweiten Tag. Viele fühlen sich einige Tage vor und am ersten Tag der Periode niedergeschlagen. Einige dieser Beschwerden kommen durch physiologische Veränderungen – Muskelkontraktionen des Uterus und Veränderungen in der Hormonausscheidung –, doch sehr viel hat die Einstellung zur Menstruation damit zu tun. Ein Gynäkologe hat einmal gesagt: »Wenn eine Mutter schmerzhafte Menses durchgemacht hat, wird das auch bei der Tochter der Fall sein.«

Wenn Sie sich daher mit Ihrer Tochter über die Menstruation unterhalten, betonen Sie, daß es eine normale gesunde Funktion ist. Wenn sie hin und wieder über Schmerzen klagt, ist die einfachste Lösung, ihr Unwohlsein zu erleichtern, die, ihr das richtig gewählte homöopathische Heilmittel zu geben.

Das Hauptsymptom für *Magnesia phosphorica* ist »Erleichterung durch Wärme«, häufig der Fall bei menstruellen Krämpfen. In solch einem Fall zehn *Magnesia phos.*-Tabletten in einer Tasse heißem Wasser auflösen und alle paar Minuten während eines Krampfes nippen. Akute starke Schmerzen dieser Art sprechen eher auf die wiederholte Dosis an.

Gelegentlich wird ein Mädchen sich zusammenkrümmen und zur Linderung der Krämpfe ein Kissen oder ein Buch in den Bauch drücken. Ihr hilft wahrscheinlich *Colocynthis,* bei dessen Erprobungen sich das Symptom »Erleichterung durch harten Druck« herauskristallisiert hat. *Colocynthis* ist ebenfalls angezeigt bei brennenden Schmerzen in der Eierstockgegend und Unruhe.

Einmal jammerte meine Tochter Della über Menstruationsschmerzen. Ich versuchte, ihr zu helfen, aber sie war ungeduldig und schnippisch. Plötzlich erkannte ich – sie braucht *Chamomilla.* Dies ist ein Heilmittel für Patienten, die während der Schmerzen übellaunig und »unmöglich« sind. Nachdem Della eine Dosis *Chamomilla* erhalten hatte, verschwanden die Schmerzen und damit ihre schlechte Laune.

Belladonna ist das Heilmittel für reißende Schmerzen, bei denen man das Gefühl hat, als versuchte der Uterus herauszukommen. Die Schmerzen kommen und gehen plötzlich, und die Betreffende stößt leuchtend rotes Blut aus. Ein junger weiblicher Gast des Hauses hatte einmal schwere Krämpfe. Als sie sagte: »Ich habe das Gefühl, daß alles herauskommt«, wußte ich, daß sie *Belladonna* benötigte. Dieses Heilmittel verschaffte ihr sofortige Erleichterung.

Apis, ein Heilmittel, das wir mit Insektenbissen und -stichen in Verbindung bringen, hilft der Patientin, die stechende Schmerzen in der Eierstockgegend hat. Symptome sind: heftige reißende Schmerzen, als läge man in den Wehen; spärlicher, dunkler, blutiger Schleim; spärlicher dunkler Urin.

Pulsatilla ist eines der Hauptheilmittel bei verzögerten und unterdrückten Menses, vorausgesetzt, die junge Frau ist nicht schwanger. Ich gab einmal einem jungen Mädchen *Pulsatilla,* das seine Regel nicht bekommen hatte, aber darauf beharrte, daß es nicht schwanger sein könne. Als ihre Periode auch im folgenden Monat nicht einsetzte, ließ ich einen Labortest machen, und das Mädchen war schwanger. Bei einem derartigen Anlaß bin ich dankbar, daß ein homöopathisches Heilmittel, selbst wenn es nicht erforderlich ist, keine ernsten Nebenwirkungen verursacht.

- PRAKTISCHE MASSNAHMEN: Ein Heizkissen oder eine Wärmflasche auf den Bauch legen.

Yogaübungen können bei der Linderung menstruellen Unwohlseins helfen. Zwerchfellatmung, die bei der Vorbereitung auf die Geburt angewendet wird, eignet sich gut, um bei muskulären Belastungen jeglicher Art Erleichterung zu verschaffen. Weitere Übungen sind die »Rückenstreckung« und ein halber Schulterstand, bei dem der Druck von der Gebärmutter genommen wird. Übungen dieser Art finden Sie in jedem guten Yogabuch erklärt.

Zusätzlich zu einer gut ausgewogenen Ernährung helfen einer oder mehrere der folgenden Ergänzungsstoffe und Vitamine: Bierhefe ist gewöhnlich ein guter Zusatz. Mit einem halben Teelöffel pro Tag beginnen, die Dosis allmählich auf zwei bis drei Eßlöffel pro Tag erhöhen. Zuviel Hefe am Anfang kann wegen übermäßiger Bildung von Darmgasen Unbehagen verursachen.

Vitamin E schützt Gewebe und reduziert offensichtlich den Sauerstoffbedarf. 800 Einheiten pro Tag zu sich nehmen; drei Tage vor der erwarteten Periode damit beginnen.

Calciumlaktat oder Knochenmehl hilft bei schmerzhaften Muskelleiden; eine Knochenmehlkapsel enthält Phosphor, das für das normale Skelettwachstum und die Knochenerhaltung unbedingt erforderlich ist. Sechs Tabletten oder Kapseln nehmen.

Riementang, eine Meerespflanze mit hohem Jodgehalt, hilft der Schilddrüse. Mit einer Unterfunktion der Schilddrüse in Zusammenhang stehende Leiden scheinen häufig von Menstruationsbeschwerden begleitet zu sein. Während des Monats mindestens drei Riementangtabletten täglich nehmen.

- Über Erste Hilfe hinaus: Wenn starke Schmerzen trotz Selbsthilfemaßnahmen anhalten, können physiologische Schwierigkeiten – eine abgeknickte Gebärmutter, Adhäsionen oder ein Geburtsfehler – die Ursache sein. Falls dem so ist, ist vielleicht ein operativer Eingriff notwendig. Ihr homöopathischer Arzt ist in der Lage, die postoperative Genesung durch eine Reihe sorgfältig ausgewählter Heilmittel zu erleichtern.

Akne

Bei vielen Teenagern tritt Akne in irgendeiner Form auf. Akne ist eine Entzündung der Talgdrüsen, die direkt unter der Oberfläche der Haut sitzen, besonders der des Gesichts, des oberen Rückens und der Brust.

In der Pubertät, wenn die Drüsentätigkeit zunimmt, vergrößern sich die Talgdrüsen und beginnen eine größere Menge des Hautgleitmittels Sebum abzusondern. Wenn die Drüsenkanäle sich verstopfen, sammelt sich das Sebum und die Drüsen schwellen an, bis sie reißen. Laut einiger Sachverständiger reizt das Sebum die Haut in der Umgebung, und als Folge entsteht ein Pickel. Dies ist der Beginn entzündlicher Akne.

Bevor wir darüber sprechen, was die Homöopathie bei Akne bewirken kann, lassen Sie mich erklären, wie der Homöopath zur Behandlung von Hautleiden im allgemeinen steht. Ein Hautleiden ist oft ein Zeichen, daß der Abwehrmechanismus des Körpers arbeitet. Homöopathen haben beobachtet, daß Leiden von außen nach innen schreiten, von den weniger wichtigen Organen zu den wichtigeren, während eine Krankheit schlimmer wird. Umgekehrt schreitet die Heilung von innen nach außen fort; die Störung geht von selbst zurück, und zwar dadurch, daß sie sich von einem wichtigeren Organ zu einem unwichtigeren Organ verlagert. Wir werden Leiden daher in der umgekehrten Form los, in der wir sie uns zuziehen. Beispielsweise rief mich eine von Hepatitis genesende Patientin an, um mir mitzuteilen, daß sie auf den Oberschenkeln einen Hautausschlag bekommen hatte. »Was soll ich tun?«

»Tun Sie nichts«, sagte ich. »Dies zeigt, daß wir auf der richtigen Spur sind!« Der Heilungsprozeß folgte dem umgekehrten Muster des Krankheitsprozesses, d. h., er bewegte sich von innen nach außen, von der Leber zur Haut, also der ordnungsgemäßen Richtung homöopathischer Heilung entsprechend. Daher wollen wir auf ein Hautproblem nicht immer störend einwirken.

Eine homöopathische Behandlung kann der Akne allerdings zugute kommen. Ein konstitutionelles Heilmittel hilft normalerweise bei Akne, doch wenn ich dies nicht bestimmen kann, gebe ich manchmal *Kali bromatum,* das sich bei der Behandlung von Akne als wirksam erwiesen hat. Wenn Ihr Teenager neben juckender Akne während des Schlafs unruhig ist und unangenehme Träume hat, sind dies weitere Indikationen für *Kali brom.*

Sulphur ist ein gutes Heilmittel für den Teenager mit chronischer Akne, die durch rauhe harte Haut charakterisiert wird, die durch Waschen schlechter wird. Dieselbe Person hat oft warmes Blut, schwitzt stark und leidet an Verstopfung.

Antimonium tartaricum hat häufig hartnäckige Aknefälle geklärt, bei denen es zu reichlicher Bildung von Pickeln und Bläschen kommt.

Hepar sulphuris unterdrückt schmerzende Geschwüre mit Eiterbildung oder bringt sie rasch zum Durchbruch.

PRAKTISCHE MASSNAHMEN:

1. Das Gesicht mit einem weichen Hautbürstchen oder einem Baumwollwaschlappen waschen; den Waschlappen bei jedem Waschen wechseln. Reine Olivenölseife (keine medizinische Seife) verwenden; gut abspülen. Die Haut mit *Zaubernuß* abtupfen, die leicht adstringierende Wirkung hat.
2. Schokolade, gesalzene Nüsse und andere fetthaltige Nahrungsmittel aus dem Speiseplan streichen. Vorbehandelte Nahrungsmittel, Fertiggerichte, Fertigsnacks und sämtliche Nahrungsmittel mit Zusätzen und Konservierungsstoffen vermeiden.
3. 30 mg Zinkglukonat täglich zu sich nehmen. Viele Patienten haben von beträchtlicher Besserung berichtet, nachdem sie mit der Einnahme dieses Zusatzes begonnen haben.

Die gegenwärtige ärztliche Auffassung ist die, daß sich Ernährung nicht auf Akne auswirkt. In einem kürzlich erschienenen Zeitungsartikel sagt Dr. Sidney Hurwitz, klinischer Professor an der *Yale University School of Medicine,* daß er sich geirrt habe, Aknepatienten nahezulegen, um Schokolade und Kartoffelchips einen Bogen zu machen.

Dr. med. Gustave H. Hoehn, Autor von *Acne Can Be Cured,* stimmt nicht zu. »Ernährung ist die Antwort auf das Akneproblem«, sagt Hoehn. Der übliche Bestandteil der einheimischen Ernährung von Italienern, Koreanern, Japanern und Eskimos sind dünne Öle – Olivenöl, Fischöl, Erdnußöl, Pflanzenöl –, während die Amerikaner beispielsweise schwerere Fette essen, wie man sie in Milch, Käse und Eiscreme findet, in Schinkenspeck, Schinken und Schweinefleisch sowie in dem bei vielen fritierten Speisen verwendeten Schweineschmalz. Hoehn weist darauf hin, daß Italiener in ihrem Heimatland eine herrliche Haut haben, ebenso wie Koreaner, Japaner und Eskimos. Wenn Angehörige dieser Völker jedoch in die Vereinigten Staaten ziehen, bekommen ihre Nachfahren Akne wie andere Amerikaner.

Paavo Airola hebt in seinem Buch *How to Get Well* ebenfalls den Zusammenhang zwischen Ernährung und jugendlicher Akne hervor.

»Tierisches Eiweiß einschließlich Milch meiden ... tierische Fette ... sämtliche Süßigkeiten, Schokolade ... nichtalkoholische Getränke, Eiscreme und alles, was mit Zucker und Mehl zubereitet ist.«

Ich habe viele Patienten mit Akne gehabt, und ich bin überzeugt, daß eine richtige Ernährung für eine gute Haut wichtig ist. Bei vielen Teenagern hat sich die Akne allein durch Meiden von Milch und Schokolade gebessert.

Mädchen stehen denselben Problemen gegenüber wie Jungen, mit der Ausnahme, daß es ihnen gesellschaftlich zugebilligt wird, Hautunreinheiten mit Make-up zu verdecken. Unlängst sagte Phyllis, eine junge, in der Kosmetikforschung arbeitende Chemikerin: »Ich würde nichts von dem Zeug verwenden, mit dem ich arbeite.« Phyllis ist der gleichen Auffassung wie wir Homöopathen: eher mit dem Körper, als gegen ihn zu arbeiten. Wenn die Haut trocken ist, lieber die

Ursache herausfinden, statt Creme daraufschmieren. Wenn die Haut fett ist, braucht sie mehr als nur Zaubernuß. Mädchen finden in Büchern über Naturkosmetik viele Anregungen und Rezepte für selbstgemachte Kosmetika, die eine gute Ergänzung Ihrer Bemühungen um gesunde Ernährung darstellen.

Warnende Anmerkungen. Einem Mädchen mit schwerer Akne verschreiben Dermatologen manchmal die Antibabypille, die das weibliche Hormon Östrogen enthält und die Sebumproduktion einschränkt. Diese Funktion beeinträchtigt das hormonelle Gleichgewicht des Körpers, eine gefährliche und unterdrückende Störung. Die Nebenwirkungen der Pille reichen von Übelkeit, Erbrechen und Gewichtszunahme bis zu anhaltenden Kopfschmerzen, Depressionen, verschlechterter Leberfunktion und Blutgerinnsel. Für eine bessere Haut scheint dies ein hoher Preis für ein Mädchen.

Bei mäßiger und schwerer Akne sieht die Standardbehandlung orale Antibiotika vor. Nach Dr. W. J. Cunliffe und Dr. J. A. Cotterill, Autoren von *The Acnes,* ist das »ausgewählte Medikament« Tetracyclin. Wenn dieses Medikament nicht hilft, empfehlen die Ärzte drei weitere Antibiotika, darunter Clindamycin. Wenn der Patient darauf immer noch nicht anspricht, schlagen die Autoren einen »dreigezackten« Angriff vor, nämlich ein orales Antibiotikum zusammen mit lokaler Behandlung und Röntgentherapie.

Wenn ein Dermatologe eine antibiotische Therapie für Ihren Teenager vorschlägt, sollten Sie die Nebenwirkungen in Betracht ziehen. Symptome wie Magenschmerzen, Erbrechen und Durchfall kommen bei Tetracyclin laut der oben erwähnten Autoren häufiger vor als bei den meisten anderen oral verabreichten Antibiotika. Wenn der Patient ein Mädchen ist, ist angesichts der großen Häufigkeit von Teenagerschwangerschaften eine weit störendere Nebenwirkung die, daß Tetracyclin die Zähne ungeborener Kinder bleibend schädigen und sogar die Zahnschmelzbildung beeinträchtigen kann.

Clindamycin kann geschwürige Kolitis hervorrufen. Ich erfuhr dies aus erster Hand von einer Patientin, einer jungen Frau namens Lee, die ständig einen entzündeten Hals hatte. Lee, eine geschäftige Chefsekretärin, wurde ungehalten über die homöopathische Behandlung und konsultierte einen Halsspezialisten, der Clindamycin verschrieb. Ihr entzündeter Hals besserte sich leicht, doch während dieses Prozesses bekam sie Kolitis, die neben anderen unangenehmen Symptomen zu häufigen blutigen Stuhlausscheidungen führt. Schwere Kolitis kann tödlich sein. Lee und ich arbeiteten Monate, um die Folgen des Antibiotikums zu überwinden.

Chloramphenicol, ein weiteres bei Akne angewendetes Antibiotikum, hat in einer beträchtlichen Anzahl von Fällen zu vermindertem Knochenmark geführt. Das Knochenmark ist nicht mehr in der Lage, die weißen Blutkörperchen zu produzieren, die zur Bekämpfung von Infektionen notwendig sind, und es kann zu einer überwältigenden Infektion kommen.

Akne kann für einen Teenager sehr lästig sein, aber keine noch so großen Seelenqualen können die Anwendung von Medikamenten mit derart schädlicher Wirkung rechtfertigen.

Wenn ein Antibiotikum die Zähne des Ungeborenen schädigen kann, geht seine Wirkung tiefer als »unter die Haut«. In der medizinischen Literatur gibt es eine Fallstudie über ein sechzehnjähriges Mädchen, bei dem während einer Langzeittherapie mit Tetracyclin gegen Akne eine bösartige Wucherung auftrat. Das kommt selten vor; es ist jedoch ein Fall, den man nicht als erledigt betrachten kann.

Im allgemeinen hüten sich Homöopathen vor der Behandlung von Hautleiden per se. Wenn wir Akne haben und eine Salbe auftragen oder ein orales Antibiotikum nehmen, haben wir die Störung unterdrückt, und die Krankheit schreitet nach innen weiter.

Es scheint mehr als Zufall, daß sehr viele Menschen mit Asthma in ihrer Jugend Ekzeme hatten, die man mit unterdrückenden Salben behandelte.

In diesem Fall ist die Krankheit von außen nach innen geschritten, von einer unwichtigeren Stelle, der Haut, zu einer wichtigeren, dem Atemsystem.

Verbesserte Ernährung und hygienische Hautpflege, zusammen mit einem konstitutionellen homöopathischen Heilmittel oder einem akuten Heilmittel, mindern die Akne, ohne die Gesundheit des Jugendlichen zu gefährden.

Mononucleosis

Mononucleosis oder »Mono« – auch als die »Kußkrankheit« bekannt – kommt bei jungen Leuten häufig vor. Symptome sind grippeartige Unpäßlichkeit, Frösteln, Müdigkeit und Kopfschmerzen, gefolgt von hohem Fieber, entzündetem Hals, geschwollenen Lymphknoten. Nahezu jedes Organ kann in Mitleidenschaft gezogen werden.

Mononucleosis ist eine Infektion des Lymphsystems, die zwei Wochen bis zwei Monate dauert. Die Krankheit ist übertragbar von kurz vor dem Zeitpunkt an, wo die Symptome erscheinen, bis zu dem Zeitpunkt, wo Fieber und Halsentzündung abgeklungen sind. Um andere nicht anzustecken, sollte der Patient wie bei einer Erkältung Papiertaschentücher verwenden und sich nach Husten oder Naseputzen die Hände waschen.

- Bei Mononucleosis ist häufig ein homöopathisches Heilmittel angezeigt, *Cistus canadensis* (kanadisches Felsenröschen).

Andy, einem Collegestudenten, der schon als Kind mein Patient gewesen ist, half es neulich, doch erst nachdem er einige durch allopathische Medikamente verursachte Unannehmlichkeiten hinter sich gebracht hatte. Hier ist Andys Erlebnis aus seiner Sicht: Er hatte eine schlimme Halsentzündung, ging zum studentischen Ärztedienst und bekam Ampicillin, ein Antibiotikum. Auf seinem ganzen Körper brach ein juckender Ausschlag aus. Seine Füße schwollen derart an, daß er keine Pantoffeln anziehen und nur mit Mühe zum Bad gehen konnte. Er ging erneut zum Arzt, der ihm zur Linderung des Juckreizes Benadryl verabreichte, ein Antihistaminikum. Nun hatten sich bei Andy grippeartige Symptome eingestellt, die der Arzt als Mono diagnostizierte und ihm folglich Prednison gab, ein Steroid. Jetzt war es für Andy an der Zeit, mit der Einnahme von Medikamenten aufzuhören und mich telefonisch um Rat zu fragen.

Ich schickte ihm ein homöopathisches Ampicillinpräparat, das er als Gegenmittel nehmen sollte, gefolgt von einer Dosis *Cistus* drei Tage später. Wegen der erwiesenen Tatsache, daß »ein Medikament das, was es verursacht, in angemessener Dosierung heilen kann«, wissen wir, daß homöopathisch aufbereitetes Ampicillin den Abwehrmechanismus dazu bringen kann, die Restwirkung des Antibiotikums einzudämmen, und somit dem Organismus hilft, die Leiden zu überwinden, mit denen eine zu große Beanspruchung von Medikamenten einherging.

Ich schränkte auch seine Ernährung ein. Da bei Mono die Leber beteiligt sein kann, hat es keinen Sinn, sie mit schwerem Essen zu belasten. »Iß erst etwas, wenn du wirklich Hunger hast«, sagte ich, »und fang dann mit Joghurt und Obst an.« Einige Tage später berichtete Andy, daß Ausschlag und Schwellung allmählich zurückgingen und daß er sich prima fühlte. Wenn der Mono-Patient ein Völlegefühl und Unbehagen empfindet, kann die Milz vergrößert sein. Suchen Sie Ihren Arzt auf, der wahrscheinlich raten wird, auf Sport zu verzichten, um Komplikationen der Leber und der Milz zu verhindern.

Gefühle
Für einen Jugendlichen ist es nicht wünschenswert, bei jeder Gemütsverstimmung Medikamente zu nehmen, selbst homöopathische nicht. Manchmal allerdings reagiert der Jugendliche übermäßig stark auf einen Rückschlag, beispielsweise das Ende einer Freundschaft oder die Niederlage bei einer Schulwahl; der junge Mensch grämt sich länger, als gerechtfertigt ist, oder empfindet tiefe Scham oder ein anderes negatives Gefühl.

In solch einem Moment ist es tröstlich, dem Patienten ein homöopathisches Heilmittel geben zu können, um ihn von seinem Kummer zu befreien, statt auf Standardmedikamente, Tranquilizer und Antidepressiva zurückzugreifen, die die Gefühle abtöten und unangenehme Nebenwirkungen verursachen. Das richtig gewählte homöopathische Heilmittel hilft dem Teenager, wieder ein Gefühl der Harmonie zu bekommen.

Eine Patientin machte sich Sorgen über ihre siebzehnjährige Tochter. Die junge Frau hatte einen Monat zuvor mit ihrem Freund Schluß gemacht und war seitdem niedergeschlagen. »Sie ist die ganze Zeit verstimmt«, sagte ihre Mutter. »Sie seufzt ständig – nichts paßt ihr.« Ich schlug ihr vor, ihrer Tochter eine Dosis *Ignatia zu* geben.

- James Tyler Kent, dessen *Repertory* für jeden Homöopathen ein »Muß« ist, beschreibt *Ignatia* als »nützlich bei dem Leiden, das durch unangebrachte Gemütsbewegungen und Ärger entsteht«.

Dies erwies sich bei dieser jungen Frau als zutreffend. Eine Woche später rief ihre Mutter an und erzählte mir, daß das Mädchen sich gefangen hatte. »Ich weiß nicht, was ich je in ihm gesehen habe«, sagte sie ihrer Mutter.

- *Pulsatilla* ist ein Heilmittel, das häufig für junge Frauen empfohlen wird. Kent beschreibt die Pulsatilla-Patientin als leicht in Tränen, nervös, kribbelig, wankelmütig, leicht überredet und nach Sympathie heischend; sie fröstelt, fühlt sich aber im Freien wohler, und mag keine warmen Räume.

Diese Beschreibung paßte auf meine vierzehnjährige Patientin Marcella, bei der die Periode noch nicht eingesetzt hatte und die in den letzten Monaten äußerst launisch geworden war. Sie hatte viele Pulsatilla-Charakteristika einschließlich Ekel vor fettem Essen und warmen Räumen und einen sehr herzlichen Charakter. Ich gab ihr *Pulsatilla,* und als sie drei Monate später wiederkam, schien sie ein anderes Mädchen zu sein; sie war vergnügt und berichtete fröhlich, daß ihre Periode begonnen hätte.

Eine Mutter machte sich Sorgen über die Zornesausbrüche ihres fünfzehnjährigen Jungen. Der Junge kam zu mir in die Praxis, scheinbar wegen eines verletzten Knies, und ich verbrachte eine Stunde mit ihm, wobei ich seine Symptome kennenlernte. Mit Ausnahme von Leichtathletik war er in der Schule ziemlich schlecht. Er verlangte nach Zucker und Stärke, durch die er häufig Magenschmerzen bekam, hatte Verstopfung und beim Aufwachen einen schlechten Geschmack im Mund. Sein unkontrollierbarer Zorn war sein größtes Problem. Die harmloseste Bemerkung konnte ihn in Wut versetzen. Manchmal war er so zornig, daß er weinte, was ihn verwirrte und noch mehr ärgerte.

Ich gab ihm *Nux vomica* in hoher Potenz, und nach einer Woche erfuhr ich, daß er sich »beruhigt habe«.

- Wenn Ihr Teenager an Nebenwirkungen durch Ärger leidet, hilft *Nux* in niedriger Potenz.

Ein anderer Patient, ein sechzehnjähriger Junge namens Bob, war seit Wochen unglücklich und am Grübeln, nachdem er eine Klassenwahl verloren hatte. »Er glaubt, die Wahl sei manipuliert gewesen«, sagte seine Mutter. »Er schläft nicht gut, hat keinen Appetit. Er ist so stolz«, fuhr sie fort. »Er will nicht zugeben, daß er verletzt ist, und haßt es, wenn jemand mitfühlt.«

- Ich riet ihr, ihm *Natrium muriaticum* zu geben, ein Heilmittel, das häufig diese Persönlichkeitszüge entfaltet.

Als Bobs Mutter einige Zeit später zu einer Routineuntersuchung kam, fragte ich sie, ob Bob sich von seiner Enttäuschung erholt habe. »O ja«, sagte sie, »bald nachdem ich ihm das Heilmittel gegeben hatte, vergaß er das Ganze.«

- ÜBER ERSTE HILFE HINAUS: Ein Jugendlicher mit einem ernsten seelischen Problem spricht auf ein homöopathisches Selbsthilfemittel wahrscheinlich nicht an. In solch einem Fall ärztliche Hilfe suchen.

Heilmittel für Ihr heranwachsendes Kind

- DOSIS: Zwei Tabletten drei- oder viermal täglich – oder bei starken Schmerzen alle 30 bis 60 Minuten.
  Mittel weniger häufig verabreichen, sobald der Patient sich besser fühlt; Absetzen des Mittels bei völliger Beschwerdefreiheit.

Heilmittel	Besondere Indikationen
Aconitum Bei Krupp	Anfangsstadien Husten trocken, heiser und bellend Laute, mühsame Atmung
Bei Masern (Sieben-Tage-Masern)	
Bei Masern (Drei-Tage-Masern)	Nützlich am ersten Tag; selten später wirksam
Aloe vera Bei Verbrennungen	Schmerzen Zur Förderung der Heilung
Antimonium crudum Bei Windpocken	
Antimonium tartaricum Bei Akne	Pickelbildung
Bei Windpocken	Große Bläschen
Apis Bei Menstruationsstörungen	Stechende Schmerzen in der Eierstockgegend Heftige reißende Schmerzen, als läge man in den Wehen Spärlicher, dunkler blutiger Schleim Menses spät, klopfende Kopfschmerzen Wundsein
Bei Mumps	Schwellung: weich, rosa, dick und empfindlich
Bei Mandelentzündung	Stechende Schmerzen Rosafarbene, geschwollene Mandeln Geschwüre auf Mandeln, weißliche Absonderungen

Richtsymptome	Schlechter durch	Besser durch
Angst Furcht Fieber Augen wäßrig, lichtempfindlich Unruhe	Abend und Nacht Nach Mitternacht Warmer Raum Aufstehen aus dem Bett	Frische Luft
Verdrießlich Gereizt Abneigung gegen Baden Abneigung gegen Angesehenwerden Abneigung gegen Berührung Weißbelegte Zunge	Abend Kaltes Baden Hitze	Frische Luft Während Ruhe
Wünscht Gesellschaft Schläfrig Gereizt Schwitzt Weinerlich	Abend Feuchtkaltes Wetter Alle sauren Speisen Milch Wärme	Aufsitzen
Kein Durst Abneigung gegen Berührtwerden Spärlicher dunkler Urin	Rechte Seite Spätnachmittag Nach Schlaf Hitze Druck Geschlossener und geheizter Raum Berührung	Kaltes Baden Frische Luft Bloßliegen Kalte Packungen

Heilmittel	Besondere Indikationen
Arnica Bei Verletzungen	Schmerzen Durch Verletzung verursachte Blutung Quetschverletzungen von Weichgeweben Verletzungen durch Schläge, Stürze oder stumpfe Gegenstände Riß-, Schnittwunden Schwellung Verletzungsschock oder -trauma
Arnica-Lösung (Äußerlich zur Massage oder als Kompresse nur, wenn die Haut nicht verletzt ist)	Schmerzen und Schwellungen von Quetschungen, Verstauchungen, Zerrungen
Baryta carbonica Bei Mandelentzündung	Einsetzen nach kurzem Aufenthalt in Kälte oder Wind Leichte Fälle Mandelentzündung durch nahezu jede Erkältung Stechende und brennende Schmerzen beim Schlucken; schlimmer bei leerem Schlucken Mandeln wegen wiederholter Entzündungen chronisch vergrößert
Belladonna Bei Bettnässen	Schläft so fest, kann nicht aufwachen
Bei Masern (Sieben-Tage-Masern)	
Bei Masern (Drei-Tage-Masern)	Nach *Aconitum,* wenn keine Besserung eintritt
Bei Menstruations-störungen	Menses leuchtend rot Menses zu früh Menses zu heftig Reißende Schmerzen, als würde der Uterus versuchen herauszukommen Schmerzen kommen und gehen plötzlich
Bei Mumps	

Richtsymptome	Schlechter durch	Besser durch
	Leichte Berührung Ruhe Hitze	Kopf gesenkt halten
Erkältung geht leicht in Mandelentzündung über Schüchtern	Liegen auf der schmerzenden Seite Denken an Symptome Waschen	Spazierengehen in frischer Luft
Kein Durst Unruhig Schläfrig, kann aber nicht schlafen Licht- und lärmempfindlich Haut fühlt sich brennend und heiß an	Nachmittag Berührung Bewegung Lärm Erschütterung Licht Hinlegen	Aufsitzen Stehen

Heilmittel	Besondere Indikationen
Belladonna Bei Scharlach	Verkürzt die Krankheit und lindert Unbehagen, wenn Symptome passen Als Prophylaktikum, wenn in Kontakt mit Scharlachkranken
Bei Mandelentzündung	Plötzliches und heftiges Eintreten Geschwollene, leuchtend rote Mandeln Hals fühlt sich zusammengeschnürt an Gefühl eines Kloßes in der Kehle
Bryonia Bei Masern (Sieben-Tage-Masern)	Ausschlag erscheint nicht oder kommt und geht Statt eines Ausschlags kann es zu Bronchitis oder Lungenentzündung kommen
Bei Mumps	Harte Schwellung mit Empfindlichkeit
Calcarea phosphorica Bei Mandelentzündung	Mandeln blaß und schlaff Mandeln chronisch vergrößert Hörfähigkeit verschlechtert
Calendula-Lösung (ein halber Teelöffel Sucus auf eine Tasse Wasser) Bei Verletzungen	Äußerlich auf die verletzte Haut aufgetragen zum: Reinigen Heilen Kontrollieren von Blutungen Schmerzlindern
Cantharis Bei Verbrennungen	Schmerzen Wundsein und Empfindlichkeit Zur Verhinderung von Infektionen
Causticum Bei Bettnässen	Nachts während des ersten Schlafs Durch geringste Anstrengung Urin spritzt heraus, wenn Patient hustet, niest
Bei Verbrennungen	Schmerzen Nebenwirkungen von Verbrennungen Alte Verbrennungen, die nicht gut heilen

Richtsymptome	Schlechter durch	Besser durch
Husten trocken und hart mit ziehenden Schmerzen Schläfrig Rasende heftige Kopfschmerzen Gereiztheit Mund trocken, Lippen gesprungen Muskelzucken Durst auf große Mengen kaltes Wasser	Wärme Jede Bewegung Morgen Essen Anstrengung Berührung	Druck Ruhe Kalte Dinge Liegen auf der schmerzenden Seite
Kalte Extremitäten Schwache Verdauung	Feuchtkaltes Wetter Geistige Anstrengung	Sommer Warmes trockenes Wetter
Brennende Wundschmerzen	Näherkommen Berührung	Kalte Packungen
Muskelschwäche Nachts unruhig	Trockenes klares Wetter Kalter Zug Kaltwerden Naßwerden	Feuchtes nasses Wetter Hitze des Bettes Wärme

Heilmittel	Besondere Indikationen
Causticum Bei Warzen	Nahe des Fingernagels oder der Fingerspitze Auf der Nase Groß und eingerissen Schmerzend Blutet leicht
Chamomilla Bei Launen und Stimmungen von Jugendlichen	Ungeduldig, weinerliche Unruhe Schnippisch
Bei Menstruationsstörungen	Gereizt Schmerzen unerträglich Reichliche Absonderungen von verklumptem dunklem Blut
Cistus canadensis Bei Mononucleosis	Entzündeter Hals Geschwollene schmerzende Drüsen
Colocynthis Bei Menstruationsstörungen	Krämpfe, als läge man in den Wehen Dumpfe brennende Schmerzen in den Eierstöcken Krümmt sich vor Schmerzen zusammen Große Unruhe
Dulcamara Bei Masern (Sieben-Tage-Masern)	Weniger nasale Absonderungen und Schmerzen als Gelsemium
Bei Warzen	Im Gesicht Auf Handflächen Glatt und abgeflacht
Equisetum Bei Bettnässen	Träume oder Alpträume beim Urinieren Durch Gewohnheit, keine andere Ursache

Richtsymptome	Schlechter durch	Besser durch
Durstig Heiß Schwitzt nachts	Nacht Hitze Ärger Warme Packungen	Warmes nasses Wetter
Äußerst empfindlich gegen Kälte	Kalter Luft nur im geringsten ausgesetzt Geistige Anstrengung Aufregung	Essen
Gereizt	Ärger Ungehaltenheit	Harter Druck Zusammenkrümmen Wärme
Abneigung gegen Speisen Brennender Durst auf kalte Getränke Fieber mit Frösteln und Durst Einsetzen nach plötzlichem Wechsel zu regnerischem kalten Wetter	Nacht Kälte Feuchtes regnerisches Wetter	Äußerliche Wärme Sich-Bewegen
Häufiger Harndrang Scharfe brennende Schmerzen während des Urinierens	Rechte Seite Bewegung Druck Berührung Hinsetzen	Nachmittag Hinlegen

Heilmittel	Besondere Indikationen
Euphrasia Bei Masern (Sieben-Tage-Masern)	Anfangsstadien von Masern Augensymptome sehr ausgeprägt
Ferrum phos. Bei Masern (Drei-Tage-Masern)	Sobald Ausschlag auftritt, beginnt Fieber zu fallen
Bei Masern (Sieben-Tage-Masern)	Sobald Ausschlag erscheint, beginnt Fieber zu fallen
Bei Mandelentzündung	Glatte Schwellung und Röte der Mandeln Chronische Vergrößerung
Gelsemium Bei Masern (Sieben-Tage-Masern)	Jucken nimmt zu, wenn Ausschlag auftritt

Richtsymptome	Schlechter durch	Besser durch
Husten trocken und hart Augen: glänzend, rot, geschwollen, empfindlich gegen Licht; Augen tränen, wodurch die Wangen gereizt werden; Lider brennen und schwellen an Kopfschmerzen heftig und klopfend Wäßrige nasale Absonderungen, die Nase und Oberlippe nicht reizen	Abend In geschlossenen Räumen Wärme Licht	Dunkelheit
Ängstlichkeit Fieber mit Frösteln Häufige Schweißausbrüche Kopfschmerzen, die durch kalte Packungen besser werden Mäßiger Durst Puls weich und rasch Unruhig »Rosen« auf Wangen	Nacht 4 bis 6 Uhr morgens Berührung Erschütterung Bewegung Rechte Seite	Kalte Packungen
Fröstelt Hat Schmerzen Husten rauh, heiser, bellend Fieber, Heiserkeit Lethargisch Kein Durst Wäßrige Absonderungen, die Nase und Oberlippe reizen	Feuchtes Wetter Bewegung Tabakrauch Jede Anstrengung zu denken Erwartung	Frische Luft Verstärkte Harnausscheidung

Heilmittel	Besondere Indikationen
Hepar sulphuris Bei Akne	Schmerzhafte, mit Eiter gefüllte Geschwüre Prickelnde Schmerzen
Bei Krupp	Nach *Aconitum* und *Spongia* Lockerer, rasselnder krächzender Husten Erstickende würgende Hustenanfälle Mühsames Atmen mit Keuchen Heiserkeit
Bei Mandelentzündung	Stechende Schmerzen, als säße ein Splitter im Hals Schmerzen ziehen beim Schlucken zu den Ohren Hals empfindlich gegen Berührung
Hypericum-Lösung (ein halber Teelöffel Tinktur auf eine Tasse Wasser) Bei Verbrennungen	Schmerzen Fördert die Heilung
Bei Verletzungen	Für nervenreiche Stellen Stichwunden durch Nägel, Bisse, Splitter Zerquetschte Finger, Zehen, Nägel
Ignatia Bei Launen und Stimmungen von Jugendlichen	Wankelmütig Schädliche Wirkungen von Kummer, Sorgen, Schock, Enttäuschung, Ärger »Liebeskrank«-Syndrom Traurig, leicht in Tränen Stilles Grübeln Häufiges Seufzen
Kali bichromicum Bei Masern (Sieben-Tage-Masern)	Symptome stärker nach Einnahme von *Pulsatilla*
Kali bromatum Bei Akne	Juckende Pickel und Pusteln

Richtsymptome	Schlechter durch	Besser durch
Hilft bei der Lokalisierung der Infektion Fröstelt Empfindlich gegen Zug	Vor Mitternacht Morgen Kalte Getränke	Feuchtes Wetter Kopf einhüllen Wärme
Schwitzt Gereizt	Liegen auf der schmerzenden Seite Trockener kalter Wind Geringster Zug Berührung	Nach Essen
	Kälte Berührung Geringste Bewegung	Kopf nach hinten beugen
Kann Tabak nicht ausstehen	Nacht Hitze Ärger Kaffee Rauchen	Warmes feuchtes Wetter Während Essen
Rauher, trockener kruppartiger Husten Dicke, gelbe fadenartige Absonderungen aus Augen, Ohren, Nase, Hals	Morgen Heißes Wasser Entkleiden	Hitze
Unruhig während Schlaf Unangenehme Träume		Geistige oder körperliche Beschäftigung

Heilmittel	Besondere Indikationen
Kali muriaticum Bei Mandelentzündung	Rachen erscheint grau, weißgefleckt Mandeln stark geschwollen; Atembeschwerden Reichlich Schleim
Kreosotum Bei Bettnässen	Träumt vom Urinieren Schläft so fest, kann nicht aufwachen Muß sich beeilen, wenn der Wunsch zum Urinieren kommt
Magnesia phosphorica Bei Menstruations- störungen	Krämpfe Menses zu früh Menses dunkel und fadenartig
Mercurius Bei Mandelentzündung	Mandelfläche tief gerötet Stechende Schmerzen, die beim Schlucken zu den Ohren ziehen; Flüssigkeiten kommen durch die Nase zurück
Natrium muriaticum Bei Launen und Stimmungen von Jugendlichen	Niedergeschlagen Gereizt Bemüht sich um Anteilnahme und Trost, ist dadurch aber gereizt Überempfindlich Nachteilige Wirkungen von Furcht, Kummer, Ärger Möchte alleingelassen werden, um zu weinen Schlaflosigkeit durch Kummer
Nitricum acidum (potenziert) Bei Warzen	Blutet beim Waschen Groß und eingerissen Stechende splitterartige Schmerzen
Nux vomica Bei Launen und Stimmungen von Jugendlichen	Gereizt Ungeduldig Überempfindlich gegen Lärm, Berührung, Licht, Gerüche usw. Nachteilige Wirkungen von Ärger, Schlafverlust oder geistige Anstrengung
Bei Gemütsverstimmungen	Gereizt Nörglerisch Mürrisch

Richtsymptome	Schlechter durch	Besser durch
	Schweres Essen Fett Bewegung	
Angstträume von Feuer, Verfolgung usw.	Kälte Frische Luft Hinlegen	Bewegung Wärme Warme Kost
	Rechte Seite Nacht Kälte Berührung	Wärme Zusammenkrümmen Druck
Mundgeruch Erhöhter Speichelfluß Durst auf kalte Getränke Heftiges Schwitzen ohne Erleichterung	Liegen auf der rechten Seite Nacht Nasses feuchtes Wetter Schwitzen Warmer Raum Warmes Bett	
Kälte Verlangen nach Salz Große Schwäche und Müdigkeit	Gegen 10 Uhr morgens Hitze Trost Lärm Hinlegen Warmer Raum	Frische Luft Kaltes Baden
Gereizt Stechende Schmerzen kommen und gehen rasch	Kaltes Klima Heißes Wetter	Autofahren
Zeit geht zu langsam vorbei Durch das geringste Leiden stark mitgenommen	Morgen Geistige Anstrengung Berührung Reizmittel, Narkotika Kälte Frische Luft Trockenes Wetter	Abend Ungestörtes Schläfchen Feuchtes nasses Wetter Wärme Hinlegen

Heilmittel	Besondere Indikationen
Phosphorus Bei Gemüts- verstimmungen	Hat Furcht vor Dunkelheit, Tod, Gewittern usw. Niedergeschlagenheit Erregbar, ist am ganzen Körper erhitzt
Pulsatilla Bei Launen und Stimmungen von Jugendlichen	Wankelmütig Himmelhoch jauchzend, zu Tode betrübt Leicht verleitet und leicht überredet Verlangt Aufmerksamkeit und Sympathie Nervös, kribbelig Empfindlich, in Tränen Schüchtern
Bei Bettnässen	
Bei Windpocken	
Bei Masern (Drei-Tage-Masern)	Ausschlag erscheint: Husten tagsüber lockerer; Fieber fällt
Bei Masern (Sieben-Tage-Masern)	Ausschlag erscheint am 4. oder 5. Tag: Husten tagsüber lockerer; Fieber fällt
Bei Menstruations- störungen	Verzögerte oder unterdrückte Menses Blutung fängt an und hört auf Schmerzende spärliche Blutung Dicke, dunkle verklumpte Menses Druck nach unten Frösteln Übelkeit
Bei Mumps	In Spätstadien
Rhus tox. Bei Windpocken	Heftiges Jucken
Bei Mumps	Dunkelrote Schwellung Eher linke Seite in Mitleidenschaft gezogen Prophylaktikum, wenn in Kontakt mit Mumpskranken

Richtsymptome	Schlechter durch	Besser durch
Überempfindlichkeit gegen Berührung, Licht, Lärm, Gerüche, Gewitter Schwitzt nachts Durst auf sehr kaltes Wasser	Abend Körperliche oder geistige Anstrengung Gewitter	Frische Luft Schlaf
Liebevoll und herzlich Übelkeit Fröstelt Kein Durst trotz Fieber und trockenem Mund Ohrenschmerzen Augen tränen, kleben zusammen	Gegen Abend Füße nach unten hängen Nach Essen Hitze Warmer Raum Schweres fettes Essen Plötzlicher Wetterwechsel	Kalte Packungen Bewegung Frische Luft
Körperliche und geistige Unruhe	Kälte Während Schlaf oder Ruhe	Bewegung Warme Packungen

Heilmittel	Besondere Indikationen
Sepia Bei Bettnässen	Macht das Bett im ersten Schlaf naß
Spongia Bei Krupp	Nach *Aconitum* Husten trocken und bellend, als würde ein Brett durchgesägt Keuchen, Pfeifen, Kratzen Rauhes lautes Atmen Wacht mit einem Gefühl des Erstickens aus dem Schlaf auf, mit lautem heftigem Husten, großer Angst und mühsamem Atmen Hals empfindlich gegen Berührung
Sulphur Bei Akne	Rauhe, harte schuppige Haut Jucken, Brennen
Bei Windpocken	Heftiges Jucken
Thuja Bei Warzen	Weiche fleischige Warzen Scheinen auf einem Stiefel zu sitzen
Urtica urens (Salbe) Bei Verbrennungen	Zum Schutz Schmerzen

Richtsymptome	Schlechter durch	Besser durch
Liebt aktiven Sport und Tanzen Empfindlich gegen kalte Luft Gleichgültig denen gegenüber, die man am meisten liebt Gereizt Traurig	Nach Schweiß Kalte Luft Vor Gewittern	Sport Druck Glieder anziehen
Angst, Furcht Kalter Patient	Vor Mitternacht Hitze Reden Lesen Schlucken Hinlegen Kalte Getränke	Essen oder Trinken warmer Speisen oder Getränke
Hat Verstopfung Hungrig, ißt aber wenig Sehr durstig Brennende Hitze, besonders Fußsohlen	Waschen Kratzen Zeitweise Ruhe Baden Wärme	Liegen auf der rechten Seite Trockenes warmes Wetter
	Hitze des Bettes Kalte feuchte Luft Impfung	Linke Seite
	Wasser Kühle feuchte Luft Berührung	

Was Homöopathie bei Frauen bewirken kann

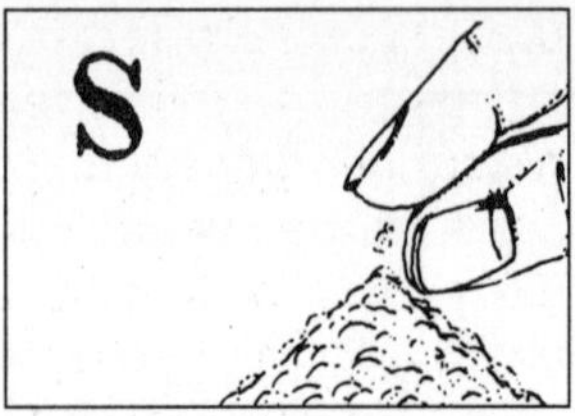

Sulphur – Schwefel

Vom Viktorianischen Zeitalter an bis vor kurzem hat die Amerikanerin auf die Kontrolle ihres Körpers verzichtet. Zu dem Glauben veranlaßt, daß die Geburt einem operativen Verfahren entspricht, duldete sie, während der Wehen mit Sedativa beruhigt zu werden, ohne die Wirkung der Anästhesie auf ihr Baby und auf sich selbst in Frage zu stellen. Nach der Geburt nahm sie Medikamente, um ihre Muttermilch zum Versiegen zu bringen, und während der Menopause gewaltige Dosen Östrogen – dies auf Anordnung des Arztes.

Diese Passivität ist für Frauen unnatürlich. Wie Barbara Ehrenreich und Deirdre English, die Autorinnen von *Witches, Midwives and Nurses,* aufzeigen: »Frauen sind stets Gesundbeterinnen gewesen ... Krankenschwestern und Beraterinnen, Apothekerinnen, Hebammen, Ärztinnen ohne Doktorgrad, die weisen Frauen des Dorfes.« Die Pionierfrau in der amerikanischen Geschichte ist ein typisches Beispiel für diese aktive Rolle. Eine solche Frau war Hannah Livsey Harris, die, kurz nachdem sie und ihre Familie sich in der einsamen Prärie im mittleren Kansas um 1870 niedergelassen hatten, Witwe wurde. Edward Harris, einer von Mrs. Harris' vier Söhnen, beschreibt seine Mutter in einem Familienjournal:

Mutter hatte sich schon einige Zeit, bevor wir hier herauskamen, um die Kranken gekümmert und hatte eine gewisse Erfahrung darin gehabt, homöopathische Heilmittel zu verordnen, was ihr ein alter Doktor in Marshall County beige-

bracht hatte. Er hatte ihr die Methode gezeigt, die Arzneien herzustellen, und ihr ein medizinisches Buch mit vollen Anweisungen gegeben. Er sagte ihr, sie würde es wahrscheinlich brauchen, wenn sie in den Westen kam, da es in diesem Gebiet nur wenig Ärzte gäbe; diese Weissagung sollte sich als vollkommen richtig herausstellen.

Alsbald wurde sie herbeigerufen, um verschiedene Leiden zu behandeln und um dabeizusein, wenn Babys das Licht der Welt erblickten; dafür mußte sie oftmals mehrere Meilen zu Pferd zurücklegen. Sie war besonders erfolgreich bei der Behandlung von Kinderkrankheiten. In jenen frühen Tagen war sie ständig beschäftigt, da der nächste Arzt fünfzehn oder zwanzig Meilen entfernt wohnte.

Zum Glück übernehmen die Frauen heutzutage wieder die Verantwortung für ihre eigene Gesundheit und lernen, wie die Homöopathie ihnen helfen kann, sich selbst und ihre Familien besser zu pflegen und zu »verarzten«.

Schnelle und sichere Erleichterung bei Kopfschmerzen

Nach June Biermann und Barbara Toohey, den Autorinnen von *The Woman's Holistic Headache Relief Book,* sind 85 Prozent der 45 Millionen, die in den Vereinigten Staaten an chronischen Kopfschmerzen leiden, Frauen. Wir haben keine Statistiken über die Geschlechtszugehörigkeit derer, die an *akutem* Kopfschmerz leiden, doch meiner Praxis nach zu urteilen, übertreffen die Frauen die Männer zahlenmäßig sehr deutlich.

Die Homöopathie kann bei den meisten Kopfschmerzen helfen. Das Verordnen für einen Kopfschmerz ist nicht einfach, da es so viele verschiedene Arten von Kopfschmerzen gibt, jede mit ihren eigenen Symptomen. Die Ergebnisse sind allerdings der Mühe wert.

Dies sind die bei einem akuten Kopfschmerz am häufigsten angezeigten Heilmittel:

Aconitum napellus (Eisenhut). Charakterisiert durch einen plötzlichen heftigen Kopfschmerz im ganzen Kopf wie ein Band oder in der Stirn wie ein rasender Schmerz. Der Patient ist unruhig, angsterfüllt und durstig. Schlimmer sind die Symptome abends oder nachts, in einem warmen Raum und beim Aufstehen aus dem Bett; besser sind sie an der frischen Luft. Ein derartiger Zustand tritt häufig ein, nachdem man kaltem Wind ausgesetzt gewesen ist.

Arnica montana (Arnika). Eignet sich bei dem Kopfschmerz, der auf einen Schlag oder Sturz hin erfolgt, und ist gekennzeichnet durch ein wundes Quetschungsgefühl überall im Kopf.

Belladonna (Tollkirsche). Ein sicheres Heilmittel für den Kopfschmerz, der wie der *Aconitum*-Kopfschmerz plötzlich und heftig auftritt; zusätzlich ist dieser Kopfschmerz aber durch klopfende pochende Schmerzen charakterisiert, Unruhe, einen heißen Kopf und ein heißes gerötetes Gesicht.

Bryonia (weiße Zaunrübe). Eines der am häufigsten angezeigten Heilmittel für akuten Kopfschmerz. Der Schmerz ist stechend oder ziehend und aller Wahrscheinlichkeit nach auf der rechten Seite. Der Betreffende fühlt sich schlechter durch Bewegung, sogar das Bewegen der Augen oder das Heben des Kopfes. Beim Bücken oder Husten kann ein Gefühl des Platzens entstehen. Dieser Kopfschmerz ist häufig von Verstopfung begleitet.

Gelsemium (Gelsemiumwurzel). Wird von dem benötigt, der einen vagen, aber quälenden Kopfschmerz hat, der im Hals beginnt und sich über den Kopf erstreckt; Gefühl, als wäre ein Band um den Kopf. Der Schmerz kann sich zu einem Gefühl des Platzens in den Augen und in der Stirn entwickeln, und die Kopfhaut fühlt sich empfindlich an. Manchmal tritt der Kopfschmerz auf, nachdem man der Sonne zu sehr ausgesetzt gewesen ist, oder durch geistige Anstrengung, schlechte Nachrichten oder Befürchtungen und Vorahnungen. Durch Hinlegen wird er schlimmer. Der *Gelsemium-Patient* ist schwach, fröstelt, hat keinen Durst und möchte alleingelassen werden.

Iris versicolor (Schwertlilie). Häufig benötigt, wenn ein migräneartiger Kopfschmerz mit verschleierter Sicht beginnt. Die Kopfhaut fühlt sich gespannt an, und es kommt zu heftigem Speichelfluß mit Brennen der Zunge, des Halses, des Magens. Der Betreffende verliert den Appetit, und es kann zu Übelkeit und Erbrechen kommen. *Iris*-Kopfschmerzen sind abends und nachts gewöhnlich schlimmer und werden durch fortgesetzte Bewegung besser.

Kali bichromicum (Kaliumdichromat). Paßt auf die Symptome, die man oft als »Sinuskopfschmerz« bezeichnet: Der Schmerz ist in der »Maskenstelle«, entweder über, unter oder hinter den Augen oder in einer kleinen Stelle an der Nasenwurzel. Bewegung verschlimmert den Schmerz, ebenso Bücken oder Vorbeugen. Der Betreffende fühlt sich durch Wärme schlechter; an der frischen Luft geht es ihm besser.

Nux vomica (Brechnuß). Hat einen wohlverdienten Ruf als Heilmittel für »Katerkopfschmerzen«. Es ist ein rasender Kopfschmerz im ganzen Kopf mit Übelkeit und einem Gefühl, nicht ganz auf der Höhe zu sein. Der Betreffende ist gereizt, überempfindlich gegen alles.

Sanguinaria canadensis (kanadische Blutwurzel). Eignet sich sehr oft für den typischen »kranken Kopfschmerz«. Er beginnt morgens, wird während des Tages stärker und dauert bis zum Abend. Der Schmerz ist heftig, beginnt im Hinterkopf, zieht sich nach oben und setzt sich über dem rechten Auge fest; er wird von Übelkeit und sehr häufig von Erbrechen und Schwindel begleitet.

Aspirin gegen Kopfschmerz:
Man bereitet sich Schwierigkeiten
Kopfschmerzen kann man nicht über Nacht loswerden. Wenn Sie Kopfschmerzen bekommen, bitte nicht »zwei Aspirin« nehmen, wie viele Ärzte und natürlich auch Aspirinhersteller uns nachdrücklich empfohlen haben.

Ein Untersuchungsausschuß für Medikamente, der Aspirin und einen Aspirinersatz untersuchte, kam zu dem Schluß, daß man die Öffentlichkeit nur unzureichend vor den Nebenwirkungen dieser Erzeugnisse gewarnt hat. Nur weil Aspirin so beiläufig verkauft wird wie Kaugummi, bedeutet nicht, daß es ungefährlich ist.

Aspirin kann Asthma, Hautausschläge, anaphylaktischen Schock verursachen, der Asphyxie (Pulslosigkeit) und andere allergische Reaktionen zur Folge haben kann. Weiter verbreitet ist der Schaden, der dem Gastrointestinaltrakt zugefügt wird, wie in der Septemberausgabe 1977 des *Science Digest* beschrieben: »Selbst die übliche Dosis von zwei Tabletten kann unangenehme Nebenwirkungen hervorrufen, einschließlich eines vagen Gefühls einer Magenverstimmung, Sodbrennen, Übelkeit, Erbrechen und in seltenen Fällen heftige gastrointestinale Blutungen.« Der Septemberausgabe 1966 des *Consumer Bulletin* zufolge kann übermäßiger Aspiringebrauch schwere Eisenmangelanämie verursachen oder das Knochenmark schädigen, das für die gleichbleibende Zusammensetzung des Blutes von entscheidender Bedeutung ist. Wie im *Consumer Research* berichtet, kann Aspirin für Patienten mit Magengeschwüren ernstlich gefährlich sein.

Acetaminophen, ein Aspirinersatz (Tylenol), bekam hinsichtlich der Schädlichkeit dieselbe Beurteilung, allerdings mit einem Unterschied: Während Überdosen Aspirin derart offensichtliche Schmerzen bereiten, daß man in frühem Stadium lebensrettende Maßnahmen ergreifen kann, sind die Symptome einer Überdosis Tylenol erst dann ersichtlich, wenn ein unwiderruflicher Leberschaden eingetreten ist.

Schwangerschaft

Die Schwangerschaft ist ein Test der Gesundheit einer Frau. Wenn ihre Vitalität groß ist, blüht sie in dieser Zeit auf. Ist ihr Abwehrmechanismus andererseits schwach, hebt die Schwangerschaft ihre chronischen Beschwerden hervor.

Wie wir durch tragische Erfahrung gelernt haben, darf eine Schwangere keine Standardmedikamente einnehmen, besonders nicht während der ersten drei Monate oder kurz vor der Entbindung. Laut Dr. Kenneth R. Niswande, Professor für Gynäkologie an der *University of California, Davis, School of Medicine:* »Die meisten pharmakologischen Wirkstoffe durchkreuzen die Placenta ohne Mühe, gewöhnlich durch passive Verbreitung.« In den Vereinigten Staaten müssen seit 1980 sämtliche rezeptpflichtigen Medikamente alle verfügbaren Informationen hinsichtlich ihrer Möglichkeit, Geburtsschäden zu verursachen, enthalten.

Bei homöopathischen Heilmitteln besteht kein derartiges Risiko. Ein potenziertes Heilmittel enthält sehr wenig Substanz und wirkt daher nicht unmittelbar auf Organe oder Gewebe ein. Es besteht keine Gefahr von Nebenwirkungen.

Das gut gewählte homöopathische Heilmittel stimuliert den körperlichen Abwehrmechanismus oder die Lebenskraft und bewirkt folglich eine Gesamtbesserung.

Morgenübelkeit
Einige Frauen leiden während der frühen Schwangerschaftsmonate unter Übelkeit und Erbrechen. Glücklicherweise haben wir eine Reihe homöopathischer Heilmittel, die dieses Leiden auf ungefährliche Weise mildern.

Selbst wenn der Gedanke an Essen bei Ihnen Übelkeit hervorruft, an *Colchicum autumnale* denken. Dieses Heilmittel wird aus der Herbstzeitlose gewonnen. *Colchicum* ist ein sehr bekanntes Heilmittel für Gicht, aber wenn es angezeigt ist, hilft es auch bei Verdauungsstörungen.

Wenn Sie Durst auf kaltes Wasser haben, es jedoch erbrechen, sobald es im Magen warm wird, *Phosphorus* in Betracht ziehen. Wenn dies Ihr Heilmittel ist, hört das Erbrechen gewöhnlich nach einer Dosis auf.

Bei manchen Frauen beginnt der Tag mit Würgen und Brechreiz; sie fühlen sich bis zum Nachmittag elend und schlecht gelaunt. Am nächsten Tag wiederholt sich der Vorgang. Wenn dies Ihren Zustand beschreibt, brauchen Sie vielleicht *Nux vomica. Anacardium,* das aus der Elefantenlaus gewonnen wird, ähnelt *Nux vomica,* hat aber ein ungewöhnliches Symptom. Die Patientin hat jeden Morgen Brechreiz, fühlt sich aber besser, sobald sie etwas ißt.

Wenn bei Ihnen Übelkeit ohne anderes Symptom auftritt, *Natrium phosphoricum* versuchen, das Übelkeit oft mildert.

Hier ein Hausmittel, das man in Verbindung mit einem homöopathischen Heilmittel nehmen sollte: Einen halben

Teelöffel Salz und einen halben Teelöffel Honig in knapp einem halben Liter Wasser verrühren. Viermal alle 15 Minuten einen Teelöffel nehmen, dann viermal alle 15 Minuten zwei Teelöffel, schließlich viermal alle 15 Minuten drei Teelöffel. Dies erhält dadurch einen Hydratationsgrad aufrecht, daß derart kleine Mengen Flüssigkeit in den Magen gelangen, so daß, wie eine Patientin sagte, »der Magen es nicht bemerkt!«

- ÜBER ERSTE HILFE HINAUS: Wenn die Morgenübelkeit bis zu solchem Grad anhält, daß Ihre Nahrungsaufnahme dadurch beeinträchtigt wird, den Arzt aufsuchen.

Krampfadern

Während der Schwangerschaft blockt der Druck der sich vergrößernden Gebärmutter auf die Adern des Beckens das Aufwärtsfließen des Blutes aus den Beinen ab, wodurch sich die Venen in Bein und Oberschenkel erweitern. Der schwerste Fall, der mir je begegnet ist, war eine wieder einmal schwangere Mutter von neun Kindern, deren Beinvenen verwachsen und angeschwollen waren. Ich riet ihr, dreimal täglich zwei *Hamamelis*-Tabletten zu nehmen und *Hamamelis*-Tinktur auf die entzündeten Stellen aufzutragen. Das Heilmittel milderte das Unbehagen, und die entzündeten Stellen besserten sich.

- Wenn Sie an Krampfadern leiden, lindert *Hamamelis* in innerlicher und äußerlicher Form die Schmerzen. Zusätzlich mehr spazierengehen, um den Kreislauf in den Beinen anzuregen. Die Beine beim Sitzen oder Liegen hochlegen. Wenn Sie längere Zeit auf den Beinen sind, elastische Stützstrümpfe tragen; die Strümpfe schon anziehen, wenn Sie noch im Bett sind.
- ÜBER ERSTE HILFE HINAUS: Wenn Selbsthilfemaßnahmen keine Erleichterung verschaffen, fragen Sie Ihren Arzt nach den Möglichkeiten einer Operation.

Harnbeschwerden

Eine Patientin, die ihr zweites Baby erwartete, erzählte mir daß sie wußte, daß sie schwanger war, als sie es bei verschiedenen Gelegenheiten »gerade noch« zur Toilette schaffte. Zu Beginn und gegen Ende der Schwangerschaft ist häufiger Harndrang nichts Ungewöhnliches. Dieser Drang wird durch die sich vergrößernde Gebärmutter verursacht, die Druck auf die Blase ausübt.

Zystitis, Blasenkatarrh, ist nicht ernst, aber unangenehm; Sie spüren den Drang, alle paar Minuten zu urinieren, scheiden aber nur einige Tropfen aus und empfinden dabei ein brennendes, schmerzhaftes Gefühl. Fangen Sie an, täglich acht bis zehn Glaser Wasser zu trinken; sämtliche Zitrusfrüchte weglassen und die folgenden homöopathischen Heilmittel in Betracht ziehen:

Aconitum (Eisenhut). Plötzliches Zurückhalten von Harn durch Frösteln oder Furcht.

Cantharis (spanische Fliege). Anhaltender und heftiger Drang; jeweils nur Ausscheiden weniger Tropfen; kann von Kreuzschmerzen begleitet sein.

Mercurius corrosivus (Quecksilberchlorid). Anhaltender Drang mit heftigem Brennen; »muß und kann nicht« trotz Drang und Anstrengung. Urin kann mit etwas Blut vermischt sein.

Nux vomica (Brechnuß). Häufiger und schmerzhafter Drang ohne großes Ergebnis.

Wenn sich Zystitis entwickelt, wenn Sie nicht zu Hause sind und Ihre Heilmittel bei sich haben, reichlich Preiselbeersaft, vorzugsweise ohne Zucker, und Petersilientee aus dem frischen oder getrockneten Kraut trinken.

- Über Erste Hilfe hinaus: Eine starke Reduktion der oder ein Mangel an Harnausscheidung ist ein Gefahrensignal, das möglicherweise anzeigt, daß der normale Weg des Harns durch die Nieren versperrt ist. Dieses Leiden, Pyelitis genannt, ist eine Entzündung des Nierenbeckens. Zu den Symptomen gehören Rückenschmerzen, Fröstel- und Fieberschauer, ein brennendes Gefühl beim Urinieren und manchmal Anschwellen der Beine. Um zu bestimmen, ob die Schmerzen tatsächlich von den Nieren kommen, die Hände auf die Hüften legen und die Daumen ins Fleisch drücken; wenn die Niere entzündet ist, schmerzt dies wahrscheinlich. Eine Niereninfektion ist stets ernst. Sofort den Arzt aufsuchen.

Während Sie auf Ihren Termin warten, spornt ein gut ausgewähltes homöopathisches Heilmittel Ihren Abwehrmechanismus zur Bekämpfung der Infektion an. Wenn bei Ihnen Fröstel- und Fieberschauer, Anschwellungen und spärlicher Harn auftreten, ist *Apis* das richtige Heilmittel. Wenn Sie auf den Seiten in Höhe der Taille Schmerzen haben, *Berberis* in Betracht ziehen, das aus Berberitze oder Sauerdorn hergestellt wird.

Verstopfung

Auch wenn Ihre Darmtätigkeit normalerweise regelmäßig ist, ändern sich während der Schwangerschaft Ihre Darmfunktionen unter Umständen, da der vergrößerte Uterus gegen den unteren Darm drückt. Es ist wichtig, Verstopfung zu beheben, da Sie Abfallprodukte »für zwei« ausscheiden. Ratschläge darüber, wie man Verstopfung abhilft, siehe S. 173–177.

Während der Schwangerschaft kein Abführmittel nehmen. Sie wissen nicht, wieviel von der abführenden Substanz in Ihrem Blutkreislauf aufgenommen wird, und Sie kennen die langfristige Wirkung des Laxativums nicht. Denken Sie daran, daß jede verdaute Substanz in die Placenta dringen und dadurch Ihr ungeborenes Kind angreifen kann.

Hämorrhoiden
Hämorrhoiden können durch den Fötus verursacht werden, der sich gegen die untere Darmregion preßt. Wenn Sie von diesem schmerzhaften Leiden geplagt werden, lesen Sie im Kapitel »Heilmittel für Augen- und Darmbeschwerden« den Abschnitt über »Hämorrhoiden« durch, in dem innerliche und äußerliche homöopathische Heilmittel beschrieben sind.

Verdauungsstörungen
Wenn Ihr Magen in der späten Schwangerschaft eine horizontalere Lage einnimmt, empfinden Sie vielleicht ein brennendes Gefühl in der Brust, begleitet von Aufstoßen. Die im Kapitel »Ein glücklicheres Baby ...« beschriebenen homöopathischen Heilmittel bei Verdauungsstörungen und die praktischen Maßnahmen in Betracht ziehen.

Schlaflosigkeit
Zu Anfang der Schwangerschaft hatten Sie wahrscheinlich das Gefühl, als könnten Sie nicht genug Schlaf bekommen. In späteren Monaten ist es mit Ihrem größeren Körperumfang schwer, eine bequeme Lage im Bett zu finden.

Das Angewiesensein auf ein Medikament, ob homöopathisch oder allopathisch, ist nicht wünschenswert, doch wenn Sie gelegentlich Schwierigkeiten haben, nachts einzuschlafen, können Sie gefahrlos ein homöopathisches Heilmittel nehmen, das keine direkte Wirkung auf den Körper hat.

Nux vomica, als das »Studentenheilmittel« bekannt, ist nützlich, wenn Sie nach geistiger Anstrengung schlaflos sind, Sie können die Gedanken nicht abschalten.

Wenn Sie vor Angst oder Sorge nicht schlafen können, *Arsenicum* in Betracht ziehen. *Cocculus,* Kockelskörner, ist als das »Krankenschwesterheilmittel« bekannt – wenn Sie nachts nicht einschlafen können, nachdem Sie Ihre Nachtarbeit getan haben. An *Cocculus* denken, wenn Sie aufstehen, um das Baby zu füttern, und nicht wieder einschlafen können.

Wenn Sie vor Aufregung oder Freude keinen Schlaf finden, hilft *Coffea.* Kaffee stimuliert in großen Dosierungen geistige Vorgänge; das ähnliche Mittel hat in potenzierter Form die umgekehrte Wirkung. Wenn Sie allerdings zu den gewohnheitsmäßigen Kaffeetrinkern gehören, ist *Coffea* aus unerklärten Gründen weniger wirksam.

Gelsemium ist von *Coffea* schwierig zu unterscheiden, da beide bei Schlaflosigkeit durch Aufregung angezeigt sein können. Zu den Symptomen von *Gelsemium* gehört Angst oder Vorahnung, wohingegen bei *Coffea* die Gedanken geradezu rasen.

Pulsatilla ist wie eine Schallplatte, die hängt – der Betreffende ist durch wiederkehrende Gedanken schlaflos.

Angesichts der Conterganaffäre in den 60er Jahren, bei der ein Sedativum Geburtsschäden verursachte, ist es schwierig, sich vorzustellen, daß eine Frau die Gesundheit ihres ungeborenen Babys durch die Einnahme einer Schlaftablette oder eines Tranquilizers aufs Spiel setzt.

Während der Arbeit an diesem Buch ist Methapyrilen, ein Antihistamin, als karzinogene Substanz erkannt worden; zu dem Zeitpunkt, wo Sie es lesen, sind diese Produkte nicht mehr auf dem Markt. Was Schlaftabletten angeht, so ist aus einem 1979 vorgelegten Bericht der *National Academy of Sciences* ersichtlich, daß diese Medikamente nicht so frei von Gefahren sind, wie viele Ärzte glauben. Zum Beispiel zeigt der Bericht auf, daß Benzodiazepine (wie in Valium und anderen Arzneimitteln enthalten), die man für ungefährlicher als Barbiturate hält, für einen beträchtlichen Zeitraum aktive Substanzen im Blut des Patienten zurücklassen. Wenn die Patientin schwanger ist, gelangt das Arzneimittel auch zum Baby.

Wehen

Die Geburt ist ein natürlicher Vorgang, und wenn es nicht zu Komplikationen kommt, ist kein Eingreifen notwendig. Immer mehr Paare akzeptieren diese Ansicht und wählen eine Niederkunft ohne Narkose; seit neuerer Zeit lassen viele, zumindest in Amerika, ihr Baby lieber zu Hause auf die Welt kommen.

Die Homöopathie kann die Geburt durch Anwendung eines homöopathischen Heilmittels erleichtern, um sehr lange und schmerzhafte Wehen zu vermeiden. Die frühen Siedler erfuhren von diesem Heilmittel durch die Indianer, die es »Squawwurzel« oder »Geburtswurzel« nannten. Die Indianerinnen kauten die Löwenblattwurzel, wenn sie kurz vor der Niederkunft standen.

- Die frühen Homöopathen, stets auf der Suche nach heilenden Arzneien, potenzierten dieses Heilmittel, das sie *Caulophyllum thalictroides* nannten.

Im Falle von Scheinwehenschmerzen (Schmerzen, bei denen es nicht zur Erweiterung des Gebärmutterhalses kommt) regt das Heilmittel das Einsetzen wirksamer Kontraktionen an.

Ein britischer Homöopath, Dr. Douglas M. Borland, der Autor von *Homeopathy for Mother and Infant,* empfiehlt die Einnahme einer täglichen Dosis während der letzten zwei oder drei Schwangerschaftswochen, um die Wehen zu erleichtern. In verschiedenen Fällen habe ich *Caulophyllum* während der letzten Woche vor dem erwarteten Zeitpunkt täglich gegeben, und diese Mütter haben von raschen Wehen berichtet.

Patricia, eine homöopathische Patientin in der vierten Generation in Miami, Florida, erzählte mir von der Erfahrung ihrer Tochter Jan mit *Caulophyllum.* »Ich brachte sie ins Krankenhaus«, sagte Pat. »Die Schwester untersuchte sie und riet mir, nach Hause zu fahren – ›Es wird noch Stunden dauern.‹ Statt dessen gab ich Jan eine Dosis *Caulophyllum* und wartete im Krankenhaus. Innerhalb einer halben Stunde setzten bei ihr die Wehen ein, und eine Stunde später wurde das Baby geboren.«

Wenn Sie eine Geburt ohne Medikamente durchgemacht haben, wissen Sie, daß das Ganze eigentlich eine recht schwere Arbeit ist. Das wurde mir bewußt, als ich bei der ersten Entbindung meiner Tochter Anne dabei war, einer Geburt zu Hause, bei der ein weiterer Arzt anwesend war. Verglichen mit den unpersönlichen Krankenhausgeburten, an die ich gewöhnt war, schien dies so gemütlich wie eine Teerunde. Anne arbeitete hart und fühlte sich hinterher wund und gequetscht. Unmittelbar nach der Entbindung gab ich ihr *Arnica montana* und wiederholte die Dosis alle 15 Minuten, bis sie sich wohler fühlte.

- *Arnica* lindert nicht nur wunde Muskeln und gequetschte Teile, sondern unterstützt auch die rasche Heilung einer Episiotomie (Scheidendammschnitt).

Carbo vegetabilis erwies sich als Segen während Annes zweiter Entbindung. Nachdem sie schon einige Zeit in den Wehen gelegen war, schien sie völlig erschöpft und zu müde, um weiterzumachen. Die Klimaanlage lief auf vollen Touren – sie hatte darum gebeten, daß man sie einschaltete, obwohl wir anderen froren.

Plötzlich stellte ich fest, daß Anne *Carbo veg.* benötigte – neben Erschöpfung ist das Hauptsymptom dieses Heilmittels ein Verlangen nach sich bewegender kalter Luft.

Ich gab ihr eine Dosis, und in Minuten war ihre Kraft zurückgekehrt, so daß sie die Sache zu Ende bringen konnte.

Im Krankenhaus werden die Wehen manchmal dadurch eingeleitet, daß die das Baby umhüllenden Membranen eingerissen werden oder daß man der Mutter ein Medikament gibt, das die Kontraktionen der Gebärmutter herbeiführt. Dr. med. Emanuel A. Friedman, Professor für Geburtshilfe und Gynäkologie, *Harvard Medical School,* sagt: »Die Methode gewählter Einführung der Wehen oder Erhöhung der Wehenfrequenz *ohne klar definierte Indikation* ist in den letzten Jahren immer beliebter geworden ... Die künstliche Herbeiführung von Wehen birgt gewisse Risiken in sich.«

Schwermut nach der Geburt

Schwermut und Melancholie überfällt Mütter am dritten Tag nach der Geburt; andere fühlen sich längere Zeit traurig und den Tränen nahe. Was verursacht diese Schwermut?

Nach der Entbindung tritt ein Hormonwechsel ein, der mit einem »niedergeschlagenen« Gefühl nach dem Hoch von Schwangerschaft und Geburt zusammenfällt. Eine junge Mutter fühlt sich auch oft ihrer neuen Verantwortung nicht gewachsen.

In den meisten Fällen verschwindet die Schwermut von selbst, doch wenn Sie darunter leiden kann Ihnen das richtige homöopathische Heilmittel helfen.

- Der Frau, die seit der Entbindung gereizt ist, nützt *Kali carbonicum.* Sie ist müde und schwach, nicht ganz sie selbst und empfindlich gegen jeden Wetterwechsel.

Betty, eine Patientin, die ich während zwei Schwangerschaften behandelt habe, hatte in beiden Fällen ihre Energie nach der Geburt sehr schnell wiedergefunden. Diese letzte Schwangerschaft war schwierig. Bei zwei kleinen Kindern und einem neuen Baby hatte sie zwar guten Grund, müde zu sein, doch bei ihrem letzten Besuch schien sie nicht nur müde, sondern auch deprimiert. Betty hat eine helle Haut, ist kräftig gebaut und nimmt leicht zu. Ihre Lider scheinen häufig ein wenig geschwollen. Sie mag kein kaltes Wetter und ermüdet leicht. Außerdem macht sie sich stets große Sorgen und möchte nicht allein gelassen werden. All diese Symptome passen auf *Kali carb.*, ein Heilmittel, das, wie bekannt ist, bei Leiden nach der Geburt hilft. Kurz nachdem Betty eine Dosis *Kali carb.* genommen hatte, berichtete sie, daß sie sich tatkräftiger fühlte und daß der Trübsinn verflogen sei. Sie fragte sich, wodurch sie in eine derart gedrückte Stimmung geraten war, und war überglücklich, wieder sie selbst zu sein.

- Wenn Sie sich weinerlich fühlen und häufig seufzen, *Ignatia* in Betracht ziehen. Wenn Ihre Traurigkeit tiefer zu sitzen scheint, ist *Natrium muriaticum* eine bessere Wahl. Die *Natrium mur.*-Patientin möchte allein gelassen werden, weint beim geringsten Anlaß, versucht aber, ihre Gefühle zu verbergen. Ihr geht es schlechter, wenn sie getröstet wird. Sie verlangt nach Salz oder hat eine Abneigung dagegen.

Stillen

Ein Baby, das gestillt worden ist, hat weniger Infektionen, eine bessere Verdauung und ist im späteren Leben gesünder als ein Baby, das man mit der Flasche großgezogen hat. Stillen Sie Ihr Baby daher, falls möglich. Sämtliche Milchpulverpräparate stellen ungenügende Versuche dar, Muttermilch zu kopieren, und keines ist so gut wie das Original.

Wenn Stillen in Ihrer Familie keine Tradition ist, machen Sie sich vielleicht Sorgen darüber, nicht genügend Milch zu produzieren, um Ihr Baby zufriedenzustellen.

Dr. med. Richard Moskowitz aus Santa Fe, New Mexico, ein Hausarzt, der für Geburten zu Hause oder »Rooming-in« eintritt, ist der Meinung, daß jede Mutter erfolgreich stillen kann, wenn sie ihrem Baby früh genug die Brust gibt. Dr. Moskowitz rät folgendes: »Die beste Methode, den Milchfluß zu fördern, ist die, das Baby *unmittelbar* nach Abschneiden der Nabelschnur zum Saugen zu ermutigen und ihm während der ersten paar Tage so oft die Brust zu geben, bis die Milch einschießt.«

Wenn Dr. Moskowitz' Rat für Sie zu spät kommt oder wenn trotz entsprechender Ernährung und genugend Ruhe Ihr Milchvorrat nicht ausreicht, bietet die Homöopathie zwei nützliche Selbsthilfemittel an.

- Wenn Sie vermuten, daß Ihr Problem von emotioneller Belastung herrührt, schlage ich vor, daß Sie *Ignatia amara* nehmen, zwei Tabletten dreimal täglich. *Ignatia* ist ein wunderbares Heilmittel bei den Wirkungen von geistigem Streß, verbunden mit Schock, schmerzlichem Verlust, Enttäuschung oder Kummer.
- Wenn emotionaler Streß kein starker Faktor ist, *Calcarea phosphorica* in der gleichen Dosierung nehmen.

Calcarea phos. wird aus phosphorsaurem Kalk hergestellt, der für das richtige Wachstum und die richtige Ernährung des Körpers lebensnotwendig ist. Innerhalb weniger Tage sollten Sie eine Besserung hinsichtlich Ihres Milchvorrats feststellen.

Frauen in konstitutioneller homöopathischer Behandlung haben dieses Problem gewöhnlich nicht, doch bei vielen anderen ist Stillen dank der erwähnten Heilmittel zu einem glücklichen Erlebnis geworden.

- ÜBER ERSTE HILFE HINAUS: Schwierigkeiten bei der Milchproduktion können symptomatisch sein für ein größeres Problem, und dies behandelt man am besten auf homöopathische konstitutionelle Weise. Das von einem Arzt verschriebene konstitutionelle Heilmittel kräftigt den Gesamtorganismus einer Frau und erhöht dadurch auch ihre Milchproduktion.

Sobald die Milch regelmäßig fließt, bemerken Sie vielleicht eine empfindliche gerötete Stelle auf der Brust oder in der Nähe der Brustwarze, was aller Wahrscheinlichkeit nach einen verstopften Milchkanal anzeigt. Dieser verstopfte Milchkanal wird im allgemeinen durch ungenügende Leerung der Brust verursacht; häufiges Stillen hilft dem ab. Wenn das Wundsein von Fieber und manchmal von Frösteln und Schmerzen begleitet ist, ist es höchstwahrscheinlich eine Brustinfektion.

- Nach meinen Erfahrungen ist die beste Heilung bei einer Brustinfektion ein hungriges Baby und eine Dosis *Phytolacca decandra,* Kermesbeere.

Dieses Mittel heilt die Mehrzahl der Brustinfektionen, und ich habe oft gesehen, wie es gewirkt hat.

Während der Geburt werden die Brüste verstopft; sie schwellen an und sind empfindlich. Manchmal, wenn die Brust voll ist, nagt das Baby mit seinem harten kleinen Zahnfleisch an der Brustwarze, die gereizt wird, dann rissig wird und blutet. Um die Brustwarzen weich zu halten, nach jeder Fütterung den Speichel des Babys abspülen und Olivenöl oder Vitamin-E-Öl auftragen. Zarte Brustwarzen kräftigen, indem Sie sie der Luft aussetzen. Die Plastikauskleidung im BH nimmt die Feuchtigkeit auf und läßt keine Luft durch. Um dies zu verhindern, in jede Schale einen sterilen Wattebausch geben und ihn wechseln, wenn er feucht wird.

Lassen Sie sich durch niemanden, ob Familienmitglied oder Arzt, wegen einer Brustinfektion oder einer schlimmen Erkältung oder Grippe vom Stillen abhalten. Der einzig gültige Grund, mit Stillen aufzuhören, ist wahrscheinlich Tuberkulose. Eine Ansteckung wird durch die Muttermilch nicht auf das Baby übertragen; wenn Sie sich Sorgen machen, daß Ihr Baby Ihre Bazillen aufnimmt, eine Maske tragen.

Klimakterium

Eine Zeit der Verzweiflung, die Furcht, verrückt zu werden; keine richtige Frau mehr zu sein ... So wurde das Klimakterium in unserer westlichen Zivilisation bis zu diesem letzten Jahrhundert beschrieben. Laut Wendy Cooper, einer englischen Journalistin, rührte diese Haltung von dem Glauben her, daß die Menstruation eine Form der Reinigung sei, bei der die Frauen von schlechten Körpersäften und toxischen Substanzen befreit wurden. Menopause, das Aufhören der Menstruation, bedeutete, daß diese schlechten Körpersäfte im Körper zurückgehalten wurden.

Das Klimakterium, von jeglichem Aberglauben befreit, ist eine Übergangszeit, wenn die Eierstöcke keine Eier mehr produzieren und die Gebärmutter ihre periodischen Wechsel und daraus resultierenden Blutungen einstellt. Die meisten Frauen sehen es als natürliche und unvermeidliche Entwicklung an und erleiden keine Nebenwirkungen.

Ihre Reaktion auf das Klimakterium – wie auch auf jede andere Phase Ihres Lebens – hängt hauptsächlich von Ihrem Gesundheitszustand ab. Wessen Vitalität gering ist, der hat möglicherweise Probleme mit Blutungen, Hitzewallungen, Kopfschmerzen und Müdigkeit. Auch der Grad heiterer Gemütsruhe ist ein Faktor. Die überempfindliche, nervöse

Frau wird vielleicht mit einigen Problemen seelischer Art konfrontiert oder kann an Schlaflosigkeit leiden.

■ ÜBER ERSTE HILFE HINAUS: Diesen ganzen klimakterischen Symptomen kann eine homöopathische konstitutionelle Behandlung abhelfen. Dies ist das Verfahren, bei dem ein homöopathischer Arzt das eigene konstitutionelle Heilmittel der Frau auf der Gesamtheit ihrer Symptome basierend aussucht und verordnet. Es ist die beste Methode, die ich kenne, die körperlichen Abwehrkräfte zu stärken und ein gesundes Gleichgewicht und Wohlbehagen wiederherzustellen. Es ist keine Frage, die Eierstöcke oder die Psyche einer Frau zu behandeln; ihre ganze Person benötigt Hilfe. Das Klimakterium ist keine akute Krankheit und eignet sich nicht für die Anwendung von Selbsthilfemitteln.

Das Östrogenproblem

Wenn Sie von irgendeinem der Symptome des Klimakteriums geplagt werden, haben Sie vielleicht in Betracht gezogen, Östrogen zu nehmen, das weibliche Geschlechtshormon, das Frauen verschrieben wird, deren eigene natürliche Versorgung mit diesem Hormon nachläßt. Einem Psychiater zufolge entsteht durch die Östrogentherapie bei einer klimakterischen Patientin ein Gefühl normalen Wohlbehagens; zudem wird der gesamte Gemütszustand der Patientin verbessert.

Nicht jeder ist der Ansicht, daß Östrogen zuträglich ist. Wie im *FDA Drug Bulletin* berichtet: »Neue Forschungen bestätigen, daß bei Frauen im und nach dem Klimakterium, die Östrogene nehmen, ein erhöhtes Risiko besteht, Gebärmutterkrebs zu bekommen. Die einzige eingeführte Möglichkeit, bei Frauen mit unversehrter Gebärmutter Östrogene mit minimalen Risiken anzuwenden, ist die, schwache Dosen für einen relativ kurzen Zeitraum zu verschreiben –

d. h. Monate, keine Jahre.« Wenn Sie Östrogen nicht für den Rest Ihres Lebens nehmen, müssen Sie früher oder später die Veränderung des Hormongleichgewichts und einige der diese Veränderung begleitenden Symptome am eigenen Leib erfahren. Unser eigener Abwehrmechanismus ist gut ausgestattet, die notwendigen Änderungen ohne Beeinträchtigung durch ein Medikament vorzunehmen, das darauf abzielt, die normale Körperfunktion zu blockieren.

Die Einnahme von Östrogen ist eine riskante und teure Methode, die unumgängliche Wiederanpassung hinauszuschieben, die die Natur bestimmt hat.

Heilmittel	Besondere Indikationen
Aconitum Bei Kopfschmerzen	Schwerer, heißer, rasender, klopfender Kopfschmerz Gefühl, als wäre ein Band um den Kopf Gefühl der Fülle in der Stirn
Bei Harnbeschwerden	Zystitis Plötzliches Zurückhalten von Urin durch Frösteln oder Furcht Schmerzhaftes Urinieren Spärlicher, roter heißer Urin Angstgefühl bei Beginn der Harnausscheidung
Anacardium Bei Übelkeit bei Schwangerschaft	Morgens Brechreiz Morgenübelkeit, die durch Essen besser wird Leeres Gefühl im Magen, ständig am Knabbern
Apis Bei Harnbeschwerden	Brennen und Wundsein beim Urinieren Spärliche Harnausscheidung

Heilmittel bei Frauenbeschwerden

- DOSIS: Zwei Tabletten drei- oder viermal täglich – oder bei starken Schmerzen im Abstand von 30 bis 60 Minuten. Das Heilmittel jedoch weniger häufig verabreichen, sobald der Patient sich besser fühlt; Absetzen des Mittels bei völliger Beschwerdefreiheit.

Wenn Sie unter Aufsicht eines Homöopathen stehen, *keine Mittel bei akuter Krankheit nehmen ohne vorherige Absprache mit Ihrem Arzt.*

Allg. Symptome	Schlechter durch	Besser durch
Plötzliches heftiges Einsetzen Unruhig Angsterfüllt	Liegen auf der schmerzenden Seite Nacht Warmer Raum Kalter trockener Wind Tabakrauch Musik	Frische Luft
Verschlechtertes Gedächtnis	Heiße Packungen	Liegen auf der Seite Sanfte Massage
Frösteln Fieber Schwellung Kein Durst	Rechte Seite Berührung Druck Hitze	Bloßliegen Frische Luft Kaltes Bad

Heilmittel	Besondere Indikationen
Arnica Bei Geburt	Wunde Muskeln nach der Entbindung Gequetschte Teile und Quetschungsgefühl Fördert Heilung bei Episiotomie
Bei Kopfschmerzen	Einsetzen nach Schlag oder Sturz Wundes Quetschungsgefühl überall am Kopf
Arsenicum Bei Schlaflosigkeit	Aus Angst oder Sorge Unruhe Möchte Kopf durch Kissen erhöht haben
Belladonna Bei Kopfschmerzen	Klopfender Schmerz Augen rot; Pupillen erweitert; empfindlich gegen Licht Gesicht gerötet Kopf heiß
Berberis Bei Harnbeschwerden	Brennende Schmerzen Schmerzen tief in den Nieren, gehen auf Blase über Gefühl, als würde nach dem Urinieren etwas Harn zurückbleiben Rückenschmerzen
Bryonia Bei Kopfschmerzen	Eher Kopfschmerz auf der rechten Seite Kopf fühlt sich an, als würde er platzen Scharfe, stechende ziehende Schmerzen Schmerzen durch leichtesten Husten Durstig, aber beim Trinken werden die Kopfschmerzen durch das Schlucken schlimmer
Calcarea phos. Beim Stillen	Mangelnde Muttermilch
Cantharis Bei Harnbeschwerden	Zystitis Anhaltender und heftiger Drang Ausscheiden von wenigen Tropfen Schmerzen im Kreuz Schneidende und brennende Schmerzen

Allg. Symptome	Schlechter durch	Besser durch
Wundes lahmes Gefühl Quetschungen von Weichgeweben	Geringste Berührung Ruhe Feuchtkaltes Wetter Wein	Hinlegen Kopf gesenkt halten
Gereizt Durst auf häufige kleine Getränke Verlangt nach Luft, ist aber empfindlich gegen Kälte	Nach Mitternacht Nasses Wetter Kälte Kalte Speisen oder Getränke	Hitze Kopf erhöht Warme Getränke
Plötzliches Einsetzen Unruhig Kein Durst	Geringste Anstrengung Hinlegen Geringster Lärm Geringste Erschütterung	Fester Druck Aufsitzen Kopf fest einhüllen
Rasch wechselnde Symptome	Bewegung, Stehen Jede plötzliche Erschütterung	
Gereizt Lippen, Zunge, Nasenschleimhaut trocken Verstopfung	Husten Trinken Geringste Bewegung Aufsitzen Bücken	Liegen auf der schmerzenden Seite, da es Bewegung verhindert
Kolikschmerzen jedesmal, wenn sie ißt	Geistige Anstrengung	Warmes trockenes Wetter
Unstillbarer Durst mit Abneigung gegen sämtliche Flüssigkeiten	Berührung Urinieren Trinken von kaltem Wasser oder Kaffee	Sanfte Massage

Heilmittel	Besondere Indikationen
Carbo veg. Bei Geburt	Erschöpfung während der Wehen; »zu schwach, die Sache zu Ende zu bringen«
Caulophyllum Bei Geburt	Scheinwehen Zur Stimulierung von Einsetzen und Fortsetzung wirksamer Kontraktionen
Cocculus Bei Schlaflosigkeit	Unfähig wieder einzuschlafen, nachdem die nächtliche Arbeit getan ist Ständige Schläfrigkeit
Coffea Bei Schlaflosigkeit	Durch geistige Aktivität, Aufregung, Freude Schläft bis 3 Uhr morgens, döst dann nur
Colchicum Bei Übelkeit in der Schwangerschaft	Geruch von Nahrung verursacht Übelkeit Verlangen nach verschiedenen Dingen, Abneigung dagegen, wenn man sie riecht Abneigung gegen Essen, Trinken, Tabak
Gelsemium Bei Kopfschmerzen	Einsetzen nach Aufenthalt in der Sonne, nach geistiger Anstrengung, schlechten Nachrichten, Befürchtungen, Vorahnungen Gefühl, als würden Augen und Stirn platzen Schmerz beginnt im Hals, zieht sich über den Kopf Dichte; Gefühl, als wäre ein Band um den Kopf Kopfhaut fühlt sich wund an
Bei Schlaflosigkeit	Durch Aufregung über zukünftiges Ereignis, Tabak, Erschöpfung Kann nicht richtig einschlafen

Allg. Symptome	Schlechter durch	Besser durch
Wunsch, Luft zu bewegen Schweiß feuchtkalt	Hinlegen Wein Kaffee Milch	Zufächeln von Luft Kälte Aufstoßen
Hin- und herziehende Schmerzen und Steifheit in kleinen Gelenken (Finger, Zehen usw.)		
Kinetose (See-, Luft-, Autokrankheit) Schwäche während der Menstruation	Schlafverlust Seelische Erregung Menstruation Frische Luft Essen Rauchen	
Schmerzunerträglichkeit Nervöse Aufregung	Übermäßige Gefühle Narkotika Lärm Starke Gerüche Frische Luft	Wärme Hinlegen
Große Schwäche Innere Kälte Durst	Schlafverlust Geistige Anstrengung Geruch von Nahrung am Abend Jede Bewegung	Bücken
Möchte allein und in Ruhe gelassen werden Möchte nicht bewegt werden Fröstelt Kein Durst	Emotion Jede Denkanstrengung Tabakrauch Nachdenken über seine Leiden	Reichliches Urinieren Frische Luft Reizmittel

Heilmittel	Besondere Indikationen
Hamamelis Bei Krampfadern (Tabletten innerlich; Lösung äußerlich)	Wundes Quetschungsgefühl der betroffenen Stellen
Ignatia Bei Schlaflosigkeit	Gliederzuckungen beim Einschlafen Lange, beunruhigende Träume
Bei Schwermut nach der Schwangerschaft (Ernährung überprüfen!)	Weinerlich Häufiges Seufzen Wechselnde Stimmung
Iris versicolor Bei Kopfschmerzen	Migräne oder »kranke« Kopfschmerzen, die mit einem Schleier vor den Augen beginnen Kopfhaut fühlt sich gespannt an, besonders rechte Schläfe Übelkeit und Erbrechen
Kali bichromicum Bei Kopfschmerzen	»Sinuskopfschmerz«-Symptome; Schmerz in der »Maskenstelle« oder an der Nasenwurzel Sicht verschleiert Blindheit; Sicht kehrt zurück, wenn Kopfschmerz stärker wird Wünscht Dunkelheit, Ruhe; möchte sich hinlegen Knochen und Kopfhaut fühlen sich wund an
Kali carbonicum Bei Schwermut nach Schwangerschaft (Ernährung überprüfen!)	Seit Entbindung Nicht das gewohnte Selbst Abneigung gegen Alleinsein Müdigkeit
Mercurius corrosivus Bei Harnbeschwerden	Zystitis Anhaltender Drang mit heftigem Brennen Ständiger Drang und ständige Anstrengung, muß und kann nicht Urin kann eine kleine Menge Blut enthalten Schwitzen nach Urinieren
Natrium phosphoricum Bei Übelkeit in der Schwangerschaft	Übelkeit Saures Aufstoßen und Erbrechen

Allg. Symptome	Schlechter durch	Besser durch
Blutende wunde Hämorrhoiden	Warme feuchte Luft	
Nachteilige Wirkungen von Kummer, Enttäuschung, Sorge, Schock Empfindliche, erregbare Patienten	Morgen Gefühle Starke Gerüche Tabakrauch Frische Luft	Änderung der Lage Während Essen Harter Druck Gehen
Zunge, Hals und Magen brennen Heftiger Speichelfluß Appetitverlust	Abend Nacht Ruhe	Fortgesetzte Bewegung
Zähe, fadenartige Absonderungen, die an Stellen kleben Nase verstopft und verkrustet; blutet, wenn Krusten entfernt werden	Morgen Bewegung, Gehen Bücken Vorbeugen Heißes Wetter	Druck Warme Speisen oder Getränke Frische Luft
Schwäche Rückenschmerzen Empfindlich gegen jeden Wetterwechsel	3 Uhr morgens	Tagsüber Sich-Bewegen
	Abend Nacht Säuren	Ruhen
Säureüberschuß		

Heilmittel	Besondere Indikationen
Nux vomica Bei Kopfschmerzen	Hilft oft bei »Katerkopfschmerzen« nach zu reichlichem schweren Essen und Trinken Schwindel, Übelkeit und saures Erbrechen Rasende Kopfschmerzen im Hinterkopf oder über den Augen, als würde ein Nagel eingetrieben Schmerzen in der Stirn, mit dem Wunsch, den Kopf gegen etwas zu pressen Kopfhaut fühlt sich wund an Kopfschmerz in Verbindung mit Magenbeschwerden
Bei Schlaflosigkeit	Nach geistiger Anstrengung Kann nach 3 Uhr morgens bis gegen Morgen nicht schlafen, fühlt sich beim Aufwachen miserabel
Bei Übelkeit in der Schwangerschaft	Beginnt mit Würgen und Brechreiz Übelkeit morgens nach Essen Gewicht und Schmerzen im Magen
Bei Harnbeschwerden	Zystitis Häufiger und schmerzhafter Drang mit wenig Erfolg
Phosphorus Bei Übelkeit in der Schwangerschaft	Großer Durst auf kaltes Wasser, das erbrochen wird, sobald es im Magen warm wird Schwaches leeres Gefühl im Bauch
Phytolacca decandra Bei Stillen	Verstopfter Milchkanal Brust hart und sehr empfindlich Während des Stillens ziehen Schmerzen von der Brustwarze über den ganzen Körper
Pulsatilla Bei Stillen	Um die Muttermilch für das Abstillen zum Versiegen zu bringen
Bei Schlaflosigkeit	Durch ständig wiederkehrende Gedanken Abends hellwach

Allg. Symptome	Schlechter durch	Besser durch
Überempfindlich gegen Licht, Lärm, Musik, alles Gereizt, besonders morgens Fröstelt, empfindlich gegen Zug	Morgen Geistige Anstrengung Nach Essen Berührung Gewürze Reizmittel Narkotika Kälte	Abend Ungestörtes Schläfchen Ruhen
Angsterfüllt, besorgt Plötzliches Einsetzen der Symptome Sehr empfindlich gegen äußere Eindrücke: Licht, Lärm, Gewitter, Gerüche usw.	Abend Berührung Körperliche oder geistige Anstrengung Warme Speisen oder Getränke	Schlaf Kälte Kalte Speisen Frische Luft
Unruhig Fieber Frösteln Schmerzendes Wundgefühl	Rechte Seite Nacht Bewegung	Wärme Ruhe
Empfindlich Verlangt nach Aufmerksamkeit und Sympathie Wechselnde Symptome Kein Durst Verlangt nach frischer Luft	Hitze Warmer Raum Schweres fettes Essen	Frische Luft Kalte Speisen und Getränke

Heilmittel	Besondere Indikationen
Sanguinaria	Brennen in den Augen
Bei Kopfschmerzen	Rasender Schmerz; beginnt morgens im Hinterkopf, wird im Lauf des Tages stärker, dauert bis zum Abend; breitet sich nach oben aus und setzt sich über dem rechten Auge fest
	Kopfschmerzen durch Sonne
	»Krankheitskopfschmerzen« mit Frösteln, Übelkeit, Erbrechen, Schwindel
	Periodischer Kopfschmerz; kann alle sieben Tage oder zur Zeit der Menses wiederkehren

Richtsymptome	Schlechter durch	Besser durch
Brennendes Gefühl in verschiedenen Körperteilen Rote brennende Wangen	Liegen auf der rechten Seite Bewegung Berührung Süßigkeiten	Dunkelheit Hinlegen Ruhe Schlaf Säuren

Gesunde Haustiere durch Homöopathie

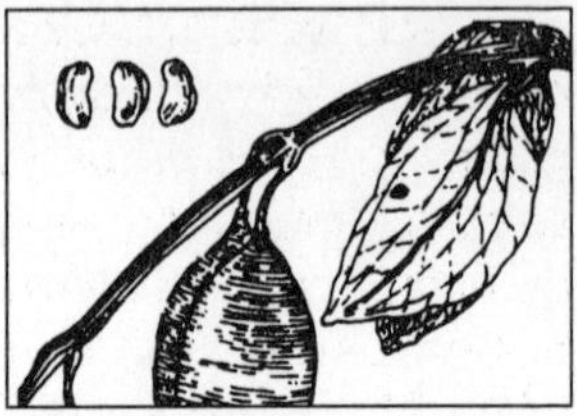

Ignatia amara –
Ignatiusbohne

Neulich rief Eleanor an, eine Patientin, die ich einige Jahre lang behandelt habe. Nach einigen Minuten freundlicher Unterhaltung fragte ich: »Irgendein Aufflackern Ihrer Arthritis?« Nein, mit ihr sei alles in Ordnung. Nach einer Pause sagte sie: »Ich möchte Sie ja nicht gern damit belästigen, aber wir machen uns solche Sorgen um Freddy, unseren Yorkshireterrier. Er hat Anfälle, und der Tierarzt kann nichts für ihn tun.« Ich versicherte ihr, daß es mir nichts ausmachte, Freddy als Patienten zu haben.

Tiere aller Arten, einschließlich Tiere von Bauernhöfen, Kanarienvögel, Tauben, ein zahmer Nerz (um einige zu nennen, von denen ich gehört habe), haben genau wie Menschen einen Vorteil von dem gut gewählten homöopathischen Heilmittel. Es ist besonders befriedigend, ein Tier homöopathisch zu behandeln, da keiner behaupten kann, daß das Heilmittel nur eine Placebowirkung habe – »Sie bilden sich das nur ein.«

In diesem Kapitel teilen wir einige unserer Erfahrungen mit Tieren mit und lassen unter anderem eine Hundezüchterin und eine Besitzerin von Ziegen zu Wort kommen.

Zurück zu Freddy. Eleanor berichtete, daß der Yorkie sämtliche Anzeichen eines epileptischen Anfalls habe – während eines Anfalls fiel er auf die Seite, preßte die Kiefer zusammen und hatte Schaum vor dem Mund. Ich schlug in meiner *Materia Medica* nach, wählte *Calcarea phos.,* das diese Symptome hat, und empfahl ihr, ihm dreimal täglich eine Tablette zu geben. Einen Monat später schrieb Eleanor, daß Freddy keinen weiteren Anfall gehabt hatte und sich allgemein besser fühlte.

Dr. Wilbur Bond, ein homöopathischer Arzt, entdeckte, daß die Homöopathie bei Tieren wirkte, als sich sein Hund, eine Kreuzung zwischen einem Spitz und einem Zwergcollie, eine schwere Brusterkältung zuzog. Da Dr. Bond einen Nachbarn hatte, der Tierarzt war, konsultierte er diesen. Der Tierarzt verschrieb Penicillin. Dr. Bond, der gegen die Anwendung von Antibiotika – außer in einer kritischen Situation – abgeneigt war, schrieb in einem Artikel: »Ich faßte den Entschluß, mich im Verordnen zu versuchen.« Er stellte die körperlichen Symptome des Hundes fest – Heiserkeit, entzündeter Hals – sowie die geistigen – Angst vor Gewittern, lustiges Gemüt. Anschließend wendete er die altehrwürdige Methode an, die Hauptsymptome eines Falles denen des Heilmittels zuzuschreiben, und gab seinem Hund eine Dosis *Phosphorus.* Und siehe da: Der Hund erholte sich bald wieder, und die Erkältung verschwand »wie durch Hexerei«.

Manche Leiden sprechen auf spezifische Heilmittel an, wodurch das Verordnen eine einfache Angelegenheit wird. Ein Hund mit Erbrechen und Durchfall oder einer Magenverstimmung benötigt häufig *Arsenicum album.* Dieser Ratschlag stammte von Barbara, einer Patientin, die Shi-tzus züchtet, diese Hunde mit glatten weißen Haaren, die wie laufende Mops aussehen. Wenn *Arsenicum alb.* die Symptome nicht mildert, gibt Barbara *Veratrum album* – drei Dosen im Abstand von acht Stunden.

Aconitum ist ein anderes Heilmittel, das diese Hundezüchterin häufig anwendet – bei einem Hund mit einem zerkratzten Auge oder bei denen mit beginnender Erkältung und Husten. *Aconitum* hat das geistige Symptom »Furcht«, das, wie Barbara vor kurzem entdeckte, auch für Hunde zutrifft. Eine Hündin hatte gerade geworfen – sie war nach dem Erlebnis so erschrocken, daß sie ihre Jungen nicht anrühren wollte. Ich gab ihr *Aconitum* – es trat eine völlige Persönlichkeitsänderung ein. Barbara gibt der Mutter nach der Geburt routinemäßig *Arnica* und später manchmal *Pulsatilla,* »um die Gebärmutter zu reinigen«.

Ruth Holland, Kuratorin der *American Foundation for Homeopathy* und Tierfreundin, teilte uns mit, wie man einen kampflustigen Hund behandelt, der mit Schnittwunden und Quetschungen nach Hause kommt. »Seine Wunden mit *Calendula*-Lösung waschen, ihm dann, wenn er blutet, *Phosphorus* oder *Ferrum phos.* geben. Wenn die Wunde entzündet ist, zur Lokalisierung der Infektion *Hepar sulph.* verabreichen.

Hunde haben Gefühle genau wie Menschen«, fuhr Ruth fort. Der Hund ihrer Mutter, ein Terrier, war nach dem Tod seiner Herrin untröstlich. »Ich verschrieb der Hündin *Ignatia* gegen ihren Kummer«, sagte Ruth, »und bald wurde sie munter.«

Wir haben schon immer Katzen gehabt, normale Hauskatzen und Rassekatzen, daher habe ich die Verletzungen und Leiden gar mancher Katze behandelt. Die schlimmste Verletzung, an die ich mich erinnern kann, zog sich ein rauflustiger Kater zu, der eines Tages in wüster Verfassung nach Hause kam: Sein ganzes Fell und ein Teil des Fleisches waren am Hals entfernt – man konnte sogar die Luftröhre und die Halsader sehen. Obwohl ich befürchtete, daß das Ende nahe war, bereitete ich *Calendula*-Lösung zu (zehn Tropfen Sucus auf eine Tasse lauwarmes Wasser), tauchte dann sterile Watteböllchen in die lauwarme Lösung und tupfte die offene Wunde ab. Ich fuhr damit fort, die Wunde zweimal täglich abzutupfen oder jedesmal, wenn ich einige freie Minuten ergattern konnte. Es bildete sich kein Eiter, und die Wunde heilte sehr schön, nach einigen Wochen wuchs zu meiner Überraschung wieder das Fell.

Tommy, ein anderer kampfgezeichneter Kater, kam mit einem stark geschwollenen und eiternden Vorderbein von einem Kampf nach Hause. Ich gab *Hepar sulf.* in seine Milch, das eine Entzündung lokalisiert. Die Infektion legte sich, aber die Wunde schloß sich nicht. Also gab ich ihm *Silicea,* da ich festgestellt hatte, daß dieses Heilmittel eine gute Behandlung für Wunden ist, die langsam heilen. Dank *Silicea* heilte die Wunde gut zu.

Bei Ohrengeschwüren einer Katze, die häufig den Gleichgewichtssinn beeinträchtigen oder zu einem Abszeß im Mittelohr führen, hilft *Hepar sulf.* Dies erfuhren wir von Mrs. Raymonde Hawkins, der Leiterin eines Tierheims in Sussex, England. Diese im Verordnen homöopathischer Heilmittel erfahrene Dame hat ihre Schützlinge viele Jahre homöopathisch behandelt.

Mrs. Hawkins, die ihre unterschiedlichen Erlebnisse schriftlich mitteilt (so verhalf *Selenium* beispielsweise einem Papagei zu seinem Federkleid zurück), berichtete über den Erfolg bei der Behandlung von »Katzengrippe«, einer Form von Gastroenteritis mit wäßrigem Durchfall, mit *Arsenicum alb.:* drei Tage lang dreimal täglich eine Dosis.

Da Pferde gewöhnlich eine beträchtliche Kapitalanlage darstellen, wollen wir hoffen, daß der Besitzer eines Pferdes den folgenden Vorfall liest. Kürzlich wurde Christine, erfahren im Verordnen homöopathischer Heilmittel, Zeugin eines ungewöhnlichen Unfalls in einem Reitstall. Ein reizbares Pferd, durch irgendeine Störung entnervt, bäumte sich auf, fiel nach hinten über und biß sich auf die Zunge, wobei eine Hauptschlagader durchtrennt wurde.

Wie Christine sich erinnerte: »Das Pferd blutete wie verrückt. Ich befahl dem Stalljungen, etwas Eis zu holen, und rannte zum Wagen, um mein Heilköfferchen zu holen, das ich im Handschuhfach aufbewahre. Inzwischen hatte jemand den Tierarzt angerufen, der sagte, daß er nichts tun könne – er könne keine Zunge zusammenflicken. Ich gab dem Pferd eine Dosis *Phosphorus,* das die Blutung bald zum Stillstand brachte.« Christine erfuhr später, daß die Zunge zufriedenstellend heilte.

Unsere Sachverständige für Ziegen und Homöopathie ist Evelyn Purser, die eine Ziegenfarm in Sacramento, Kalifornien, hat. Wie Koautorin Jane während eines Besuchs bei Evelyn erfuhr, hat diese freundliche, energische, grauhaarige Dame ihre Ziegen mehrere Jahre homöopathisch behandelt; von den Ergebnissen ist sie so begeistert, daß sie für ihre Ziegen züchtenden Nachbarn einen Studienkursus über das Thema abhält.

Evelyns Studenten werfen Fragen auf wie »Meine neue Geiß ist vom Melkstand gestolpert. Sie humpelt, ihr Vorderbein tut ihr weh, sie will nicht laufen. Was soll ich tun?« Evelyn liest aus einem Elementartext vor, in dem geraten wird: Jede halbe Stunde zwei *Arnica*-Tabletten verabreichen, bis sich eine Besserung bei ihr zeigt. Wenn die Steifheit anhält, als nächstes *Ruta* geben.

In der nächsten Unterrichtsstunde berichtete der Student, der die Frage gestellt hatte, daß er nach einer Dosis *Arnica* gesehen hatte, daß »die Ziege sich reckte und ein wenig bewegte. Nach vier Dosen lief sie«. Evelyn gibt auch der Geiß, die durch verlängerte Wehen erschöpft ist, *Arnica* oder einer Ziege, die unter Schock steht. Sie hat *Arnica* in Reichweite für den Fall, daß »ich mir das Schienbein am Melkstand anschlage«.

Das Verordnen für ein Tier erfordert wie das für einen Menschen aufmerksames Beobachten. Beispielsweise zu wissen, ob Ihr Hund fröstelt oder ob es ihm warm ist, ist für die Wahl eines Heilmittels wichtig. Um dies zu bestimmen, beobachten, ob er sich an einem warmen Ort zusammenrollt, um die Körperhitze zu konservieren, oder sich im Eingang ausstreckt, um etwas Wind zu bekommen. Trinkt er gern sehr kaltes Wasser? Ja, wenn er mag, daß Sie Wasser ins Becken laufen lassen, statt aus seiner Schüssel zu trinken.

Wie steht es mit seiner Vorliebe für Fett, ein weiteres wichtiges Symptom? Wenn Sie ihm das nächste Mal einen Knochen hinwerfen, darauf achten, ob er sorgfältig um das Fett herumkaut.

Die geistigen Symptome eines Haustieres kann der Besitzer leicht feststellen. Sie wissen besser als jeder andere, ob Ihr Tier freundlich und liebenswürdig oder das Gegenteil ist. Wenn Ihr Haustier Schmerzen hat, auf Abweichungen vom Normalverhalten achten. Hat Ihr Hund den Appetit verloren? Statt Sie springend und schwanzwedelnd zu begrüßen, stellt er kaum ein Ohr auf? Möchte Ihre Katze häufiger hinausgelassen werden oder strengt sie sich an, wenn sie auf ihr Katzenklo geht? Wie alle Eltern wissen, ist keine verbale Kommunikation erforderlich, um den Zustand eines Patienten einzuschätzen.

Zwar macht es mir Spaß, mich mit meinen Patienten über ihre und meine Haustiere zu unterhalten, doch ich mache mir niemals vor, daß ich den Platz eines Tierarztes einnehmen kann. Wenn ein Problem jenseits meiner Kompetenz liegt, tue ich das, was auch Sie tun – den Tierarzt anrufen.

Anhang

Anhang A Heilmittel und ihre Abkürzungen

Heilmittel	Abgekürzter Name	Abkürzung
Aconitum napellus	Aconitum	Acon.
Aesculus hippocastanum	Aesculus	Aesc.
Allium cepa		All. c.
Alumina		Alum.
Anacardium		Anac.
Antimonium crudum	Antimonium crud.	Ant. c.
Antimonium tartaricum	Antimonium tart.	Ant. t.
Apis mellifica	Apis	Apis
Arnica montana	Arnica	Arn.
Arsenicum album	Arsenicum	Ars.
Baryta carbonica	Baryta carb.	Bar. c.
Belladonna		Bell.
Berberis vulgaris		Berb.
Bryonia alba	Byronia	Bry.
Calcarea carbonica	Calcarea carb.	Calc.
Calcarea phosphorica	Carlcrea phos.	Calc. p.
Calendula officinalis	Calendula	Calen.
Cantharis		Canth.
Carbolicum acidum	Karbolsäure	Carb. ac.
Carbo vegetabilis	Carbo veg.	Carb. v.
Caulophyllum		Caul.

Heilmittel	Abgekürzter Name	Abkürzung
Causticum		Caust.
Chamomilla		Cham.
Chinchona officinalis	China	Chin.
Cistus canadensis	Cistus	Cist.
Cocculus		Cocc.
Coffea cruda	Coffea	Coff.
Colchicum		Colch.
Collinsonia		Coll.
Colocynthis		Coloc.
Crotalus horridus	Crotalus	Crot. h.
Cuprum arsenicosum	Cuprum ars.	Cupr. ar.
Cuprum metallicum	Cuprum	Cupr.
Dulcamara		Dulc.
Echinacea angustfolia	Echinacea	Echi.
Equisetum		Equis.
Eupatorium perfoliatum	Eupatorium	Eup. per.
Euphrasia		Euphr.
Ferrum metallicum	Ferrum met.	Ferr. m.
Ferrum phosphoricum	Ferrum phos.	Ferr. p.
Gelsemium sempervirens	Gelsemium	Gels.
Glonoinum		Glon.
Graphites		Graph.
Hamamelis virginica	Hamamelis	Ham.
Hepar sulphuris calcareum	Hepar sulph.	Hep.
Hypericum perfoliatum	Hypericum	Hyper.
Ignatia amara	Ignatia	Ign.
Ipecacuanha	Ipecac	Ip.
Kali bichromicum	Kali bi.	Kali. bi.
Kali bromatum	Kali brom.	Kali. br.
Kali carbonicum	Kali carb.	Kali. c.
Kali muriaticum	Kali mur.	Kali. m.
Kreosotum	Kreos.	Kreos.

Heilmittel	Abgekürzter Name	Abkürzung
Ledum palustre	Ledum	Led.
Lycopodium		Lyc.
Magnesia phosphorica	Magnesia phos.	Mag. p.
Mercurius corrosivus	Mercurius corr.	Merc. c.
Mercurius vivus	Mercurius	Merc.
Natrium muriaticum	Natrium mur.	Nat. m.
Natrium phosphoricum	Natrium phos.	Nat. p.
Nitricum acidum	Salpetersäure	Nit. ac.
Nux vomica	Nux	Nux v.
Oxalicum acidum	Oxalsäure	Ox. ac.
Phosphorus		Phos.
Phytolacca decandra	Phytholacca	Phyt.
Podophyllum		Podo.
Pulsatilla pratensis	Pulsatilla	Puls.
Pyrogenium		Pyrog.
Rhododendron		Rhod.
Rhus toxicodendron	Rhus tox.	Rhus. t.
Rumex crispus	Rumex	Rumx.
Ruta graveolens	Ruta	Ruta
Sabina		Sabin.
Sanguinaria canadensis	Sanguinaria	Sang.
Sepia		Sep.
Silicea		Sil.
Spongia tosta	Spongia	Spong.
Sulphur		Sulph.
Symphytum officinale	Symphytum	Symph.
Thuja occidentalis	Thuja	Thuj.
Urtica urens	Urtica	Urt. u.
Veratrum album	Veratrum alb.	Verat. a.
Verbascum thapsus	Verbascum	Verb.

Anhang B Mini-Repertoire

Dieses Mini-Repertoire, das auf Dr. James Tyler Kents *Repertory to the Homeopathic Materia Medica* basiert, bietet einen Leitfaden zu den Hauptsymptomen der achtundzwanzig im homöopathischen Heilköfferchen enthaltenen Heilmittel. Mit Hilfe dieses Repertoires finden Sie in angemessenem Zeitraum das Heilmittel, das den Symptomen des Patienten am ähnlichsten ist. Bei der Benützung des Mini-Repertoires auf folgendes achten:

1. Ihren Patienten aufmerksam beobachten und wichtige Symptome nach der Beobachtungs-Checkliste im Kapitel »Ihr Heilköfferchen zu Hause« notieren.
2. Jedes Symptom im Mini-Repertoire nachsehen, um zu bestimmen, welches Heilmittel (oder welche Heilmittel) dieses Symptom am stärksten und stetigsten zeigt. Wenn ein Heilmittel, das einem speziellen Symptom folgt, nur in Großbuchstaben angegeben ist, ist dies das für dieses Symptom zu wählende Heilmittel.
3. Eine Hilfe, wenn Sie zwischen zwei oder mehr möglichen Heilmitteln wählen: Jedes Heilmittel in *der Materia Medica* (Anhang C) nachschlagen. Dies führt Sie zu dem Heilmittel, das am engsten mit dem Symptombild des Patienten übereinstimmt.

Wir haben einige weniger häufig angezeigte Heilmittel ausgelassen, um Ihnen Ihre Aufgabe zu erleichtern. Einige dieser anderen Heilmittel sind gelegentlich angezeigt. Wenn Sie Ihre Symptome oder Ihre Heilmittel nicht finden, in den Heilmitteltabellen am Ende der Kapitel nachsehen, in denen die Symptome für bestimmte Leiden angeführt sind, und dann die *Materia Medica* anwenden.

Ein homöopathischer Arzt wählt vielleicht auch eines der Heilmittel, die in Ihrem Mini-Repertoire nicht angegeben sind. In diesem Fall verwendet der Arzt möglicherweise ein vollständigeres Repertoire.

Homöopathisches Heilköfferchen: Repertoire

Beobachten:

1. Farbe

a) Haut

Blaß: Acon., ANT. T., Apis, Arn., ARS., Bell., Bry., CALC. P., Canth., CARBO V., Cham., FERR. P., Ign., Ip., Led., Mag. p., Merc., Nux v., Phos., Puls., Spong., SULPH., VERAT.
Rot: ACON., Ant. t., APIS, Arn., Ars., BELL., BRY., Canth., CHAM., Ferr. p., Hep., Hyper., Ign., Merc., NUX V., PHOS., Puls., Spong., Sulph., Verat.
Eingeschränkt rot: Ant. t., Ars., Ferr. p., PHOS., Puls., SULPH.

b) Lippen

Trocken: Acon., Ant. t., Apis, Bell., BRY., Canth., Gels., Ign., Merc., Nux v., Phos., PULS., SULPH., Verat. a.
Gesprungen: Arn., Ars., BRY., CARBO V., Cham., Ign., Merc., Phos., SULPH., Verat. a.
Rot: Apis, ARS., Ferr. p., Puls.
Blaß: Apis, ARS., Ferr. p., Puls.

c) Zunge

Trocken: ACON., Ant. t., APIS, Arn., ARS., BELL., BRY., Carbo v., CHAM., Ip., MERC., Nux v., Phos., PULS., Spong., SULPH., Verat. a.
Naß: Bell., Calc. p., Canth., Carbo v., Cham., Ferr. p., Hep.,

Ign., IP., MERC., NUX V., Phos., Puls., Sulph., VERAT. A.
Rot: Acon., APIS, ARS., BELL., Canth., Carbo v., Cham., Ferr. p., Gels., MERC., Nux v., PHOS., Sulph., Verat. a.
Spitze rot: Apis, ARS., SULPH.
Rotgestreift: Ant. t.
Weiß: Acon., Ant. t., Apis, Arn., ARS., BELL., BRY., Carbo v., Cham., Gels., Hyper., MERC., Nux v., Phos., PULS., SULPH.
Geschwollen: ACON., APIS, Ars., BELL., Calc. p., Canth., MERC., Phos.

2. Ausdruck

a) *Besorgt:* ACON., Ant. t., Apis, ARS., Bell., Carbo v., Nux v., Spong., Sulph., VERAT. A.
b) *Erschreckt:* ACON., Canth.
c) *Bestürzt:* Arn., Ars., Gels.
d) *Verwirrt:* Ars., Phos.
e) *Schwere Augenlider:* Ars., GELS.

3. Haltung und Bewegung

a) *Ruhig, still:* BRY., GELS.
b) *Unruhig:* ACON., Apis, Ant. t., ARS., BELL., CALC. P., Carbo v., Cham., Led., MERC., Nux v., PULS., SULPH.
c) *Lethargisch:* BRY., GELS.

4. Stimmung

a) *Gereizt:* ACON., Ant. t., APIS, Ars., BELL., BRY., Calc. p., Canth., CARBO V., CHAM., Gels., HEP., Led., Merc., NUX V., PHOS., PULS., Ruta., Spong., SULPH., Verat. a.
b) *Nervös:* ACON., Ars., Bell., Bry., Cham., Ferr. p., Merc., NUX V., Phos., Puls.
c) *Zurückgezogen:* GELS., Merc., PHOS., PULS., SULPH.
d) *Verärgert:* ACON., Apis, ARS., Bell., Bry., Calc. p., Carbo v.,

CHAM., HEP., IGN., Led., NUX V., Phos., SULPH.
e) *Traurig:* ACON., ARS., Bell., BRY., Calc. p., Canth., Carbo v., CHAM., Ferr. p., GELS., Hep., IGN., Ip., MERC., Nux v., Phos., PULS., Ruta, Spong., SULPH., VERAT. A.

Fühlen:

1. Haut

a) *Trocken:* Acon., Ant. t., Apis, Arn., ARS., BELL., BRY., Carbo v., CHAM., Ip., LED., Merc., PHOS., Puls., Spong., SULPH., Verat. a.
b) *Feucht:* Ant. t., ARS., CARBO V., HEP., Led., MERC., Phos., Puls., Spong., Sulph.
c) *Heiß:* ACON., APIS, ARS., BELL., BRY., Hep., Ign., Merc., Nux v., PHOS., Puls., SULPH.
d) *Kalt:* Ant. t., ARS., Bell., CALC. P., Carbo v., Cham., Ign., IP., Led., Merc., Nux v., Phos., SULPH., VERAT. A.

e) *Empfindlich:* Acon., APIS, BELL., Bry., Ferr. p., HEP., Ip., Led., Nux v., MERC., SULPH.
f) *Feuchtkalt:* Ant. t., Carbo v., Verat. a.

2. Puls

a) *Schnell:* ACON., Ant. t., APIS, ARN., ARS., BELL., Bry., Canth., Cham., FERR. P., GELS., Hyper., Ign., MERC., NUXV., PHOS., Puls., Spong., SULPH., Verat. a.
b) *Langsam:* Acon., Ant. t., Bell., Canth., GELS., Verat. a.
c) *Schwach:* ANT. T., Arn., ARS., Canth., CARBO V., GELS., Ign., Ip., Merc., Phos., Puls.
d) *Hart:* ACON., Ant. t., Arn., BELL., BRY., Canth., Hep., Ign., Led., Merc., Nux v., Phos., Sulph.

3. Reaktion auf Berührung

a) *Schmerzen:* Acon., Ant. t., APIS, ARN., Ars., BELL., BRY., Canth., Carbo v., CHAM., HEP., Led., MAG. P., Merc., NUX V., Phos., Puls., Spong., SULPH., Verat. a.
b) *Zurückziehen:* Acon., Ant. t., Arn., Bell., Bry., CHAM.
c) *Behaglich:* Ars., Bry., Phos.

Hören:

1. Stimme:

a) *Schwach:* Ant. t., Bell., CANTH., Carbo v., Cham., Ferr. p., Gels., HEP., Ign., Nux v., Phos., Puls., Spong., Sulph., VERAT. A.
b) *Heiser:* ACON., ALL. C., Ant. t., Apis, Ars., BELL., BRY., Calc. p., Canth., CARBO V., CHAM., Gels., HEP., MERC., PHOS., Puls., SPONG., Sulph., Verat. a.
c) *Tief:* CARBO V., Phos.
d) *Rauh:* Acon., PHOS., Spong. Sulph.

2. Atmung

a) *Keuchend:* Acon., Ant. t., APIS, Ars., Hyper., Ip., Phos., Spong.
b) *Rasch:* ACON., ANT. T., Arn., ARS., BELL., BRY., Canth., CARBO V., Cham., GELS., Hep., Ign., IP., Merc., Nux v., PHOS, Puls., SULPH., Verat. a.
c) *Mühsam:* Acon., ANT. T., Arn., ARS., Bell., BRY., CARBO V., Ferr. p., Gels., HEP., Ign., IP., Merc., Nux v., PHOS., PULS., SPONG., SULPH., VERAT. A.
d) *Schnaufend:* ARS., CARBO V., CHAM., IP.
e) *Unregelmäßig:* Ant. t., Ars., BELL., Cham., Ign., Nux v., Puls.

3. Sprache

a) *Unzusammenhängend:* Bell., BRY., Gels., PHOS., Sulph.
b) *Hastig:* Bell., HEP., Ign., MERC.
c) *Langsam:* Phos.
d) *Weigert sich zu antworten:* Arn., Nux v., PHOS., SULPH., Verat. a.

4. Geisteszustand

a) *Unvernünftig:* Acon., Ars., Bell., IGN., SULPH.
b) *Delirös:* Acon., ARS., BELL., BRY., Cham., Gels., Ip., Merc., Nux v., Phos., Puls., Sulph., VERAT. A.

5. Beschwerden

a) Stelle:
Kopf: ACON., APIS, ARN., BELL., BRY., Cham., Ferr. p., GELS., Hep. s., Ign., Ipec., Led., MAG. P., Merc., NUX V., PHOS., PULS., Ruta, SULPH.
Auge: Acon., All. c., Apis, Arn., Ars., BELL., BRY., Calc. p., CHAM., Ferr. p., Gels., Hep., Ign., Mag. p., MERC., Nux v., Phos., Puls., RUTA, Spong., Sulph.
Ohr: Acon., All. c., Apis, Arn., Ars., BELL., Calc. p., Carbo v., CHAM., Gels., HEP., Mag. p., MERC., Nux v., PHOS., PULS., Spong., SULPH.
Nase: Ars., HEP., Merc., PULS., Sulph.
Zähne: ACON., Ars., BELL., BRY., Carbo v., CHAM., HEP., MERC., Nux v., Phos., Puls., Sulph.
Hals: Apis, BELL., Hep., Ign., Merc., Phos., Sulph.
Magen: Acon., Ant. t., Apis, Arn., ARS., BELL., BRY., Calc. p., Canth., CARBO V., Cham., Gels., Ign., Ip., Mag. p., Merc., NUX V., PHOS., PULS., SULPH., VERAT. A.
Brust: Acon., ARN., APIS, ARS., BELL., BRY., CALC. P., Canth., Carbo v., Cham., Hep., Mag. p., Merc., Nux v., PHOS., Puls., SPONGIA, Sulph., Verat. a.

Bauch: All. c., Apis, ARS., Bell., BRY., Calc. p., CANTH., Carbo v., CHAM., IP., Led., Nux v., PHOS., PULS., Sulph., VERAT. A.
Mastdarm: Acon., Ars., Bell., Carbo v., IGN., Merc., Nux v., Phos., PULS., Ruta, SULPH.
Blase: Acon., Apis, Ars., BELL., Calc. c., CANTH., Carbo v., Puls.
Uterus: Acon., BELL., Bry., Calc. p., Cham., Gels., NUX V., PULS.
Eierstöcke: Acon., APIS, BELL., Bry., Ign., MAG. P., MERC., Phos., Puls.
Vagina: Bell., Calc. p., Cham., Merc., Nux v., Puls., Sulph.
Hals: Acon., Apis, ARS., BELL., Bry., Calc. p., Carbo v., Ferr. p., GELS., Hep., Ign., Ip., Mag. p., Merc., Phos., Puls.
Oberer Rücken: Bell., Bry., Calc. p., Hyper., Merc., Phos., SULPH.
Unterer Rücken: Apis, Arn., BRY., Calc. p., CANTH., Carbo v., Cham., Ferr. p., Gels., Hep., Ip., LED., Mag. p., NUX V., PHOS., PULS., Ruta, SULPH.
Kreuzbeingegend: Ant. t., Bry., Calc. p.
Hüften: Acon., Arn., ARS., Bell., Bry., Calc. p., HEP., LED., Merc., Phos., PULS., Sulph., Verat. a.
Oberschenkel: Apis, Ars., Bell., Bry., Carbo v., Gels., Hep., Hyper., Led., Merc., Sulph.
Beine: Arn., Ars., BELL., Gels., Led., Merc., Nux v., Phos., Puls., Sulph., Verat. a.
Füße: Apis, Arn., Ars., Carbo v., Led., Merc., Nux v., Ruta, Verat. a.
Schultern: Ars., Bry., Calc. p., Ferr. p., Hep., Ign., Led., Merc., Phos., Puls., SULPH.
Arme: Ars., BRY., Calc. p., Cham., Gels., Hep., Led., Mag. p., Nux v., Phos., PULS., Sulph., Verat. a.
Hände: Hep., Sulph.
Finger: Acon., Hep.

b) *Schlechter*
Morgen: Acon., Apis, Arn., Ars., BRY., CALC. P., CARBO V.,

CHAM., Ferr. p., Gels., Hep., Ign., Merc., NUX V., PHOS., PULS., SULPH., VERAT. A.
Mittag: Apis, Ars., Carbo v., Phos., Sulph.
Nachmittag: Apis, Ars., BELL., Bry., Calc. p., Canth., Ign., Led., Merc., Nux v., Phos., PULS., Sulph.
Abend: Acon., All. c., ANT. T., ARN., Ars., BELL., BRY., CARBO V., CHAM., Ferr. p., Hep., Ign., Ip., Led., MERC., Nux v., PHOS., PULS., RUTA, Spong., SULPH.
Nacht: ACON., Ant. t., ARN., ARS., Bell., Bry., CALC. P., Canth., Carbo v., CHAM., Ferr. p., HEP., Ign., IP., Led., MERC., Nux v., PHOS., PULS., Spong., SULPH.

c) Art von Schmerzen
Schmerzend: Acon., Arn., Ars., Bell., Bry., Calc. p., Carbo v., Cham., Ip., Gels., Nux v., Phos., Puls., Sulph.
Bohrend: BELL., Hep., Merc., PULS., Sulph.
Wund: Acon., ARN., Bry., Canth., Led., Phos., Puls., RUTA.
Brennend: Acon., APIS, Arn., ARS., Bell., BRY., Calc. p., CANTH., CARBO V., MERC., NUX V., PHOS., Puls., Spong., SULPH.
Rasend: Acon., BELL., BRY., Hep., Ip., MERC., PHOS., Puls., Spong., Sulph.
Krampfartig: Acon., Ant. t., Apis, Ars., BELL., Bry., Calc. p., CARBO V., Cham., Gels., Hep., IGN., IP., Led., MAG. P., Merc., NUX V., PULS., SPONG., SULPH., VERAT. A.
Schneidend: ACON., Ant. t., Apis, ARS., Bry., CANTH., Cham., Hep., Ign., IP., Led., Merc., NUX V., Phos., PULS., SULPH., VERAT. A.
Dumpf: All. c., Apis, Gels., Hyper., Merc., NUX V., PULS.
Wie von einem Nagel: Hep., Ign., Nux v., Puls.
Drückend: Acon., Ant. t., Arn., Ars., Bell., Bry., Canth., Carbo v., Cham., Gels., Ign., Ip., Led., Merc., NUX V., PHOS., PULS., RUTA, Spong., SULPH., Verat. a.
Stechend: Acon., Arn., Ars., BELL., BRY., Calc. p., Canth., Gels., Ign., LED., MERC., Nux v., Phos., PULS., Spong., Sulph.

6. Wünsche

a) Luft
Frische Luft: Apis, Arn., Ars., Bry., Carbo v., PULS., SULPH.
Zufächeln von Luft: CARBO V.
b) Essen, kalt: Ant. t., PHOS., PULS., Verat. a.
c) Getränke
Kalt: ACON., Ant. t., ARS., Bell., BRY., CHAM., Led., MERC., PHOS., VERAT. A.
Warm: ARS., BRY., Carbo v., Hyper., Sulph.
d) Kalte Packungen: Led.
Warme Packungen: ARS., MAG. P.
e) *Wärme* allgemein: Acon., ARS., Bell., Bry., CALC. P., Carbo v., Cham., GELS., Hep., HYPER., Ign., IP., Led., LYC., MAG. P., Merc., NUX V., PHOS., Puls., Sulph.
f) Kälte allgemein: All. c., Ant. t., APIS, Bry., Ip., LED., Merc., Phos., PULS., Sulph., Verat. a.

Riechen:

1. Krank: All. c., ARN., ARS., Bell., Bry., CARBO V., CHAM., Gels., Hep., MERC., Puls., SULPH.

2. Sauer: Acon., ANT. T., ARS., BELL., BRY., CARBO V., Ferr. p., Gels., HEP., Ip., MERC., Nux v., Phos., Puls., Spong., Sulph., VERAT. A.

3. Süß: Apis, Merc., Puls.

4. Muffig: Puls.

5. *Unangenehm:* ARN., Ars., Carbo v., HEP., MERC., NUX V., Phos., PULS., SULPH., Verat. a.

Anhang C Materia Medica

ACONITUM NAPELLUS (ACONITUM)

Eisenhut

Krankheiten durch Furcht; plötzliches Einsetzen und heftige Symptome.

Angst und Unruhe bei jeder Beschwerde.

Kann Schmerzen nicht ertragen, Befürchtungen legen sich nicht.

Schmerzen gefolgt von Starrheit und nervöser Erregung.

Ohnmacht und Schwindel beim Aufstehen.

Gewöhnliche Erkältung, nur Anfangsstadien.

Fieber; plötzliches Einsetzen; heiße trockene Haut; eine Wange häufig rot, die andere blaß.

Durst auf große Mengen Wasser, unstillbar.

Schmerzhaftes Urinieren mit Angstgefühl, Urin rot, heiß, spärlich.

Krupp; wenn Kind erschreckt aus dem Schlaf aufwacht mit trockenem, heiserem bellendem Husten. Gewöhnlich das einzig benötigte Heilmittel.

Augen; lindert Schmerzen und hilft bei der Heilung von Augenverletzungen wie Kratzer auf dem Augapfel oder bei Schmerzen durch einen Fremdkörper im Auge.

Rasende, klopfende Kopfschmerzen; Gefühl, als wäre ein Band um den Kopf.

Schlechter durch	Besser durch
Abend und Nacht	Frische Luft
Liegen auf der betroffenen Seite	
Warmer Raum	
Musik	
Tabakrauch	
Trockener kalter Wind	

ALLIUM CEPA

Zwiebel

Erkältungen bei feuchtem kaltem Wetter. Beginn mit Niesen. Tränende Augen, tropfende Nase. Absonderungen aus der Nase beißend, verursachen wunde Oberlippe und Nase. Absonderungen aus den Augen sind mild.
Nase verstopft.
Nur ein Nasenloch tropft.
Heiserkeit, beginnende Laryngitis.
Husten durch Inhalieren kalter Luft. Greift sich beim Husten an den Hals; hat das Gefühl, als würde Husten den Hals zerreißen.
Kopfschmerzen, meistens in der Stirn.
Neuralgische Schmerzen.
Angezeigt bei Babys mit Koliken und Schmerzen im Bauch.
Symptome beginnen auf der linken Seite und greifen auf die rechte über.

Schlechter durch	Besser durch
Abend	Frische Luft
Warmer Raum	Kalter Raum

ANTIMONIUM TARTARICUM (ANTIMONIUM TART.)

Antimontartrat

Husten; Rasseln von Schleim in der Brust, nichts wird ausgehustet.
Keuchen. Atembeschwerden, als würde man in eigenen Absonderungen ertrinken.
Gesicht ist kalt, blau, blaß, mit kaltem Schweiß bedeckt.
Große Schläfrigkeit.

Schlechter durch	Besser durch
Feuchtes kaltes Wetter	Kalter offener Raum
Abend	Aufsetzen
Wärme	Aufstoßen
Alle sauren Nahrungsmittel, Milch	Spucken

APIS MELLIFICA (APIS)
Honigbiene
Bienenstiche und Insektenbisse mit Schwellung, Jucken und Röte. Nesselausschlag.
Schmerzen sind stechend und brennend.
Weiche Schwellungen an folgenden Stellen: Gesicht, Augenlider, Mund oder im Hals.
Atmen mühevoll.
Kein Durst.
Spärlicher Urin.

Schlechter durch	Besser durch
Hitze	Kalte Packungen
Berührung	Bewegung
Bett ist unerträglich	Frische Luft
Druck	Bloßliegen
Rechte Seite	
Spätnachmittag	
Nach Schlafen	
Geheizter Raum	

ARNICA MONTANA (ARNICA)
Arnika, Bergwohlverleih
Quetschungen von Weichgewebe.

Verletzungen durch Schläge oder Stürze.
Schock durch Verletzung.
Gehirnerschütterung.
Augenverletzungen, blaues Auge.
Blutungen, durch Verletzungen verursacht.
Fördert Heilung.
Lindert Wundsein und Quetschungsgefühl nach Geburt, Krankheiten, Frakturen und Operationen.
Entzündungen nach Zahnextraktion oder Zahnoperation.
Wunde, entzündete Muskeln nach Überanstrengung.
Gelenkverstauchungen, »Tennisellbogen«.
Hilft sogar bei alten Verletzungen.
Patient streitet ab, daß er krank ist.
Das, worauf Patient liegt, scheint zu hart.
Angst, berührt zu werden oder daß jemand nahe kommt.

Schlechter durch	Besser durch
Leichte Berührung Hitze Ruhe	Hinlegen, Kopf niedrig

ARSENICUM ALBUM (ARSENICUM)
Arsen
Besorgt, unruhig, angsterfüllt, gereizt.
Schwach und erschöpft.
Verlangt nach Luft, ist aber empfindlich gegen die Kälte.
Spätere Stadien einer Erkältung im Kopfbereich; Niesen; rote Nase und Augen; starke wäßrige Absonderungen.
Asthma schlimmer nach Mitternacht; Patient fürchtet, er könne beim Liegen ersticken.
Brennende Schmerzen, besser durch Hitze.
Schläfrig, kann aber nicht schlafen; Unruhe. Durst auf häufige kleine Schlucke Flüssigkeit.

Lebensmittelvergiftung.
Erbrechen mit oder ohne unangenehmen Durchfall nach Essen oder Trinken, gefolgt von großer Schwäche.

Schlechter durch	Besser durch
Rechte Seite	Wärme
Nach Mitternacht	Kopf erhöht
Anblick oder Geruch von Essen	Heiße Getränke
Kälte	
Kalte Getränke und Speisen	

BELLADONNA
Tollkirsche
Unruhig, rot und heiß.
Erkältung, Grippe, Halsentzündung, Husten, Fieber, Kopfschmerzen, Ohrenschmerzen.
Ohrenschmerzen, besonders das rechte Ohr, nachdem der Kopf kalt oder naß geworden ist. Plötzliches Einsetzen.
Fieber, besonders bei Kindern. Pupillen erweitert, Augen glänzend.
Plötzliches und heftiges Einsetzen.
Haut fühlt sich trocken und heiß an.
Augen rot, lichtempfindlich, Pupillen erweitert.
Klopfende Kopfschmerzen.
Schläfrig, kann aber nicht schlafen. Unruhiger Schlaf mit Muskelzucken.
Beschwerden beim Zahnen.
Sonnenstich mit hämmerndem Puls.
Klopfende Schmerzen, schlimmer durch Bewegung oder Erschütterung.
Erbrechen aufgrund von Furcht oder Nervosität.

Schlechter durch	Besser durch
Bewegung Lärm Erschütterung Licht Hinlegen	Stehen oder aufrechtes Sitzen

BRYONIA ALBA (BRYONIA)

Weiße Zaunrübe

Leiden mit Fieber.

Trockener, harter krampfartiger Husten mit Stichen in der Brust; muß die Hand auf das Brustbein pressen. Husten nachts schlimmer, nach Essen und Trinken, beim tiefen Einatmen und beim Betreten eines warmen Raums.

Kopfschmerzen; Kopf fühlt sich an, als würde er platzen. Stechende Schmerzen durch leichtesten Husten. Durst, aber Kopfschmerzen werden durch Trinken schlimmer.

Möchte in Ruhe und alleingelassen werden. Gereizt. Möchte Dinge, die zurückgewiesen werden, wenn man sie anbietet.

Blaß.

Fiebrig.

Durst auf große Mengen kalte Getränke in langen Zeitabständen.

Hat Verstopfung; Stuhl groß, trocken und hart.

Kolik, Erbrechen, nach schwerem oder fettem Essen.

Rheumatismus mit roten geschwollenen, heißen glänzenden Gelenken.

Bewegung, Berührung und Druck verschlimmern die Schmerzen.

Stechende Schmerzen, besser durch festen Druck, schlimmer durch Bewegung.

Symptome entwickeln sich langsam, gewöhnlich auf der rechten Seite schlimmer.

Schlechter durch	Besser durch
Bewegung Leichte Berührung Wärme Anstrengung Essen	Ruhe Fester Druck Liegen auf der schmerzenden Seite, da es Bewegung verhindert Kälte

CALCAREA PHOSPHORICA (CALC. PHOS.)
Calciumphosphat
Schmerzen in Gelenken und Knochen, »wachsende« Schmerzen.
Kopfschmerzen bei Schulkindern.
Verzögertes oder schwieriges Zahnen bei Kindern, rascher Zahnverfall.
Verzögertes Schließen der Fontanellen am Säuglingsschädel.
Schwäche mit Anämie, schwitzende Kopfhaut.
Kolik, jedesmal wenn das Kind ißt, schwache Verdauung.
Leichtes Erbrechen bei Kindern.
Verlangen nach Schinken, Schinkenspeck, Räucher- oder Pökelfleisch.
Fördert Milchfluß bei stillenden Müttern, wenn andere Symptome passen.
Frakturen, wo Knochen sich nicht verbinden oder dies nur langsam tun.
Starres, kribbelndes Gefühl.

Schlechter durch	Besser durch
Feuchtkaltes wechselhaftes Wetter Geistige Anstrengung	Sommer Warmes trockenes Wetter

CANTHARIS
Spanische Fliege
Blasenkatarrh; häufiges, brennendes schmerzhaftes Urinieren. Unerträglicher ständiger Harndrang.
Verbrennungen und Verbrühungen mit Wundsein und stechenden Schmerzen, gemildert durch kalte Packungen. Cantharis hilft bei der Heilung und nimmt das brennende Gefühl.
Nachts Brennen in den Fußsohlen.
Unstillbarer Durst mit gleichzeitiger Abneigung gegen sämtliche Flüssigkeiten. Unangenehme Wirkungen durch Genuß von Kaffee.

Schlechter durch	Besser durch
Trinken von Kaffee und kaltem Wasser Berührung Urinieren	Sanfte Massage

CARBO VEGETABILIS (CARBO VEG.)
Holzkohle
Schwäche; Verlangen nach frischer kalter Luft.
Plötzlicher Kollaps durch vielerlei Ursachen.
Atem kalt.
Glieder kalt, Haut bläulich, Schweiß feuchtkalt.
Äußere oder innere Blutungen mit stetigem Aussickern.
Innere Verbrennungen und äußere Kälte.
Abneigung gegen Milch und Fleisch.
Sämtliche Nahrungsmittel, besonders Fette, bekommen nicht, bewirken Gasbildung. Gasbildung verschlimmert sich durch Hinlegen.
Brennen im Magen mit saurem Aufstoßen, Blähungen, Erbrechen von Nahrung und Sodbrennen.

Rasselnder Husten mit Jucken in der Kehle. Krampfartiger Husten mit Brechreiz, Würgen und Erbrechen von Schleim. Heiserkeit, abends schlimmer.
Hat sich von den Wirkungen einer vorhergehenden Krankheit nicht vollständig erholt.

Schlechter durch	Besser durch
Abends	Zufächeln von Luft
Warmes feuchtes Wetter	Kälte
Hinlegen	Aufstoßen
Fettes Essen	
Wein	
Kaffee	
Milch	

CHAMOMILLA
Deutsche Kamille
Schmerzen unerträglich; Ohnmacht und Schweißausbrüche durch schwere Schmerzen.
Empfindliche, mürrische, gereizte Kinder. Kind bittet um etwas, wirft es dann weg; möchte getragen werden.
Schmerzhaftes Zahnen mit oder ohne Fieber. Grünlicher Durchfall während des Zahnens.
Kolik; schmerzhaft, zieht Beine an.
Eine Wange rot, die andere blaß und kalt.
Zahnschmerzen besser durch Kälte. Schlimmer durch warme Getränke und nachts.
Ohrenschmerzen mit starken Schmerzen. Ohren fühlen sich verstopft an.
Durstig.

Schlechter durch	Besser durch
Hitze	Getragenwerden
Frische Luft, Wind	Warmes nasses Wetter
Nacht	

FERRUM PHOSPHORICUM (FERRUM PHOS.)
Eisenoxydphosphat
Frühstadien sämtlicher Entzündungen, einschließlich Erkältungen im Kopfbereich, Ohrenschmerzen, Husten, Lungenentzündung, Bronchitis, Brust- oder Rippenfellentzündung und Rheumatismus.
Fieber mit allmählichem Einsetzen. Blasse Gesichtsfarbe mit roten Wangen. Weicher und rascher Puls.
Harter, trockener kitzelnder Husten mit schmerzender Brust und Heiserkeit.
Hämmernde Kopfschmerzen, die durch kalte Packungen besser werden. Symptome auf der rechten Seite gewöhnlich schlimmer.

Schlechter durch	Besser durch
Nachts	Kalte Packungen
Bewegung	4 bis 6 Uhr morgens
	Berührung

GELSEMIUM SEMPERVIRENS (GELSEMIUM)
Gelsemiumwurzel
Erkältungen im Sommer mit leichtem Fieber. Wäßrige Absonderungen aus der Nase mit häufigem Niesen. Trockener Husten mit entzündetem Hals.
Grippe.
Müdigkeit und Schmerzen im ganzen Körper.

Schweregefühl in Gliedern, Kopf, Augenlidern.
Fröstelnd, Schauer laufen über den Rücken.
Kopfschmerzen, als wäre Band um den Kopf. Kopfhaut fühlt sich wund an.
Halsentzündung mit roten Mandeln. Schwierigkeiten beim Schlucken. Schmerzen ziehen sich vom Hals zu den Ohren.
Kein Durst.
Schwindel, Schläfrigkeit, Zittern und Trägheit.
Unangenehme Wirkungen durch Sonne oder heißes Wetter.
Symptome entwickeln sich einige Tage nach Aufenthalt in warmem feuchtem Wetter.
Nervosität, Befürchtungen, Beklemmung vor zahnärztlicher Behandlung oder Operation.

Schlechter durch	Besser durch
Feuchtes Wetter	Vorbeugen
Emotion	Frische Luft
Erwartung	
Nachdenken über die Krankheit	

HEPAR SULPHURIS CALCAREUM (HEPAR SULPH.)
Kalkschwefelleber
Gereizt. Fröstelnd.
Große geistige und körperliche Empfindlichkeit.
Empfindlich gegen Kälte, kalte Luft, Zug. Hat das Gefühl, als würde Wind auf eine Stelle blasen.
Fällt durch leichte Schmerzen in Ohnmacht.
Kalte Wunden, Abszesse, Geschwüre, Ohrinfektionen.
Erkältung beginnt mit Reizung im Hals.
Wunde, vereiterte Nase. Patient niest, wenn er in kalten trockenen Wind kommt, Nase läuft; später dicke unangenehme Absonderungen.

Halsentzündung mit Gefühl, als wäre Splitter im Hals. Schmerzen erstrecken sich beim Schlucken auf die Ohren.
Heiserkeit mit Verlust der Stimme.
Trockener heiserer Husten. Schlimmer, wenn ein Körperteil bloßliegt.
Krupp mit lockerem rasselndem Husten.
Hepar sulph. hilft auch bei der Lokalisierung einer Infektion.

Schlechter durch	Besser durch
Trockene kalte Luft	Nasses Wetter
Berührung	Wärme
Liegen auf der schmerzenden Seite	Kopf einhüllen
Geringster Zug	Essen

HYPERICUM PERFOLIATUM (HYPERICUM)
Tüpfel-Johanniskraut
Hilfreich bei Nervenverletzungen.
Stichwunden durch Nägel, Bisse, Splitter.
Zerquetschte Fingerspitzen, Nägel oder Zehen.
Schmerzen schießen von der Wunde nach oben, besonders in die Glieder hoch oder bei Rückgratverletzungen das Rückgrat hinauf und hinunter.
Schwere Erschütterungen von Rückgrat und Gehirn. Verletzung des Steißbeins.
Bienenstiche, wenn Schmerzen nach oben ziehen.
Zahnärztliche Operationen einschließlich Arbeiten am Wurzelkanal oder Zahnextraktion.
Augenverletzungen.
Mildert Schmerzen nach Operationen.
Beschleunigt Heilung von Rißwunden.
Bei schmerzhaften Verbrennungen als Lotion: 1/2 Teelöffel auf 1 Tasse Wasser.

Schlechter durch	Besser durch
Feuchtigkeit Nebel Berührung Kälte	Kopf zurückbeugen

IGNATIA AMARA (IGNATIA)
Ignatiusbohne
Emotionale Belastung.
Geistiger Streß.
Unangenehme Wirkungen von Kummer, Sorgen, Schock und Enttäuschung.
Hysterie.
Traurig, seufzend, niedergeschlagen, launisch.
Schluckauf und hysterisches Erbrechen.
Schlaflosigkeit.
Kopfschmerzen, als würde ein Nagel durch die Seite getrieben. Folgt häufig auf Ärger oder Kummer. Schlimmer durch gebeugte Haltung.
Tabakunverträglichkeit.

Schlechter durch	Besser durch
Morgen Emotionen Tabakrauch Kaffee, Weinbrand Starke Gerüche	Liegen auf der schmerzenden Seite Wärme Gehen Harter Druck

IPECACUANHA (IPECAC.)
Brechwurz
Anhaltende Übelkeit und Erbrechen, saubere Zunge.

Übelkeit wird durch Erbrechen nicht gemildert.
Kein Durst.
Asthmaanfälle.
Bei jedem Atemzug unaufhörlicher und heftiger Husten.
Strömendes, leuchtend rotes Blut.
Ringen nach Luft.
Blaß; kalter Schweiß.
Schwacher Puls.

Schlechter durch	Besser durch
Hinlegen	
Geringste Bewegung	
Winter	
Trockenes Wetter	

LEDUM PALUSTRE (LEDUM)
Sumpfporst
Hilfreich bei Stichwunden durch scharfspitze Gegenstände wie Nägel und Splitter.
Insektenstiche, besonders Stechmücken und Moskitos.
Tierbisse und -kratzer.
Blaues Auge, durch einen Schlag verursacht.
Verletzte Stellen sind kalt, Schmerzen werden durch kalte Packungen gelindert.

Schlechter durch	Besser durch
Warme Packungen	Kalte Packungen
Hitze des Bettes	
Nacht	

Magnesia Phosphorica (Magnesium Phos.)
Magnesiumphosphat
Zeitweilig aussetzende, krampfartige Schmerzen und Neuralgie. Kolik mit Gasbildung, besser durch sanften Druck und Wärme. Kolik mit Aufstoßen, wodurch keine Erleichterung eintritt. Häufiger Schluckauf mit Sodbrennen.
Krampfartige Schmerzen in Waden, Schreibkrampf, Menstruationskrämpfe, wenn sie durch Hitze gemildert werden.
Zahnschmerzen, durch Hitze gemildert.
Symptome auf der rechten Seite gewöhnlich schlimmer.
Allgemeine Muskelschwäche.

Schlechter durch	Besser durch
Kälte	Wärme
Berührung	Sanfter Druck
Licht	Zusammenkrümmen

Mercurius Vivus (Mercurius)
Quecksilber
Schmerzender, rauher entzündeter Hals. Mandelentzündung. Geschwollene entzündete Halsdrüsen.
Abszesse an den Ohren, Eiterinfektionen, Geschwüre.
Starkes Schwitzen ohne Erleichterung. Unangenehmer Geruch. Mundgeruch. Reichlicher, nach Metall schmeckender Speichel.
Sehr durstig, auch wenn der Mund feucht ist. Dicke Zunge mit gelblichweißem Belag. Zähne hinterlassen einen Eindruck auf der Zunge.
Geschwollenes Zahnfleisch mit Wundsein an den Zähnen.
Schmerzhafter Durchfall mit einem Gefühl des »Nie fertig«.
Ständiger Harndrang mit intensivem Brennen.
Äußerst empfindlich gegen Hitze und Kälte.
Schwach und zitternd.

Schlechter durch	Besser durch
Nacht Wärme des Bettes Während des Schwitzens Hitze und Kälte Feuchtes Wetter	Ruhen

NUX VOMICA (NUX)
Brechnuß
Gereizt, ungeduldig, überempfindlich gegen Lärm, Berührung, Licht, Farben usw.
Übelkeit; Erbrechen; saures bitteres Aufstoßen, besonders nach falschem Essen oder übermäßigem Essen oder Trinken. Schlimmer morgens und nach Essen.
Fröstelnd, empfindlich gegen Zug.
Unangenehme Wirkungen von Kaffee, alkoholischen Getränken, Tabak, stark gewürzten Speisen, Schlafverlust oder starken Medikamenten. Verstopfung mit häufigem und wirkungslosem Stuhldrang.
Kopfschmerzen im Hinterkopf oder über den Augen, als würde ein Nagel eingeschlagen. Schwindel.
Erkältungen durch trockenes kaltes Wetter.
Nase verstopft, besonders nachts und im Freien. Nase läuft tagsüber und in einem warmen Raum.
Schlaflosigkeit nach geistiger Anstrengung, Mißbrauch von Kaffee, Alkohol, Tabak. Wacht zwischen drei und vier Uhr morgens auf, schläft bei Tagesanbruch ein, ist beim Aufwachen nicht erfrischt.

Schlechter durch	Besser durch
Früher Morgen	Ruhe
Geistige Anstrengung	Abend
Ärger	Starker Druck
Essen	Ungestörtes Schläfchen
Trockenes Wetter	Wärme
Berührung	
Gewürze	
Reizmittel, Narkotika	
Kälte	
Frische Luft	

PHOSPHORUS
Phosphor
Unruhig, angsterfüllt, schwach.
Heftige Blutungen. Nasenbluten durch kräftiges Naseputzen.
Blutendes Zahnfleisch.
Heiserkeit, Verlust der Stimme.
Schmerzhafte Laryngitis; Schweregefühl auf der Brust.
Heiserer bellender, trockener Husten, der sehr erschöpft. Schlimmer durch Sprechen oder Einatmen kalter Luft.
Brennende Schmerzen im Magen, in den Därmen und zwischen den Schulterblättern.
Durst auf eiskalte Getränke, die erbrochen werden, sobald sie im Magen warm werden.
Übelkeit.
Symptome sind auf der linken Seite schlimmer.
Scheint sich trotz hoher Temperatur wohl zu fühlen.
Schwitzt nachts.

Schlechter durch	Besser durch
Abend Liegen auf der linken oder schmerzenden Seite Anstrengung Gewitter, Wetterwechsel Naßwerden in heißem Wetter Warme Speisen und Getränke Berührung	Frische Luft Schlaf Einreiben Kalte Speisen oder Getränke

PULSATILLA PRATENSIS (PULSATILLA)
Kuhschelle
Empfindlich, weinerlich; verlangt nach Aufmerksamkeit und Sympathie.
Wechselnde Symptome.
Verlangt nach frischer Luft; empfindlich gegen Hitze. Trockener Mund, kein Durst.
Magenverstimmung durch schweres Essen. Abneigung gegen Fette. Ohnmachtsanfall durch heiße stickige Atmosphäre. Schlaflosigkeit durch wiederholtes Denken und Überlegen. »Reife« Erkältungen im Kopfbereich mit starken, dicken gelblichen Absonderungen. Augenlider kleben morgens zusammen. Gerstenkorn.
Lockerer rasselnder Husten; wird nachts schlimmer und wenn man sich erhitzt. Ohrenschmerzen mit dickem gelben Ausfluß. Äußeres Ohr geschwollen und rot.
Häufig angezeigt bei Allergien wie Heuschnupfen, Asthma Ekzem. Hilfreich bei Kinderkrankheiten wie Masern, Mumps und Windpocken.
Zum Eintrocknen des Milchflusses, wenn Muttermilch nicht mehr benötigt wird.
Verzögerte Menstruation mit schmerzhaftem spärlichem Ausfluß.

Schlechter durch	Besser durch
Dämmerung Schweres fettes Essen Nach Essen Warmer Raum Liegen auf der linken schmerzfreien Seite	Bewegung Frische Luft Kalte Speisen und Getränke, obwohl nicht durstig Kalte Packungen

RUTA GRAVEOLENS (RUTA)
Raute
Verstauchungen (nach *Arnica*), besonders auch bei gezerrten Sehnen. Hilft bei Verstauchungen von Knien, Handgelenken und Knöcheln.
Verletzte »gequetschte« Knochen, Augen, Mastdarm, Periost (Knochenhaut). Schmerzende gequetschte Haut.
Ischias; schlimmer durch Liegen nachts.
Rote heiße Augen. Überanstrengte Augen, gefolgt von Kopfschmerzen. Tiefe Schmerzen.
»Trockene Zahnhöhle« nach Zahnextraktion.

Schlechter durch	Besser durch
Ruhen Liegen Kaltes nasses Wetter Kälte	

SPONGIA TOSTA (SPONGIA)
Gerösteter Meerschwamm
Krupp, Erkältungen und im Hals beginnender Husten; Hals empfindlich gegen Berührung. Gefühl, als wäre ein Pfropfen im Kehlkopf.

Wacht mit einem Gefühl des Erstickens angsterfüllt aus dem Schlaf auf, lauter Husten, Atembeschwerden.
Heiserer bellender Husten, klingt, als würde ein Brett durchgesägt. Trockener, bellender krächzender Husten.
Sämtliche Luftgänge trocken.
Heiserkeit mit Wundsein und Brennen.
Erschöpfung und körperliches Schweregefühl nach leichter Anstrengung.
Symptome ähneln den *Hepar sulph.*-Symptomen, ausgenommen daß es dem *Spongia*-Patienten warm ist, während *Hepar sulph.*-Patient fröstelt.

Schlechter durch	Besser durch
Vor Mitternacht Hinlegen Sprechen und Schlucken Aufwachen	Liegen, Kopf niedrig

SULPHUR
Schwefel
Trockene, schuppige Haut, die juckt und brennt; unangehmer Geruch. Schlimmer durch Kratzen und Waschen.
Rote Öffnungen: Lippen, Augenlider, Anus.
Brennende Hitze: Handflächen, Kopf, besonders Fußsohlen; nachts, legt Füße bloß, wirft Bettdecke von sich.
Fühlt sich beim Stehen nicht wohl.
Mag kein Wasser.
Durch Baden fühlt Patient sich schlechter.
Hypoglykämische Symptome: Unbehagen, eine Stunde vor Essenszeit Hungergefühl.
Durstig; würde lieber trinken als essen.
Morgens bitterer Geschmack.
Schmerzloser Durchfall.

Verstopfung mit hartem, trockenem großen Stuhl; wird wegen Schmerzen zurückgehalten; hilft bei Analfissuren, Brennen. Hilft manchmal, wenn bei akuten Krankheiten keine vollständige Heilung eintritt; wenn Erkältungen zu lang anhalten.

Schlechter durch	Besser durch
Morgen	Trockenes warmes Wetter
Nacht	Liegen auf der rechten
Waschen	Seite
Schlafen, Ruhe	
Stehen	
Alkoholische Reizmittel	

VERATRUM ALBUM (VERATRUM ALB.)
Weiße Nieswurz
Übelkeit mit heftigem Erbrechen und reichlichem Durchfall feuchtkalter Schweiß und Kollaps.
Krampfartiger wäßriger Durchfall.
Hitzschlag. Plötzlicher Kollaps mit Kälte, Schwäche, Patient wird bläulich.
Feuchtkalter Schweiß. Kalter Schweiß auf der Stirn.
Puls rasch und schwach.
Krämpfe in Bauch und Unterleib, Beinen und Waden.

Schlechter durch	Besser durch
Nacht	Wärme
Geringste Bewegung	Gehen
Trinken	
Während Stuhlausscheidung	
Nach Furcht	

Register